职业性尘肺病
临床诊治实用手册

李颖　罗光明　张贻瑞　主编

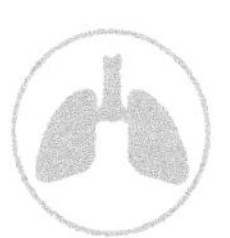

化学工业出版社
·北京·

本书共9章，总论部分主要是呼吸系统、尘肺病的概述，分论部分主要是阐述尘肺病的诊断与鉴别诊断、尘肺病的治疗、尘肺病并发症的诊治、尘肺病的康复，并有尘肺病的护理和常见技术的操作规范，旨在更好地帮助读者尽快掌握临床诊疗技术，提高诊治效果。

本书可作为尘肺病科各级临床医生工作和学习用书及参考资料。

图书在版编目（CIP）数据

职业性尘肺病临床诊治实用手册/李颖，罗光明，张贻瑞主编. —北京：化学工业出版社，2019.3

ISBN 978-7-122-33876-1

Ⅰ.①职… Ⅱ.①李… ②罗… ③张… Ⅲ.①尘肺-诊疗-手册 Ⅳ.①R598.2-62

中国版本图书馆CIP数据核字（2019）第025601号

责任编辑：王湘民
责任校对：王　静　　　　装帧设计：韩　飞

出版发行：化学工业出版社（北京市东城区青年湖南街13号　邮政编码100011）
印　　装：北京科印技术咨询服务有限公司数码印刷分部
850mm×1168mm　1/32　印张9¾　字数264千字
2019年5月北京第1版第1次印刷

购书咨询：010-64518888　售后服务：010-64518899
网　　址：http://www.cip.com.cn
凡购买本书，如有缺损质量问题，本社销售中心负责调换。

定　　价：68.00元

人员分工

主　编	李　颖	罗光明	张贻瑞
副主编	肖雄斌	邓晓彬	肖友立
主　审	王庆波	段玉娟	
编　委	李　颖	罗光明	张贻瑞
	肖雄斌	邓晓彬	肖友立
	戴伟荣	许金桂	詹仲春
	连胜利	唐美岸	严　薇
	张晓华	邓向阳	余燕湘

序言

PREFACE

尘肺病是粉尘作业最突出的职业危害。湖南省是我国著名的矿业大省，冶金工业发达，矿工人数众多，对国家的经济发展贡献卓著；但湖南也是职业病高发大省，尘肺和重金属污染迄今仍是湖南省职业病防治工作的重中之重。湖南省职业病防治院则一直是这一艰苦斗争的先锋队和主力军，其前身“湖南省劳动卫生职业病防治所”成立迄今已有 56 年，是我国建立最早、最有干劲、最具实力、最有成绩的少数几个省级职业病专业防治机构之一。数十年的艰苦实践，尤其是近一二十年的潜心研究和博采广取，使其在尘肺治疗方面积累了丰富经验。该院尘肺科李颖主任、罗光明主任医师主编的新作《职业性尘肺病临床诊治实用手册》正是这些经验的全面总结，它在系统介绍有关职业性肺病的基本概念、诊断和鉴别诊断要点、尘肺病及其并发症治疗办法的基础上，更为认真细致地介绍了尘肺病的护理、康复和常用诊疗技术操作规范，内容丰富，言简意赅，兼顾理论和实践，对实际工作具有明显参考价值，这在当前国内外“尘肺可防而不可治”的传言甚嚣尘上，医学界对尘肺治疗“讳莫如深”的情况下，无疑具有良好的示范和启发作用。衷心期待此一来自临床一线的学术成果能够早日问世，以使尘肺病的治疗工作得有进一步提升、广大尘肺患者生命健康得到进一步保障。

北京大学第三医院职业病研究中心

赵金垣

2019 年 1 月

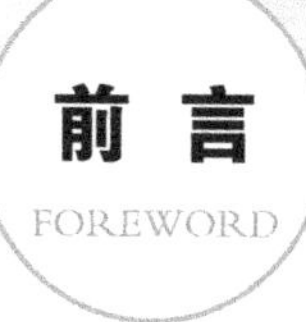

前言

FOREWORD

近年来随着国家政府加大对尘肺病的重视，学者们对尘肺病基础、临床广泛深入地研究，尘肺病的诊治取得了巨大的变化，临床上也积累了比较多的经验，但需要进一步规范。尘肺病的治疗主要是对症支持治疗、肺康复治疗以及并发症的诊治。在参阅国内外相关研究进展的基础上，结合我们的临床经验和研究结果编写此书，从而满足广大从事尘肺病临床的医务人员以及广大基层医务工作者的临床需求。本书总论和分论，共 9 章，总论部分主要是呼吸系统、尘肺病的概述，分论部分主要是阐述尘肺病的诊断与鉴别诊断、尘肺病的治疗、尘肺病并发症的诊治、尘肺病的康复，增加了尘肺病的护理和常见技术的操作规范，旨在更好地帮助读者尽快掌握临床诊疗技术，更好地提高临床医生的诊治效果。同时在附件部分增加了职业病相关的法律法规。本书的主要读者为尘肺病科各级临床医生，可作为其工作和学习的用书及辅助参考资料。

本书在编写过程中，得到了多位同道的支持和关怀，在此表示衷心的感谢。由于时间仓促，专业水平有限，书中若存在不妥之处和纰漏，敬请读者和同道批评指正。

编者

2019 年 1 月

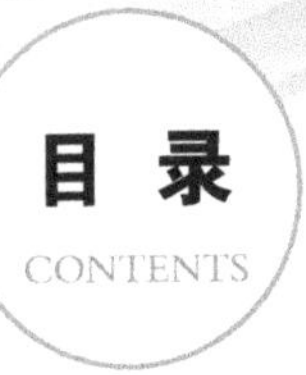

目 录

CONTENTS

第一篇 总论

第一章 | 呼吸系统疾病概论

第二章 | 职业性尘肺病概论

第三章 | 职业性其他呼吸系统疾病

第二篇　分论

第九章 | 尘肺病常见诊疗技术操作规范

附 录 |

第一篇
总论

第一章

呼吸系统疾病概论

第一节　呼吸系统的组成与结构功能特点

人体通常被表述为八大系统：运动系统、消化系统、呼吸系统、泌尿系统、生殖系统、脉管系统、神经系统和内分泌系统。不同系统具有不同特点并各司不同功能，但相互联系、相互协调以保证生命机体的高度完整一致性，其中呼吸系统的主要功能是进行气体交换，即吸入氧气并排出二氧化碳。呼吸系统的其他功能有嗅觉、发声、内分泌及协助静脉血回流入心脏等。

呼吸系统是由上、下呼吸道和肺共同构成的一大系统。上呼吸道包括鼻、咽和喉，下呼吸道包括气管和各级支气管。肺由肺实质和肺间质构成，肺实质就是指支气管树和肺泡；肺间质则包括结缔组织、血管、淋巴管、淋巴结和神经等。

解剖学上，气管—支气管—肺很有特点。

气管起自环状软骨下缘约平第 6 颈椎下缘，向下至胸骨角平面约平第 4 胸椎体下缘处，于气管杈分成左、右主支气管。成年男性和女性气管全长平均值分别是 10.31cm 和 9.71cm，气管以胸廓上口为界，分为颈部和胸部。在气管杈的内面，有一矢状位向上的半月状嵴称为气管隆嵴，略偏向左侧，是支气管镜检查时判断气管分叉的重要标志。

支气管是气管分出的各级分支，其中一级分支就是左、右主支气管。左主支气管男性平均长 4.8cm，女性平均长 4.5cm；右主支气管男性平均长 2.1cm，女性平均长 1.9cm。气管中线与主支气管下缘间夹角称嵴下角，无论男女，左嵴下角比右嵴下角都要大。左、右主支气管的主要区别有：右主支气管短而粗，嵴下角小，走行较直，经气管进入的异物多坠入右主支气管；左主支气管细而长，嵴下角大，斜行。

支气管树在肺门处，左、右主支气管分出次级支气管，进入肺叶，称为肺叶支气管；肺叶支气管在肺叶内再分出次级支气管，称为肺段支气管；全部各级支气管在肺叶内如此反复分支形成树状，故称为支气管树。

支气管肺段（简称肺段）是指每一肺段支气管及其分支分布区的全部肺组织的总称。支气管肺段呈圆锥形，尖端指向肺门，底朝向肺的表面，构成肺的形态学和功能学的独立单位。一般讲，左、右肺各有 10 个肺段（少数情况下，左肺出现共干肺段支气管，如后段与尖段、前底段与内侧底段支气管形成共干，此时左肺就只有 8 个肺段）。临床上常以支气管肺段为单位进行手术切除。

肺呈圆锥形，有一尖、一底、三面和三缘。一尖即肺尖，经胸廓上口突入颈根部，在锁骨中内 1/3 交界处向上伸至锁骨上方达 2.5cm；一底即肺底，位于横膈之上，受膈肌影响肺底呈半月形凹陷；三面即是膈面（就是肺底）、肋面（与胸廓外侧壁和前后壁相邻）和纵隔面（内侧面），纵隔面中央椭圆形凹陷称为肺门，肺门是支气管、血管、神经和淋巴管等出入的门户，这些结构被结缔组织包裹，称肺根，从前到后看，左右肺根的结构排列相同，上肺静脉、肺动脉和主支气管，从上到下看，左右肺根的结构排列有别，左肺根是肺动脉、左主支气管和下肺静脉，右肺根是上叶支气管、肺动脉和肺静脉；三缘即前缘、后缘和下缘。

胸膜是衬覆于胸壁内面、膈上面、纵隔两侧面和肺表面等部位的一层浆膜，其中覆于肺表面的胸膜部分称脏胸膜，而覆于其他部位的胸膜部分称壁胸膜，壁胸膜与脏胸膜之间密闭、狭窄而呈负压的腔隙称胸膜腔，胸膜腔是个潜在的腔隙，正常情况下只有很少量浆液，可减少壁胸膜与脏胸膜的摩擦。

第二节 呼吸系统的生理与病理生理特点

呼吸系统的最重要生理功能就是气体交换功能，即吸入氧气而排出二氧化碳。呼吸系统是人体一个真正的开放体系，一个成年人在静息状态下，每天呼吸进入呼吸道的气体在 10000L 左右。肺具有广泛的呼吸面积，一个中等身高及体重的成年人大约具有 $100m^2$ 的呼吸面积。其次，呼吸系统具有防御功能，物理防御功能如鼻部加温过滤、咳嗽反射、黏液纤毛运输系统等；化学防御功能如溶菌酶、蛋白酶抑制剂、超氧化物歧化酶等；免疫防御功能如 T 细胞介导的迟发型变态反应和细胞毒作用、B 细胞的体液免疫作用；还有肺泡巨噬细胞和多形核粒细胞的吞噬作用等。当各种病因引起呼吸系统防御功能减退时或者外界刺激过强时，呼吸系统疾病就可能会发生；再次，肺对某些生理活性物质、脂质及蛋白质、活性氧等物质具有代谢作用。另外，在特定条件和特别情况下，肺还具有神经-内分泌功能，如某些肺癌病人出现肺癌非转移性胸外表现：副癌综合征（肥大性肺性骨关节炎、类癌综合征、神经肌肉综合征、高血钙等）。

第三节 呼吸系统的流行病学特征

呼吸系统疾病是严重危害人体健康和生命的常见病、多发病，事实上已经构成影响公共健康的重大问题。由于环境污染、吸烟、人口老龄化等多种原因的存在，呼吸系统疾病的流行病学和疾病谱分布近年来发生了一些新的变化。2013 年，湖南长沙市居民死因前三位是循环系统疾病、恶性肿瘤和呼吸系统疾病；2014 年，湖南湘潭市居民死因前四位是心脏病、恶性肿瘤、脑血管病和呼吸系统疾病；2015 年，我国城市居民死因前四位是恶性肿瘤、心脏病、脑血管病和呼吸系统疾病。

在呼吸系统疾病中，常见的是肺癌发病率逐年增高，近几年来每年发病率增长 26.9%，居恶性肿瘤之首，按照目前发病趋势不能遏制预测，预计到 2025 年时，我国肺癌患者将达到 100 万之多；慢性阻塞性肺疾病（COPD）发病率和患病率居高不下（40 岁以上人群中患病率在 8.2%以上）；支气管哮喘患病率也有逐年增高趋势，我国人口 2010 年支气管哮喘患病率比 1980 年增加 75%～100%；急性上呼吸道感染、急性支气管炎和肺部感染等感染性疾病给人群带来的危害性依然严峻，如 2002—2003 年度由 SARS 冠状病毒引起的严重急性呼吸综合征（SARS），曾给全球人口特别是中国人口带来巨大的威胁和损失；如 2008—2009 年度由于 H5N1、H1N1、H7N9 病毒引起的禽流感、手足口病再一次给我国人口健康带来新的不安全；再如 2015 年度的中东呼吸综合征（MERS）又给世界人口健康安全提出了警告；肺结核发病率虽然近年来有所下降，但 2015 年调查资料显示形势并不乐观，2016 年 10 月世界卫生组织（WHO）年度报告公布，2015 年，全球估计新发结核病患者 1040 万例，中国 91.8 万例，在 WHO 国家与地区发病率排名中仍然高居全球第三位（仅次于印度、印尼），而全球新发耐多药结核病（MDR-TB）患者 48 万例，中国 7 万例，位列全球第二位；肺间质病变特别是肺弥漫性纤维化、肺血栓栓塞症及职业性尘肺等职业性呼吸系统疾病，给我国政府和社会带来的压力越来越大。

呼吸系统疾病发病率、患病率和致残率都比较高，无论是患者家庭，还是社会和国家，呼吸系统疾病已经成为一种沉重的经济负担与心理负担，世界银行/WHO 的资料表明，2020 年 COPD 将位居世界疾病经济负担第 5 位。

我国 21 世纪以来面临了环境空气污染的常态化，目前我国大多数城市空气质量监测指标（PM 2.5 等）超标 5～10 倍已经常见，在如此大气中生活的人群呼吸系统疾病将发生什么新的变化有待进一步观察与研究，最重要的是如何遏制环境污染，让我们的天空蓝起来。

吸烟的问题在今天更加凸显严重性与紧迫性，21 世纪以来，西方国家和社会控烟效果明显，禁烟法规越来越多且越来越严，吸烟人数大幅下降。而在我国则是另外一种情形，吸烟人数没有减少，反而出现更多的年轻人群和女性人群吸烟趋势，需要引起我国政府和社会高度关注。

吸烟的人群十分庞大，全球现有约 11 亿吸烟者，我国现有吸烟人数估计在 3.01 亿，可以说，中国是全世界最大的烟草种植、加工生产和消费国家。吸烟是当今世界上最严重、突出的公共卫生与医疗保健问题之一。吸烟直接损害呼吸系统，降低机体免疫能力，吸烟是引起呼吸系统疾病的首要危险因素。吸烟主要引起 6 种致死性疾病：COPD、肺癌、下呼吸道感染、缺血性心脏病（冠心病）及肺结核及脑血管病。WHO 指出，全世界每年因为吸烟死亡的人数高达 600 万（其中有 100 万以上是中国人），每六秒就有一个吸烟者死于吸烟。因此，戒烟和控制吸烟是防治呼吸系统疾病最重要、最有实效的措施和行动。WHO 早于 1987 年 11 月就确定了每年的 4 月 7 日为世界无烟日，后在 1989 年起又改为每年的 5 月 31 日作为世界无烟日。中国北京 2015 年 6 月 1 日起实施了我国史上最严的戒烟令；WHO 已经把烟草依赖作为一种独立的疾病列入国际疾病分类（ICD-10，F17.2）。烟草病学是一门研究吸食烟草对健康影响的医学学科，是独立的学科体系，是近年来适应新形势解决新问题而诞生的新学科之一。

第四节 呼吸系统疾病主要症状及其鉴别诊断思维

不同的呼吸系统疾病临床表现有共性也有个性，就呼吸系统本身来讲，其局部症状主要有下列几个。

一、咳嗽与咳痰

咳嗽是人体保护性反射机制之一，但频繁的、剧烈的、刺激性的咳嗽对于机体是有害的，可以说，在呼吸系统疾病中，异常咳嗽是最常见的临床表现，可能是干咳，也可能是咳嗽并咳痰。刺激性干咳是值得注意的一个症状，多见于支气管内膜结核、肺癌、咽喉炎、肺纤维化、ACEI 类药物副作用等；剧烈咳嗽危害更大，常常诱发气胸、心衰和心肌梗死等；金属音调的咳嗽往往提示肿瘤的可能。

咳痰也是常见的临床表现，咳痰常常是与咳嗽伴行的，在分析咳嗽时，注意观察并分析痰的颜色、黏度、气味和量的多少是有助于病因诊断和用药指导的。例如，黄色或者黄绿色黏稠痰常常提示细菌感染（葡萄球菌、假单胞铜绿杆菌等）所致；恶臭痰往往提示厌氧菌感染（肺脓肿、支气管扩张等）；砖红色样痰多提示克雷白杆菌感染等。

咳嗽按照时间的长短分为 3 类：急性咳嗽（3 周以下）、亚急性咳嗽（3～8 周）、慢性咳嗽（8 周以上）。急性上呼吸道感染、急性咽炎、急性支气管炎、肺炎是急性咳嗽的常见病因；感冒后咳嗽、慢性咽炎、慢性鼻窦炎等是亚急性咳嗽的常见原因；肺结核、肺部肿瘤、支气管扩张、COPD、咳嗽变异性哮喘（CAV）、鼻后滴流综合征（PNDS）、胃食管反流病（GER）、嗜酸粒细胞性支气管炎（EB）、尘肺病（Pneumoconiosis）、药物相关咳嗽（代表药物是心血管病常用药物转换酶抑制剂 ACEI 相关咳嗽）等是慢性咳嗽的常见病因。

二、呼吸困难

呼吸困难（俗称气促）很常见，可能是突然发生的急性呼吸困难，也可能是渐起的慢性呼吸困难，表现形式有多种：劳力性呼吸困难；（夜间）阵发性呼吸困难；端坐呼吸。

从病因上讲，呼吸困难可以分为六大类：其中以心源性和呼吸源性呼吸困难为主，大约占四分之三。

（1）心源性呼吸困难　可见于各种心脏病引起的心力衰竭及心包疾病等。

（2）肺源性呼吸困难　可见于呼吸道、胸廓、呼吸肌、肺血管的各种疾病引起的通气功能和换气功能障碍。

（3）中毒性呼吸困难　可见于呼吸中枢受毒物或药物抑制引起。

（4）血液源性呼吸困难　可见于休克、溶血、贫血等。

（5）神经精神性与肌肉性呼吸困难　可见于中枢神经病变、脑血管病变或者神经肌肉麻痹所致呼吸肌无力。

（6）其他疾病所致呼吸困难　大量腹水、腹部巨大肿瘤等。

认真细致的病史问诊很有价值：哮喘者常有过敏史和反复发作史；心脏病者易发心衰；长期接触无机粉尘者可能有尘肺病；肺栓塞者常有下肢静脉血栓、心房颤动或者下肢、盆腔手术史等。

三、咯血

咯血是指喉部以下的呼吸道或肺组织出血并经口腔咯出。咯血并不少见，可以是痰中带血，可以是小量咯血（即24h累计咯血量在100mL以下），也可以是大咯血（即24h累计咯血量在500mL以上，或一次性咯血量达到300mL以上），而介于小量与大量之间者就是中量咯血。主要病因是肺结核、支气管扩张、肺癌、肺梗死和支气管炎。咯血主要鉴别病因是上呼吸道出血（假咯血）、呕血（上消化道出血）和心脏病（如二尖瓣狭窄）引起的咯血。

四、胸痛

胸痛是指原发于胸部或由躯体其他部位放射到胸部的疼痛。一般来说，胸痛按照病因的不同而分为心血管源性和非心血管源性两大类。胸痛也可以按照病情的严重程度分为高危性和低危性胸痛。心血管源性胸痛的常见病因有多种：急性冠脉综合征（ACS）、稳定型心绞痛、心肌病、心包炎、心脏瓣膜病、主动脉夹层、急性肺栓塞、肺动脉高压等。非心血管源性胸痛常见病因也有多种：肺和纵隔疾病（肿瘤、肺炎、肺结核、胸膜炎、气胸等）、食管病变、颈椎病变、带状疱疹及肋间神经痛等。

因此，临床上对于胸痛的患者及时正确的鉴别诊断是关键环节之一。重点强调的是，要熟悉高危性胸痛的几种常见原因：ACS、主动脉夹层、急性肺栓塞、气胸（特别是张力性气胸）。在分析胸痛时，详细的病史对于诊断和鉴别诊断十分重要，具体来说，可以从下列几个角度分析胸痛。

（1）胸痛的性质　胸膜炎时胸痛多为刺痛，常与呼吸相关，咳嗽时加重；肺栓塞时胸痛为剧烈胸痛；肺癌累及胸膜常为中等程度钝痛，伴肋骨和胸骨转移时可剧痛；一般肺部疾病可以有隐痛。而心绞痛及心肌梗死时，胸痛常为压榨样痛或者闷痛；主动脉夹层则为撕裂样痛；心包炎也多为刺痛，但与呼吸无关。

（2）胸痛的严重程度　一般说来，肺栓塞、心绞痛、心肌梗死、主动脉夹层等急性胸痛都很严重，而其他疾病所致胸痛常较轻或者中等程度。但人体对疼痛的敏感性及耐受性有明显的个体差异，所以胸痛的严重程度只是相对的。

（3）胸痛发作的诱因与发作频率　主要需要了解胸痛与受凉、劳累、激动、饮食、气候变化等因素的相关性，肺栓塞则易发于下肢或者髋部手术后，有下肢静脉血栓者、心房颤动病史者也易发生。心绞痛易反复发作。

（4）胸痛发作时间点及持续时间的长短　呼吸系统疾病发作胸痛常无明显规律性，持续时间多短暂，肺癌可有持续性胸痛；心血管病和消化系统疾病则可有规律发作，心血管病持续时间多短暂，很少有超过半小时的，而消化系统疾病引起的疼痛常持续时间较长。

（5）胸痛发作的部位及范围　呼吸系统疾病发作胸痛常无固定部位，可局部并变化，也可大范围胸痛，多无牵涉痛或放射痛；心绞痛可有左肩、手放射痛；膈下病变引起疼痛可有肩背部放射痛或者其他部位牵涉痛。

（6）胸痛发作时的伴随症状　这与病因、疼痛严重程度、持续时间长短、个体差异等有关。

（7）胸痛发作的缓解方式　呼吸系统疾病引起的胸痛多可自行缓解，有时候需要止痛药对症处理，但肺栓塞则需要溶栓治疗和强力止痛药物处理；心绞痛、心肌梗死、主动脉夹层等胸痛多需要药物治疗才能缓解。

第五节 呼吸系统疾病主要体征及其物理检查方法

呼吸系统疾病的诊断与鉴别诊断都离不开临床医生的物理检查，在医学技术高度发展的今天，视诊、触诊、叩诊和听诊这四大传统检查方式并没有过时，只不过被一部分医生抛弃或者轻视了。

（一）视诊

胸壁、胸廓视诊时，要注意胸廓的形态和腹上角及肋脊角变化，肺气肿时桶装胸、胸腔积液、气胸时患侧饱满等；肺和胸膜视诊时，要注意呼吸运动的类型、深度、频率、节律等，肺炎、气胸、胸膜炎、肺栓塞等常见呼吸困难，肺炎常见浅快呼吸，严重代谢性酸中毒时可见深而快呼吸［库氏（Kussmaul）呼吸］，支气管哮喘发作时有特殊的体位和姿势。气胸和胸腔积液时气管向健侧偏移。

（二）触诊

胸壁、胸廓触诊时，皮下气肿时触诊有捻发音；肺和胸膜触诊时，气胸和胸腔积液时，患侧胸廓扩张度减少。纤维素性胸膜炎时可以在患侧前胸下侧壁触及胸膜摩擦感。

语音震颤——这是触诊很实用且很重要的一种检查方法。要点是：嘱患者用日常一般发音强度重复发出“衣、衣、衣”或者发出“一二三”长音，声音产生的振动经过气管、支气管、肺泡传到胸壁，检查者用双手掌轻贴被检查者胸部，按照从上到下、从前到侧再到后的顺序并左右对称、双手交叉触诊感受胸壁的振动。气胸、胸腔积液、肺气肿、胸膜肥厚、肥胖、支气管阻塞等，患侧触觉震颤减弱或消失；而肺炎实变期或者肺部大空洞时可以表现为患侧病变处触觉震颤增强。

（三）叩诊

常用间接叩诊法，肺部叩诊包括肺定界（肺上界和肺下界）叩诊、肺部比较叩诊和肺下界移动度叩诊。肺部比较叩诊时应自上而下，由前面到侧面再到后面，作左右胸部比较叩诊；肺下界叩诊一般取锁骨中线、腋中线、肩胛线叩诊，正常人分别于第6、8、10肋间叩出。正常人肺下界移动度是6～8cm。正常人肺部叩诊音以清音为主，心脏区为浊音（相对浊音区和绝对浊音区）。

胸腔积液时，患侧胸部叩诊为浊音或者实音，肺下界移动度减小或者消失；气胸时，患侧胸部叩诊为鼓音；肺气肿时，患侧胸部叩诊为过清音。

（四）听诊

在肺部和胸膜物理检查的四大方式中，最重要的就是听诊，听诊顺序要由上到下，由前面到侧面再到后面，要左右胸部比较听诊；听诊内容包括：正常呼吸音、异常呼吸音、啰音（干啰音和湿啰音）、胸膜摩擦音、语音共振。

（1）正常呼吸音　包括4种：气管呼吸音、支气管呼吸音、肺泡呼吸音、支气管肺泡呼吸音，其中大部分肺区为肺泡呼吸音。

（2）异常呼吸音　正常呼吸音减弱或者增强都属于异常，正常呼吸音区域分布发生改变也是异常呼吸音。气胸、胸腔积液时，患侧胸部呼吸音明显减弱或者消失，肺炎实变时，患区可以听到支气管呼吸音（管样呼吸音）。

（3）干啰音　当气体通过狭窄的支气管腔时，气流发生湍流而出现干啰音。干啰音分为高调干啰音（哮鸣音、哨笛音等）和低调干啰音（鼾音），常见于支气管哮喘和支气管炎，需要注意的是，心源性哮喘时也有类似表现。

（4）湿啰音　气流通过有稀薄分泌物的支气管、气流透过有液体的空洞时，气过水声就是湿啰音，也叫水泡音。水泡音可以分为大、中、小三种水泡音，支气管炎、肺炎时最易听到中、小湿啰音，肺栓塞时可以有小水泡音，而肺水肿时易听到大水泡音。肺纤维化时有时出现一种吸气末高调的多局限于肺底部的湿啰音，特称为瓦尔科（Velcro）啰音。

（5）胸膜摩擦音　胸膜摩擦音的听诊特点是：是一种随呼吸出现的脏、壁层胸膜相互摩擦产生的声音，在前下侧胸壁最常听到，呼气相和吸气相均可听到，以吸气末和呼气开始时较为明显，屏住呼吸则此音消失，深呼吸时则可增强。胸膜摩擦音的主要鉴别诊断是与心包摩擦音相鉴别，其关键鉴别点是嘱患者屏住呼吸和摩擦音与心跳的关系，心包摩擦音与心跳一致而与呼吸时无关。

（6）语音共振　其产生原理、方式、检查方法及临床意义与语音震颤基本相同，但语音共振与语音震颤检查的最大区别是：前者用手感受胸壁震动，而后者则是用听诊器感觉胸壁震动。

第六节　呼吸系统疾病常用辅助检查方法

一般说来，呼吸系统疾病（包括尘肺病等）临床诊疗常用的辅助检查项目包括下列几类：血液检查与动脉血气检查、痰检、抗原皮试、胸腔积液检查、影像学检查、纤维支气管镜检查与支气管肺泡灌洗液检查、胸腔镜检查与胸膜活检、肺功能检查、肺核素检查、肺组织活检等。

具体检查有关注意事项及检查结果的临床分析等请见本书有关疾病的相关章节。

第二章

职业性尘肺病概论

第一节　职业性尘肺病的概念与种类

尘肺病是我国最常见、发病人数最多、也是我国职业人群中危害最大的职业病。目前尘肺病在不同国家和有关国际组织中的定义并不完全统一，国际劳工组织（ILO）对尘肺病的定义是："尘肺是粉尘在肺内的蓄积和组织对粉尘存在的反应"。从这个定义来看，其重心在于概括机体吸入粉尘后的病理反应全过程。因为职业性尘肺病是我国多年来最主要、最重要的职业病，与用人单位、劳动者、社会保障部门等密切相关，所以我国要求：尘肺病诊断必须根据我国职业病危害因素分类目录和职业病分类与目录，按照尘肺病诊断标准进行诊断。我国2009年《尘肺病诊断标准》（GBZ 70—2009）对尘肺病的定义是："尘肺病是由于在职业活动中长期吸入生产性粉尘并在肺内潴留而引起的以肺组织弥漫性纤维化为主的全身性疾病"。

2015年12月15日由国家卫计委发布的《职业性尘肺病的诊断》（GBZ 70—2015）已于2016年05月01日正式取代《尘肺病诊断标准》（GBZ 70—2009），尽管新版国标作了一些改动，如取消了"观察对象"，增加了"术语与定义"，增加数字化摄影胸片（DR 片）作为诊断标准片之一等。在这些变化中，我们欣喜地看到了从“职业性尘肺病”名称的改变到尘肺病定义的变化更加符合科学的精准与法规的严谨。但是，关于尘肺病的种类与名称没有任何变化：12 种具体名称的尘肺病和一种满足开放条款的无具体名称的“其他尘肺”。12 种具体名称的尘肺病中有 8 种是以致病粉尘名称命名的，另外 4 种则是以工种名称命名。对比 2015 年 11 月 17 日由我国四部门（国家卫计委、国家社保部、国家安监总局、全国总工会）联合颁布的《职业病危害因素分类目录》，不难发现，上述两项国标中关于粉尘分类时有所出入，并不能一一对应，因为在《职业病危害因素分类目录》中，粉尘共计分为 52 种。

尘肺病最新定义是：在职业活动中长期吸入生产性矿物性粉尘并在肺内潴留，而引起的以肺组织弥漫性纤维化为主的疾病。按照《职业病分类与目录》规定，我国目前法定职业性尘肺病共有 13 种：矽肺、煤工尘肺、石墨尘肺、炭黑尘肺、石棉尘肺、滑石尘肺、水泥尘肺、云母尘肺、陶工尘肺、铝尘肺、电焊工尘肺、铸工尘肺，以及根据“职业性尘肺病的诊断”和“尘肺病理诊断标准”可以诊断的其他尘肺。在这 13 种尘肺病中，矽肺和煤工尘肺是我国最多见、最主要的两种尘肺病。

第二节　职业性尘肺病的病因、病理与发病机理

一、尘肺病的病因

尘肺病的病因非常明确，是粉尘作业者在职业活动中长期吸入生产性矿物性粉尘引起的肺组织纤维化为主的疾病。

生产性粉尘是指在生产中形成的并能长时间悬浮于空气中的固体颗粒。它是污染作业环境、损害劳动者身体健康的重要职业病危害因素。按照生产性粉尘的性质，可以分成无机粉尘和有机粉尘两大类，在生产现场，大部分情况下是混合性粉尘

并存的。

根据引起尘肺病的矿物性粉尘的性质，尘肺病也可以大致归类为这样几大类。

(1) 由含游离二氧化硅为主的粉尘引起的矽肺。

(2) 由含硅酸盐为主的粉尘引起的硅酸盐尘肺（石棉尘肺、滑石尘肺、水泥尘肺、云母尘肺、陶工尘肺）。

(3) 由煤尘及含碳为主的粉尘引起的尘肺（煤工尘肺、石墨尘肺、炭黑尘肺）。

(4) 由金属粉尘引起的金属尘肺（铝尘肺、电焊工尘肺、铸工尘肺）。

在我国现阶段，生产性矿物性粉尘主要作业如下。

(1) 矿山开采　金属矿山、煤矿及其他矿山的风钻工、爆破、支柱、运输等作业。

(2) 金属冶炼矿石的粉碎、筛分、运输等作业。

(3) 机械制造　铸造的配砂、造型，铸件的清砂、喷砂以及电焊作业等。

(4) 建筑材料　石棉开采、运输及纺织，水泥、石料、玻璃、耐火材料生产中的开采、破碎、研磨、筛选、搅拌作业等。

(5) 路桥建设　公路、铁路、桥梁、隧道、水利、水电建设中的风钻工、爆破、运输等作业。

二、尘肺病的病理

现在认为，粉尘吸入并在肺组织潴留所致肺组织反应绝不只是肺组织纤维化，而是肺组织病理变化全过程。在尘肺病的发生上，粉尘的性质、浓度和尘粒的大小以及暴露时间是重要因素，肺组织对粉尘的清除机制也是重要因素。肺组织内粉尘的大量蓄积难免不引起肺组织的损伤，其表现不论吸入粉尘的理化特性或生物学活性如何，其尘肺病的基本病理改变是相似的，主要是：巨噬细胞性肺泡炎、尘细胞肉芽肿、尘性纤维化。

（一）巨噬细胞性肺泡炎

这是吸入粉尘所致肺泡功能结构单位损伤的早期改变。其实这并非特征性病变，因为大量研究证明，任何外源性的刺激物（粉尘、致敏原、化学毒物等）进入并潴留肺组织，首先引起的病理变化就是产生巨噬细胞肺泡炎。在最早期的 72 h 内，肺泡内有大量的中性多核白细胞为主要成分的渗出物；72 h 后肺泡内的中性多核白细胞逐渐被肺泡巨噬细胞所取代，最终形成巨噬细胞性肺泡炎。

（二）尘细胞肉芽肿（或结节）

在巨噬细胞性肺泡炎基础上，粉尘和含尘巨噬细胞（即尘细胞）可在肺组织的呼吸性细小支气管及肺泡内、小叶间隔、血管及支气管周围、胸膜下及区域性淋巴组织内聚集形成粉尘灶即尘斑或尘细胞肉芽肿或结节。

（三）尘性纤维化

当肺泡结构受到严重破坏，不能完全修复时，则为胶原纤维所取代而形成以结节为主的，结节性肺纤维化或为弥漫性肺纤维化或两者兼有。矽肺时常见有典型的结节性肺纤维化即矽结节。

三、发病机理

自从 1866 年 Zenker 首先提出尘肺一词以来，一个多世纪的时间里，国内外许多学者对于尘肺病的发病机理进行了广泛的研究，提出来不少学说或者假说，如早期的机械刺激学说、化学溶解（中毒学说）等，后来的免疫学说，再到近期的氧化应激反应与自由基理论、肺泡巨噬细胞反应与细胞因子理论、基因学说等，每一种学说或者假说，可以在尘肺病发生发展过程中的某一个阶段或者某一个局部，解释吸入粉尘对肺组织致病的机理，但直到目前为止，还没有任何一种学说或者理论，能够完全满意解释吸入粉尘致肺纤维化的机理。

第三节　职业性尘肺病的临床特点

尘肺病病人的临床表现无特征性症状与体征，基本上与COPD等慢性呼吸系统疾病的临床表现相似，主要症状有咳嗽、咳痰、胸痛、气促四大主症，也可伴有喘息、咯血；主要体征有呼吸音减弱，肺纤维化时可有Velcro啰音等；尘肺病病人常因为并发或/和伴发症而有相关临床表现，如尘肺病并发肺结核是咯血的主要原因，尘肺病并发慢性肺源性心脏病、慢性呼吸衰竭是尘肺病病人主要死亡原因等，具体内容及分析详见有关章节，本章不再赘述。

第四节　职业性尘肺病的实验室检查

一、常规检查

一般无异常结果。合并感染时等可以出现血常规、血沉、C反应蛋白等炎性指标异常。一般生化检查也无异常。

二、痰检查

一般无特别意义。当合并肺结核、肺炎时，痰涂片及痰菌培养就具有重要价值。

三、肺功能检查

肺功能损害是职业性尘肺病的主要危害之一，尘肺病引起肺功能损伤主要以限制性通气功能障碍或混合性通气功能障碍为主；当合并COPD时，则可以表现为以阻塞性通气功能障碍为主。一般分为轻度、中度、重度肺功能损伤。

四、动脉血气分析

尘肺病病人在早期多无血气改变，当病情加重时可以出现低氧血症，当并发呼吸衰竭、肺心病心肺功能失代偿时，动脉血气分析具有极其重要价值。

目前动脉血气与肺功能检查都是工伤劳动能力鉴定的必要项目。

五、其他检查

基因检查受到一些关注。血铜蓝蛋白检测有部分报道：在尘肺病病人中可以出现增高，而抗肺纤维化治疗后，血铜蓝蛋白可见下降趋势。

第五节 职业性尘肺病胸部 X 射线检查

胸部 X 射线检查（高千伏片和 DR 片）是职业性尘肺病最重要的检查手段，也是诊断最主要的检查依据，部分患者还需要胸部 CT 检查（HRCT）协助诊断及鉴别诊断。

《职业性尘肺病的诊断》是以技术质量合格的 X 射线高千伏或数字化摄影（DR）后前位胸片表现为主要依据，所以特别强调如下几个方面。

一、胸片质量与质量评定

胸片质量与质量评定见 GBZ 70—2015 附录 C。胸片质量共分为一～四个等级：只有胸片质量达到一级（优片）、二级（良片）才能用于尘肺病初次诊断；而三级片（差片）只能用于尘肺病升级诊断；四级片（废片）不能作为诊断用片。

二、几个重要阅片术语

1. 肺区

在 X 射线胸片上，将肺尖至膈顶的垂直距离等分为三，用等分点的水平线将左右肺野各分为上、中、下三个肺区，左右共六个肺区。

2. 小阴影

在 X 射线胸片上，肺野内直径或宽度不超过 10 mm 的阴影。有圆形和不规则形两类小阴影：圆形阴影有 p、q、r；不规则形阴影有 s、t、u。当小阴影在肺野局部出现明显聚集成簇状态而并没有形成大阴影时，就称为小阴影聚集。

3. 大阴影

在 X 射线胸片上，肺野内直径或宽度大于 10mm 的阴影。

4. 密集度

一定范围内小阴影的数量。共分为 4 大级 12 小级。密集度最高的肺区的密集度就是代表全部肺区的总体密集度。判定肺区密集度的原则是小阴影分布范围至少占该肺区的三分之二面积。

5. 胸膜斑

在 X 射线胸片上，肺野内除肺尖和肋膈角区以外出现的厚度大于 5mm 的局限性胸膜增厚，或者局限性钙化胸膜斑块。一般系长期接触石棉粉尘而引起。

三、判定

原则上两张以上间隔半年的动态胸片方可作出确诊。按照 GBZ 70—2015 附录 D 要求，尘肺病各种 X 射线影像学改变的判定应以标准片为准，文字部分只起说明作用。标准片由 7 张组合片和 19 张大片组成。

四、摄影

高千伏胸片 X 射线摄影和数字 X 射线胸片（DR 片）摄影的技术要求，分别见 GBZ 70—2015 附录 E 和 GBZ 70—2015 附录 F。高千伏胸片 X 射线摄影要求 X 射线机最高管电压输出值不低于 125kV，功率不小于 20kW；数字 X 射线胸片（DR 片）摄影要求摄影电压 100～125kV，曝光时间小于 100ms；打印的图片应与肺脏等大，不能放大，也不能缩小。

五、CT 用于诊断

关于 CT 用于诊断尘肺病的问题，目前已经有不少研究和实践，尽管我国还没有推出 CT 诊断标准。目前普遍看法是，

CT特别是HRCT在矽肺、煤工尘肺、石棉尘肺和其他尘肺病的肺实质病变、气道改变、胸膜改变等的敏感性都要优于胸片。

第六节　职业性尘肺病的预防

职业性尘肺病是完全可以预防发生和发展的疾病。尘肺病预防的关键在于最大限度防治生产性矿物性粉尘吸入。坚持三级预防联合行动，以一级预防为主要预防策略。

（1）控制尘源，防尘降尘。这是一级预防的主要手段。我国在这个方面具有非常成功的“八字方针”，即：水（湿式作业）、风（通风除尘）、密（密闭尘源）、革（技术革新、工艺改革）、护（个体防护）、宣（安全培训）、管（维修管理）、查（监督检查）。

（2）开展健康监护和医学筛检。这是二级预防的主要手段。

（3）对于已经有尘肺病的患者进行包含康复治疗在内的综合治疗，也就是三级预防。

参考文献

[1] 罗光明，李颖，张晓华等．尘肺病诊断与治疗进展［J］．中华劳动卫生职业病杂志，2014，12（8）：55-57.

[2] 姚婉贞，徐永健．慢性阻塞性肺疾病［M］．北京：北京大学医学出版社，2007.

[3] GBZ 070—2015，职业性尘肺病的诊断［S］．北京：人民卫生出版社，2009.

[4] 何凤生．中华职业医学［M］．北京：人民卫生出版社，1999.

[5] 赵金垣．临床职业病学［M］．第2版．北京：北京大学医学出版社，2012.

[6] 孙贵范．职业卫生与职业医学［M］．第7版．北京：人民卫生出版社，2012.

[7] 李德鸿．尘肺病［M］．北京：人民日报出版社，2004.

[8] 杨径，李智民．职业病诊断实践与案例评析［M］．北京：人民卫生出版社，2012.

[9] 王红阳，李球兵，刘飒等．呼吸内科并发症诊疗学［M］．北京：科学技术文献出版社，2013.

[10] 鲍含诚，范雪云．尘肺病［M］．北京：煤炭工业出版社，2010.

[11] 靳清汉，李庆海，万恩广等．矽肺发病机理研究进展［J］．济宁医学院学

报，2008.

[12] 陈志远,张志浩,车审言．大容量全肺灌洗术医疗护理常规及操作规程［M］．北京:北京科技出版社，2004.

[13] 北京协和医院编．呼吸内科诊疗常规［M］．第2版．北京:人民卫生出版社，2013.

[14] 杨径,李智民,张健杰．常见职业病临床诊疗实践指南［M］．深圳:海天出版社，2013.

[15] 俞森洋,孙宝君．呼吸内科临床诊治精要［M］．北京:中国协和医科大学出版社，2011.

[16] 陈灏珠,钟南山,陆再英．内科学［M］．第8版．北京:人民卫生出版社，2013.

[17] 柏树令．系统解剖学［M］．第7版．北京:人民卫生出版社，2008.

[18] 王辰,陈荣昌．呼吸病学［M］．第2版．北京:人民卫生出版社，2014.

第三章

职业性其他呼吸系统疾病

2013 年 12 月 23 日，我国国家卫计委颁布了新的《职业病目录与分类》，共有 10 大类 132 种职业病，其中包括：职业性尘肺病 13 种和职业性其他呼吸系统疾病 6 种：职业性硬金属肺病、职业性过敏性肺炎、职业性刺激性化学物致 COPD、职业性金属及其化合物粉尘（锡、铁、锑、钡及其化合物等）肺沉着病、职业性哮喘和职业性棉尘病。

因为职业性棉尘病系接触有机粉尘而发生的一种呼吸系统疾病，肺部影像学检查并无特殊病变，诊断与鉴别诊断比较简便，故本章不做单独章节论述。

第一节　职业性硬金属肺病

一、概述

硬金属肺病（Hardmetal lung disease，HMLD）是指由于反复或长期吸入硬金属粉尘引起的肺间质性疾病，其特征性病理改变为巨细胞间质性肺炎（GIP）。HMLD 主要包括硬金属哮喘、慢性支气管炎及肺纤维化等病变。

2017 年 5 月 18 日国家卫生计划生育委员会发布了《职业性硬金属肺病的诊断》（GBZ 290—2017）。

二、病因、病理与发病机理

(一) 病因

硬金属是指硬质金属合金，以碳化钨为主要成分，以钴为粘接材料，加入少量其他金属（如钛、镍、铌、钽、钼、铬、钒等）碳化物，经粉末冶金工艺制成的一类硬质金属合金。

(二) 病理学特征

HMLD 特征性病理改变是 GIP，具体表现为脱屑性间质性肺炎样反应，肺泡腔内大量多核巨细胞沉积并伴有肺间质炎症及纤维化为主要病理特征的肺弥漫性病变。即在肺泡腔内有巨噬细胞和大量的多核巨细胞聚集，多核巨细胞内可见被吞噬的炎症细胞，病变多位于围绕细支气管周围的间质，同时可伴有亚急性肺泡炎，随着粉尘暴露时间延长和病情的进展，肺组织中可出现间质纤维化和蜂窝样改变，间质可有单核细胞浸润，肺泡腔内可见单核细胞的脱落。

(三) 发病机理

HMLD 这个名词最初于 1964 年由国外学者提出，几十年过去了，但到目前硬金属肺病的发病机理仍然不是十分清楚。目前有资料显示，硬金属肺病的发病与接触硬金属粉尘环境的时间、强度及粉尘在肺内蓄积量无显著相关，推测与个体易感性可能关联，事实上就是如此，因为并非所有接触硬金属粉尘的作业者都会发作哮喘，而真正发作哮喘的仅占少数。另外，还有报道硬金属粉尘作业发生职业性哮喘者有一部分患者伴发接触性皮炎，表现为在颈、肘弯、踝部等易暴露、易摩擦部位出现小丘疹、红斑、荨麻疹等皮损。

一般认为，硬金属肺病发病有急性型和慢性型两种类型。急性型表现为过敏反应，硬金属粉尘引起体内免疫球蛋白 E（IgE）介导的过敏性哮喘；慢性型表现为弥漫性肺间质的纤维化、肉芽肿，可能是吸入肺内的硬金属粉尘激活肺泡巨噬细胞，使其大量聚集，融合成多核巨细胞，并释放出炎性介质，引起肺泡炎，炎症区域内可出现大量淋巴细胞浸润，引起肺间质和肺泡壁增厚，硬金属粉尘激活成纤维细胞，并使其增生，诱发肺间质纤维化。

三、临床表现特点

HMLD多数患者慢性起病，出现不同程度的咳嗽、咳痰、胸闷或胸部紧束感、进行性呼吸困难等症状。肺部可闻及爆裂音、捻发音或哮鸣音。部分患者表现为过敏性哮喘和过敏性哮喘肺炎，具体表现详见本章第二节、第五节。

HMLD临床表现具有多样性特征，较典型的病例可表现为职业性哮喘，部分患者以缓慢进展的间质性肺疾病为主要临床表现。

硬金属肺病所引起的职业性哮喘临床特点如下。作业者在硬金属粉尘的作业环境中现场发病：耸肩、喘息、咳嗽、胸部紧束感、大汗淋漓等典型支气管哮喘急性发作表现；当发病者脱离硬金属粉尘环境不久后症状就可缓解；而当作业者重新接触硬金属粉尘时又再次类似发作。

关于硬金属肺病发病潜伏期，国内外报道长短不一，慢性起病者多数病人在一年以上；表现为过敏性哮喘或过敏性肺炎发病时间较短。

四、实验室与辅助检查

（一）一般常规检查和生化检查

无特殊。

（二）影像学检查

最有价值的辅助检查是X射线检查。

（1）X射线胸片检查是必要的检查项目之一，特点是：硬金属肺病早期X射线胸片上多表现为双肺毛玻璃样影、弥漫性小结节影、实变影，也可有网状影；这些改变脱离硬金属粉尘后可以逐渐消退；当再次接触硬金属粉尘后发病时上述这些改变重现；而持续接触或者反复接触后病变可以发展为肺纤维化，X射线胸片上不规则小阴影增多、形成网状影、蜂窝状影。

(2) 计算机断层扫描(CT)检查[高分辨率(HR)CT]对于本病诊断与鉴别诊断具有较大意义。GIP 的 HRCT 表现为双肺毛玻璃样影、弥漫性小结节影、实变影、网状影，并可伴有牵拉性支气管扩张。多种病变常并存。

(三) 肺功能检查

肺功能检查对病情判定有参考价值。

五、诊断与鉴别诊断要点

(一) HMLD 诊断原则

GBZ 290—2017 指出：根据反复或长期吸入硬金属粉尘的职业接触史，以呼吸系统损害为主的临床表现，肺部影像学异常改变，结合肺组织病理学及实验室检查结果，参考工作场所职业卫生学和职业健康监护资料，综合分析，排除其他原因引起的类似病变，方可诊断。

(二) 主要诊断依据

诊断原则中已经强调的几点就是主要诊断依据：确切的硬金属粉尘接触史、间质性肺部病变或过敏性哮喘或过敏性肺炎临床表现、肺部影像学改变及实验室检查结果及肺组织病理检查等。

HMLD 诊断至少要同时符合下列三个条件。

1. 明确的硬金属粉尘接触史

(1) 硬金属生产　如混料、压制、烧结等工序。

(2) 硬金属工具生产　如钨钢球、钨钢铣刀、齿轮刀具、螺纹刀、拉刀、铣刀、钻头、车刀、牙具、喷丝板等的生产。

(3) 硬金属应用　如使用硬金属工具进行切削、研磨、磨削、钻探、凿岩、等，镍氢电池(储氢合金粉)生产等。

如果硬金属粉尘接触史不能明确，下列两项检查中符合任何一项者可确认职业史。

① 测定所接触粉尘中含有钨、钴成分；

② 肺组织或肺泡灌洗液中检测出钨、钴成分。

2. 上述临床表现

3. 肺部影像学

以上述改变异常为必需条件，直接数字化胸片（DR）作为筛查，胸片不能确定时，再行胸部 HRCT 检查。

如果仍然不能明确诊断者，加作肺组织病理学检查是必要的，可采用支气管镜、胸腔镜、CT 引导下肺穿刺取材活检，支气管镜活检简单易行但取材少，胸腔镜取肺活检效果好，目前应用较多。

（三）主要鉴别诊断要点

（1）慢性型起病者主要鉴别疾病是职业性尘肺病、隐匿性致肺纤维化肺泡炎、肺癌、结节病等，粉尘接触史和病理检查是关键。

（2）急性型起病者主要鉴别疾病是支气管哮喘和病毒性肺炎等，与支气管哮喘鉴别时，硬金属粉尘接触史是关键；与病毒性肺炎鉴别时，体温、肺部啰音、硬金属粉尘接触史等是关键。

六、处理原则与主要治疗

HMLD 处理原则是一经确诊，宜早期脱离硬金属作业环境及对症治疗。目前对急性型发病 HMLD 治疗基本上与职业性哮喘相似，糖皮质激素对于缓解急性发作期表现具有较好效果，但对于晚期患者则无效；伴有接触性皮炎者按照有关方案对症处理。对于慢性型发病 HMLD 则可以参照尘肺病治疗方案。

七、预防

HMLD 目前没有特效治疗方法，所以预防是最主要的措施，预防措施基本类同于职业性尘肺病的预防措施（详见本书相关章节）。

目前硬金属肺病没有列入《职业性健康检查技术规范》（GBZ 188—2014）中，建议参照职业性尘肺病中的其他粉尘作业人员要求和标准开展职业健康检查，对于保护从业者的健康将具有重要作用。

第二节 职业性过敏性肺炎

一、概述

职业性过敏性肺炎是指劳动者由于职业活动中，短时间或反复多次吸入生物性有机粉尘或特定的化学物质后，而引起的以肺泡和肺间质炎症改变为主的免疫介导性肺部疾病。临床常见的诸如“农民肺”“木工肺”“蘑菇肺”“饲鸟肺”“空调和加湿器肺”等，都属于职业性过敏性肺炎范畴。

二、病因、病理特点与发病机理

过敏性肺炎的病因就是一些外源性过敏性物质，包含两大类型，一是生物性有机粉尘，主要有细菌、真菌类抗原及动植物蛋白等；二是特定的化学物质，主要指具有半抗原性质的活性化学物质，如异氰酸酯、酸酐类低分子量化学物等。

急性过敏性肺炎的病理基础是双肺间质性浸润性炎症改变；慢性过敏性肺炎的病理基础是广泛肺间质纤维化改变。

有文献报道过敏性肺炎是以淋巴细胞渗出为主的慢性间质性肺炎、细胞性细支气管炎（气道中心炎症）和散在分布的非干酪样坏死性肉芽肿为特征的病理改变。

三、临床表现特点

从接触病因的途径来看，有职业性接触和非职业性（生活性）接触两类，但职业性及生活性病因所致过敏性肺炎的临床表现相同。

（一）病史

症状与接触抗原的频率、程度和宿主对抗原的反应有关，主要累及肺部。

（二）症状

因不同临床类型而有差别，通常分为下述两种。

1. 急性型

临床上最常见的类型，也是最有特征性的类型。常在接触生物性有机粉尘或特定的化学物质后数小时（多在 4～8h）发病，主要症状有干咳、胸闷、气促，可伴有发热、畏寒、头痛、周身不适、食欲不振等。脱离相关致敏性物质后，一般在 24～48h 内恢复。

2. 慢性型

慢性者由长期反复接触（多在数周至数月以上）生物性有机粉尘或特定的化学物质引起或由急性型迁延而来，主要特点是进行性呼吸困难伴有咳嗽、咳痰和体重下降，数月至数年后疾病可发展为呼吸衰竭。

（三）体征

急性型可有吸气性爆裂音（吸气末 Velcro 啰音），肺部湿啰音及哮鸣音很少见；慢性型双肺可有固定性吸气性爆裂音，少数伴有发绀、杵状指等。

四、实验室与辅助检查

（一）实验室检查

一般实验室常规检查和生化检查没有特别异常。急性型者血常规可以有嗜酸性细胞增多等改变。

（二）主要辅助检查

1. 影像学

胸部 X 射线片检查可能正常，也可能有支气管肺纹理增粗，可见到双肺广泛的斑片状、团片状、云絮状肺实变影，边缘模糊或小结节影或网格影。

CT 特别是 HRCT 对判断病变类型和范围有较高价值。

急性者　双肺毛玻璃样改变；双肺广泛的斑片状、团片状、云絮状肺实变影，边缘模糊，密度及分布不均，以中下肺较多见，短时间内病灶位置变化大且具有游走性。

亚急性者　弥漫性分布的小叶中心性结节影，边缘不清；斑片状毛玻璃影；气体陷闭征（马赛克征）与肺囊性改变。

慢性者 可见网格状、蜂窝状纤维索条影，为肺间质纤维化改变；甚者可见到肺不张、肺气肿及胸膜增厚等征象。

2. 肺功能

多为限制性，肺容积缩小，一氧化碳弥散减低，通气/血流比例异常和低氧血症。急性者气道阻塞不多见，但慢性者可发生。

3. 支气管镜

支气管肺泡灌洗（BALF）检查是确定肺泡炎存在与否的敏感方法。一般可见淋巴细胞，尤其T细胞增多，以CD8＋（抑制细胞毒）T细胞亚群为主。需要说明的是，支气管肺泡灌洗液及肺活检不是过敏性肺炎诊断必备指标之一，而是当依据临床表现与影像学检查难以确定诊断时，加做支气管肺泡灌洗液及肺活检有助于过敏性肺炎诊断的确立。

五、诊断与鉴别诊断要点

（一）诊断原则

根据明确的致敏抗原接触史、典型的临床表现、胸片和HRCT改变、支气管肺泡灌洗（BALF）检查结果，排除其他类似表现者，即可做出过敏性肺炎诊断。具有明确的职业接触史者，参考现场职业卫生调查，需要诊断职业性过敏性肺炎。

职业性过敏性肺炎的诊断，严格遵循2014年10月13日发布并于次年03月01日实施的《职业性过敏性肺炎的诊断》（GBZ 60—2014）标准。

（二）接触反应

吸入生物性有机粉尘或特定的化学物质数小时后呼吸困难、干咳、胸闷，胸部影像学检查未见肺实质和间质改变。上述症状多于脱离接触致病物质后1～3天内不需特别干预而自然消失。

（三）诊断分级

过敏性肺炎诊断主要依据疾病的潜伏期、病程、呼吸系统症状与体征、胸部影像学改变等主要指标进行综合判定。

1. 急性过敏性肺炎

常在短时间内吸入生物性有机粉尘或特定的化学物质数小时后，出现下列表现者：

（1）干咳、胸闷、呼吸困难，并可有高热、畏寒、寒颤、出汗、周身不适、食欲不振、头痛、肌痛等，肺部可闻及吸气性爆裂音；

（2）胸部影像学检查显示双肺间质性浸润性炎症改变。

2. 慢性过敏性肺炎

常有急性过敏性肺炎发作的病史，亦可由反复吸入生物性有机粉尘或特定的化学物质后隐匿发生，出现下列表现者：

（1）渐进性呼吸困难及咳嗽、咳痰，体重明显下降，双肺可闻及固定性吸气性爆裂音；

（2）胸部影像学检查显示肺间质纤维化改变。

（四）鉴别诊断

急性型主要与病毒性肺炎、急性气管支气管炎、肺结核等疾病相鉴别；慢性型主要与特发性肺间质纤维化、支气管肺泡癌等相鉴别。

六、处理原则与主要治疗措施

早期诊断并避免接触抗原是治疗的关键所在，从患者的接触环境中除去致敏抗原对于治疗和预防都有关键作用。药物治疗仅对部分病例具有重要辅助作用。

对于肺功能损害轻微，避免抗原接触可自行康复的患者，不需使用激素治疗。对于较重急性发作型患者，缓解症状使用糖皮质激素是重要手段。糖皮质激素治疗可以缓解和消除急性加重期症状，并可预防永久性损害如支气管扩张、不可逆性气道阻塞和肺纤维化的发生。治疗的前四周应动态观察肺功能，客观指标改善后应逐渐减少激素用量，直至停用。

难治性、进行性过敏性肺炎可使用细胞毒性药物，如环磷酰胺、环孢菌素及硫唑嘌呤，但对其疗效尚无充分研究。

没有细菌感染者不需要使用抗菌药物。

其他对症处理视病情而定。

七、预防

避免接触抗原就是原则，脱离抗原接触就是最好的治疗，也是最好的预防。职业性过敏性肺炎者应调离原工作岗位或者工种。

第三节 职业性刺激性化学物致慢性阻塞性肺疾病

一、概述

职业性刺激性化学物致 COPD 是指，在职业活动中长期从事刺激性化学物高风险作业引起的以肺部化学性慢性炎性反应、继发不可逆的阻塞性通气功能障碍为特征的呼吸系统疾病。长期刺激性化学物高风险职业接触史，指工作中长期或反复暴露于超过刺激性化学物“刺激阈”的作业，累计工龄 5 年以上。

二、病因、病理特点与发病机理

刺激性化学物是指由于自身特性，在小剂量即可对生物体黏膜、皮肤产生刺激毒性的化学物。

《职业性刺激性化学物致慢性阻塞性肺疾病的诊断》（GBZ/T 237—2011）标准适用于《职业病分类和目录》职业中毒条款中所列具有刺激性化学物，主要包括：氯气、二氧化硫、氮氧化合物、氨、甲醛、光气、一甲胺、五氧化二磷等。

由于刺激性化学物对人体的刺激阈值无法测定，实际工作中可用下列因素综合判断作业环境是否经常超过刺激性化学物的刺激阈值，当同时满足下列 4 项中的 2 项及 2 项以上时，就可认定为“刺激性化学物高风险职业接触史”成立。

(1) 工作暴露时有经常反复发作的上呼吸道及黏膜的刺激症状，且有就医记录（记载病史及临床表现、诊疗情况）。

(2) 有作业环境刺激性化学物动态监测资料，监测结果或常常超过国家标准。

(3) 同工作环境中具有相近暴露水平的可能有多人发病或有相似的症状。

(4) 生产工艺落后，非密闭作业，存在跑、冒、滴、漏现象；无通风排毒设施或通风排毒效果差；无个人防护或为无效防护。

三、临床表现特点

每一种刺激性化合物对不同的生物体有不同的刺激阈（能够引起生物体刺激反应的最低剂量），超过刺激阈即可引起咽部不适、咳嗽、流泪等刺激症状，长期或反复暴露于超过刺激阈的刺激性化合物可致呼吸系统慢性炎症。职业性刺激性化学物所致 COPD 的症状、体征与临床常见的慢性支气管炎、COPD 基本上相同。

四、实验室与辅助检查

一般常规检查无特殊异常结果。最常用、最主要的检查手段有胸片（DR）、胸部 CT（HRCT）及肺功能检查，必要时作纤维支气管镜检查。

五、诊断与鉴别诊断要点

职业性刺激性化学物致 COPD 的诊断，严格遵循 2011 年 4 月 13 日发布并于同年 10 月 1 日实施的《职业性刺激性化学物致慢性阻塞性肺疾病的诊断》（GBZ/T 237—2011）标准。诊断主要依据为肺功能有不完全可逆的阻塞性通气功能障碍，诊断起点是使用支气管扩张剂后第一秒用力呼气容积、用力肺活量（FEV1、FVC）之比小于 70%，并按照 FEV1 预计值将 COPD 严重度分为四级（WS 318—2010）。

（一）诊断原则

根据长期刺激性化学物高风险职业接触史、相应的呼吸系统损害的临床表现和实验室检查结果，以及发病、病程与职业暴露的关系，结合工作场所动态职业卫生学调查、有害因素监测资料及上岗前的健康检查和系统的职业健康监护资料，综合分析，排除其他非职业因素的影响，方可做出诊断。如果工作中接触刺激性化学物情况不明确，应做现场调查。

（二）诊断必备条件

共有八项，要求是必须同时具备这八项条件者才能考虑诊断。

（1）有长期刺激性化学物高风险职业接触史。

（2）上岗前职业健康检查没有慢性呼吸系统健康损害的临床表现。

（3）发病早期症状的发生、消长与工作中接触刺激性化学物密切相关。

（4）慢性咳嗽、咳痰，伴进行性劳力性气短或呼吸困难。肺部听诊：双肺呼吸音明显增粗，肺气肿时呼吸音减低，可闻悉干、湿啰音。

（5）X射线胸片可显示双肺纹理明显增多、增粗、紊乱，延伸外带。可见肺气肿征。

（6）除外已知原因的慢性咳嗽及心肺疾病。

（7）无明确长期吸烟史。

（8）肺功能出现不可逆的阻塞性通气功能障碍，使用支气管扩张剂后，FEV1、FVC之比小于70％。

（三）诊断分级

在确定诊断基础上，根据FEV1预计值检查结果将COPD严重度分为四级。

（1）轻度　FEV1预计值≥80％。

（2）中度　FEV1预计值≥50％而＜80％。

（3）重度　FEV1预计值≥30％而＜50％。

（4）极重度　FEV1预计值＜30％；或＜50％伴慢性呼吸衰竭。

（四）鉴别诊断

主要是与吸烟所致COPD鉴别，吸烟是职业性刺激性化学物致 COPD 诊断的主要影响因素，长期吸烟史是指吸烟烟龄达到 5 年以上。

六、处理原则与主要治疗措施

（一）处理原则

诊断明确者，处理原则应脱离接触刺激性化学物的工作环境；对症治疗。

（二）主要治疗措施

（1）尽量避免接触环境中刺激性烟、雾、尘等。

（2）急性加重期积极抗炎治疗、积极处置并发症。

（3）病情稳定期以对症、支持治疗为主。

具体治疗方案请参照本书的有关章节。

七、预防

目前职业性刺激性化学物致 COPD 没有列入 GBZ 188—2014 中，建议参照职业性尘肺病中的其他粉尘作业人员要求和标准开展职业健康检查，对于保护从业者的健康将具有重要作用。

远离烟草和尽量避免接触环境中刺激性烟、雾、尘等是非常关键的预防对策。

尽量避免接触环境中刺激性烟、雾、尘等。

第四节 职业性金属及化合物粉尘（锡、铁、锑、钡及其化合物等）肺沉着病

一、概述

在金属冶炼、加工、研磨、制造和使用过程中，以及某些特殊金属矿产的开采和粉碎加工过程中，常有大量的金属粉尘产生。金属粉尘是指较长时间悬浮在空气中的金属及其化合物的微小固体颗粒，又称金属气溶胶。长期以来对金属粉尘的生物学作用，以及金属粉尘对机体的影响，尤其对肺组织可造成的损害研究较少。从

20 世纪 30 年代以来，受尘肺传统概念的影响，即用矽肺观点来衡量其他尘肺，因而一直把除石英以外的粉尘都看成是“惰性”粉尘，由这类粉尘引起的尘肺被认为是“良性”尘肺。而没有明确地把金属粉尘所致的肺损害与尘肺区分开来。

职业性金属及其化合物粉尘肺沉着病，简称肺沉着病（下同），是指人体吸入某些（锡、铁、锑、钡及其化合物等）金属粉尘后，可滞留于肺，而无明显的肺部病变；有时可伴有轻度反应性纤维化，或对肺功能有一定的影响，多为可逆性改变，临床表现轻或者无。

二、病因、病理特点与发病机理

目前国内外对金属粉尘沉着症的认识尚没有达成一致。近年的研究表明：有些金属粉尘以引起金属中毒为主，如铅中毒、汞中毒、锰中毒等；有些金属粉尘则在肺内长期潴留，并引起肺组织纤维化，在肺内长期沉积，称为金属尘肺，如铝尘肺、电焊工尘肺等；另有些金属粉尘无或很弱致纤维化作用，被称为“惰性粉尘”或“厌恶性粉尘”，如肺锡末沉着症只是锡末沉着而没有或只有较轻度的纤维增生，其引起的肺部改变称为金属粉尘沉着症，有人称谓“良性尘肺”。在影像学（主要是胸部 X 射线）上均可表现有密度增高、边缘清晰的小圆形阴影为主的 X 射线征象，肺组织无明显的纤维化表现。劳动者停止接尘后一定时间，复查肺部 X 射线阴影可自行消退（即所谓的“自净”现象），患者临床症状不明显。

（一）病因

锡、铁、锑、钡及其化合物等金属粉尘就是明确的病因，这些病因具有下列理化特点。

1. 锡及其化合物

主要用于制造黄铜、青铜及巴必脱合金等，锡及其制品在研磨、焙烧、筛粉、包装的过程中，也可能产生细小的锡及其氧化物的微粒子，当锡尘或烟雾被吸入或沉积于肺部时，可产生致密 X

射线阴影，曾被称作锡末沉着症或锡肺。

2. 铁及其化合物

在自然界中，铁常以氧化物形式存在，如赤铁矿、磁铁矿等，在各种铁矿的开采、运输、粉碎、冶炼及合金生产中，都有含铁或氧化铁粉尘存在，在钢的研磨可产生金属铁粉尘，在焊接作业中可产生氧化铁烟尘，氧化铁还用于抛光玻璃板、石器等。机械铸件的铲边、磨光、金属研磨（铁丸、钢球）以及工业漆料氧化铁红（Fe_2O_3）的生产、加工中，均可产生铁尘或含铁混合尘（含二氧化硅等）。

3. 锑及其化合物

在世界上，我国锑储量最丰富，产量最高。最常见的锑矿石有：自然锑、辉锑矿、硫氧锑、方锑矿、锑赭石等，其中辉锑矿含锑71%～75%，是锑矿石的主要原料。

4. 钡及其化合物

是一种银白色金属，广泛分布于碳酸钡和重晶石矿中。钡主要有硫酸钡、氧化钡和碳酸钡三种化学物形态。生产中最常接触的是硫酸钡，它是一种白色粉末，难溶于水，分子量233.40，相对密度4.476，为一种强的放射性不透光体。工业上，硫酸钡的用途非常广泛，主要作为扩充剂和充填剂，应用在造纸业、纺织业、染料业、油印业、玻璃陶瓷制造、电子工业等行业中，另外，在医学上还用作胃肠道等X射线检查的不透光介质等。

长期吸入不溶性钡粉尘（如硫酸钡），可致肺钡粉尘沉着症。

（二）病理特点

有文献报道，长期吸入氧化锡粉末或锡蒸气可引起锡粉尘在肺内的大量沉着，病理上无明显的纤维化。

长期吸入金属铁粉尘或氧化铁粉尘，而引起的肺内粉尘沉积和纤维组织轻度增生性病变。铁金属——目前已知接触铁的混合性粉尘可致肺纤维化，但单纯铁粉尘是否能引起肺纤维化尚有不同看法。

长期吸入金属锑尘及其化合物粉尘，也有可能引起肺内粉尘沉积和纤维组织轻度增生性病变。

长期吸入不溶性钡粉尘（如硫酸钡），可致肺钡粉尘沉着症。

钡及其化合物引起肺沉着病的病理检查，肺表面可见多数孤立的灰色斑点，切面可见大量孤立的细小结节，无融合或纤维化，肺门淋巴结不大，镜下可见肺内有活跃的含钡尘的巨噬细胞反应，在肺间质及小支气管、血管周围有大量钡尘沉着。

（三）发病机理

目前肺沉着病的发病机理还没有完全明确，但钡及其化合物引起肺沉着病的发病机理一般认为：主要是作为一种异物存留在肺里，引起异物反应。

三、临床表现特点

金属及其化合物粉尘（锡、铁、锑、钡及其化合物等）肺沉着病共同临床特点是有长期的金属粉尘接触史，平均发病工龄为6～20年，是一个渐变的发病过程。

尽管几种金属及其化合物的理化特性有所不同，但在致金属粉尘肺沉着病时的临床表现却大致相似，而且症状和体征多不明显，并没有特征性表现。

锡粉尘沉着症早期无特异临床症状和体征，肺功能无明显改变。根据职业史、X射线征象等即可确诊。金属粉尘沉着症发展缓慢，病程较长，发病早期症状少而轻微，随病程的进展可出现较轻的咳嗽、咳痰、疲乏、胸痛等。体征方面，部分患者可出现轻度肺气肿表现：胸廓稍饱满、叩诊音过清音、呼吸音减低等，其他均无特殊。

铁粉尘沉着症发展缓慢，病程较长，发病早期症状少而轻微，随病程的进展可出现咳嗽、咳痰、胸闷、胸痛、气喘、呼吸困难等。与锡粉尘沉着症基本相同。

锑粉尘沉着症与锡、铁粉尘沉着症也相似，一般症状轻微，无明显体征。当患者合并锑中毒时，则可出现相关中毒表现：乏力、头晕、头痛、失眠、食欲减退、恶心、腹痛、广泛性肌肉痉挛、齿根色素沉着（蓝线）。Schrumpf 认为，大约 15%～20%的炼锑工人可出现中毒症状。

炼锑工人常患接触性皮炎（又称锑疮、锑斑病），好发于四肢、面部及胸部等暴露部位。

四、实验室与辅助检查

肺沉着病常规检查无异常结果。

最常用、最主要的检查手段是胸部 DR 片、胸部 CT（HRCT）、肺功能，必要时作纤维支气管镜检查。

有多种检查可以检测血液、尿液、大便及机体组织，从而提示机体内总锡及有机锡的含量，但不能提示是何时接触，只能提示近期有接触过量的锡；亦有研究表明支气管肺灌洗液测量，可以明确锡尘着症的诊断。

肺功能：多数没有改变，少数有肺功能改变，以 VC（肺活量）、FVC、FEV1 及 FEF25-75（用力呼气 25%～75%流量）指标为主，主要表现为气道阻塞尤其小气道功能损害。

影像学：肺沉着病主要特点是以间质性肺病为主的影像学表现。肺沉着病共同的 X 射线胸片表现，主要表现为密度增高、边缘清晰的小圆形或不规则细小阴影为主的 X 射线征象，伴肺门影的增大、密度增高；停止接触尘后一定时间，肺部 X 射线细小阴影可自行消退（即“自净”）。由于肺沉着病具有“自净”特点，当病变发展或转归到某一阶段、达不到 X 射线胸片诊断标准或需要做鉴别诊断时，可用 CT 进一步检查。肺部 CT 表现：a. 双肺弥漫分布小结节，部分小结节可表现为树芽状，小结节主要呈小叶中心分布，也可见于胸膜下，分布达到 2 个肺区；b. 可有双侧支气管血管束增粗；c. 可有小叶间隔增厚，3 个月内随访复查，小结节的数量和分布无变化，支气管血管束及小叶间隔改变无变化。

锡所致肺沉着病的“铸型征”较为突出，即肺野内可见指向肺门的条索状阴影，可能是锡尘沿支气管、血管周围沉着的阴影，宛如金属铸型；铁所致肺沉着病为分布均匀、密度较低的小结节影，有时毛玻璃影；锑所致肺沉着病常见边缘清楚的小结节影、网状纹理和毛玻璃影；钡所致肺沉着病表现为致密小结节影，部分肺门阴影致密而呈块状阴影。

五、诊断与鉴别诊断要点

（一）诊断原则

职业卫生标准《职业性金属及其化合物粉尘（锡、铁、锑、钡及其化合物等）肺沉着病的诊断》（GBZ 292—2017）指出：诊断肺沉着病的原则根据可靠的锡、铁、锑、钡及其化合物粉尘职业接触史，以胸部X射线影像学表现为主要依据，结合工作场所职业卫生学、流行病学调查资料及职业健康监护资料，参考临床表现和实验室检查结果，综合分析，排除其他类似肺部疾病，方可诊断。

（二）主要诊断依据

（1）可靠的锡、铁、锑、钡及其化合物等粉尘接触史五年以上。

（2）可有不同程度咳嗽、胸闷等呼吸系统损害临床表现。

（3）胸部X射线高千伏或DR后前位片影像学表现：双肺弥漫性的小结节影。

肺沉着病患者虽可有不同程度的呼吸系统症状和体征及某些实验室检查的异常，但均不具有特异性。

有作者认为，支气管纤维镜灌洗物证据（检测出锡、铁、锑、钡及其化合物）具有诊断佐证意义。

（三）鉴别诊断要点

1. 急性血性播散型肺结核

根据临床特点：儿童多见、结核中毒症状明显、病情发展迅速，无职业史等可以鉴别。

2. 肺泡微石症

往往有家族史，多无粉尘接触史。X线胸片上两肺满布细砂料状阴影，大小在1mm左右，边缘清楚，以肺内侧多见，肺门影不大，肺纹理无明显变化，病程进展缓慢。

3. 含铁血黄素沉着症

常有特定疾病病史：风湿性心脏瓣膜病患者，有左心衰竭病史，无职业史。痰及支气管肺泡灌洗液中可查到吞噬含铁血黄素的巨噬细胞。

4. 结节病

无职业史，原因不明、非干酪性类上皮细胞肉芽肿性疾病。可侵犯全身许多脏器，但多发生在肺部及胸内淋巴结。早期常无明显症状或体征，结节病的诊断主要依据胸片、胸CT改变、组织学活检及Kvein试验阳性。患者可能伴有其他脏器病变，血清血管紧张素转换酶活性升高。

5. 电焊工尘肺

电焊工尘肺所接触粉尘为含二氧化硅混合粉尘，可引起迟发性肺纤维化。

6. 肺泡细胞癌

无职业史，肺泡细胞癌，病情进展快，这与肺沉着病的发展进程明显不同。

六、处理原则与主要治疗措施

一般不需要特殊治疗，少数病人可给予对症治疗。最主要的治疗手段是脱离接触。因为肺沉着症在脱离接触病因一段时间后，肺内的沉着粉尘可逐渐排出清除，X射线可见粉尘结节逐渐减少。十余年后可明显消退。

七、预防

目前肺沉着病没有列入GBZ 188—2014中，建议参照职业性尘肺病中的其他粉尘作业人员要求和标准开展职业健康检查，对于保护从业者的健康将具有重要作用。

远离烟草。重点应加强金属冶炼、粉碎等工序的机械化、密闭化生产，加强个人防护，从事操作时应戴防尘口罩，禁止在工作场所中吸烟、进食。

第五节 职业性哮喘

一、概述

支气管哮喘的定义在医学史上经历了几次修订，最初本意是指“急促的呼吸”，现代医学多年来一直认为支气管哮喘是一种呼吸系统慢性炎症性疾病。成立于1993年的哮喘全球防治创议（GINA）委员会2014年5月对哮喘的最新定义是：哮喘属于异质性疾病。其主要特点是：以慢性气道炎症为特征，包含随时间不断变化的呼吸道症状病史，如喘息、咳嗽、胸闷、气促等，同时具有可变的呼气气流受限。而职业性哮喘是一种特定形式的哮喘，全球人口中，职业性哮喘约占哮喘人群的2%左右，工业性国家或地区则职业性哮喘发病率明显升高，美国高达20%。

我国《职业性哮喘诊断标准》（GBZ 57—2008），其定义为：职业性哮喘是指劳动者在职业活动中吸入变应原后引起的以间歇发作性喘息、气急、胸闷或咳嗽等为特点的气道慢性炎症性疾患。但比照GINA 2014的最新定义，笔者的看法是，职业性哮喘同样属于异质性疾病。

二、病因、病理与发病机理

（一）病因

一般认为，引起支气管哮喘的病因很多，同时受遗传和环境因素的影响。哮喘与多基因遗传有关，有研究表明，哮喘患者存在有与气道高反应性、IgE调节和特应性反应相关的基因。

环境因素中主要有：某些激发因素、感染、食物、药物、运动、妊娠、气温气候等。

职业性哮喘的病因则是明确的，常见的职业性变应原有：异氰酸酯类；苯酐类；多胺类；铂复合盐、剑麻、β-内酰胺类抗生素部分产品（青霉素类、头孢菌素类）。发病机理主要存在职业性致喘因素是其最大特点：通过特异性实验室检查如特异性皮肤试验、血清学试验及特异性支气管激发试验等查找。目前认为，特异性支气管激发试验是筛查职业性致喘因素最有诊断价值的方法。

（二）病理特点

支气管哮喘具有多种临床表现，与其具有多种表型有关：部分哮喘病人从人口学特点、临床特征、病理生理特点等方面具有趋向性特征，与其他哮喘差异性明显，这叫“支气管哮喘的表型”。

临床上常见表型有五种：变应性哮喘；非变应性哮喘；迟发型哮喘；固定型哮喘；肥胖型哮喘。

（三）发病机理

哮喘的发病机理尚不完全清楚，目前比较认同的有免疫-炎症反应、神经机制和气道高反应性及其相互作用。

职业性哮喘的发病机理常常是多种机制同时存在，其中变应性机制是最重要的。

1. 变应性机制

下列临床特征即可印证：职业性致喘物有抗原或半抗原特性；接触者中发病仅是少数；且发病者多有过敏家族史或者特异质等。

2. 黏膜刺激-神经源炎症机制

神经末梢的敏感化与形成气道高反应性（AHA）可能有关，吸入致喘刺激物后，气道黏膜分泌的某些特定神经肽类物质可引起咳嗽，气道黏液分泌、平滑肌收缩、血浆渗出、中性粒细胞粘连聚集，称为神经源炎症。

3. 药理机制

某些职业性致喘物具有药理激动作用，可刺激呼吸道组织直接释放组胺。如：棉尘、麻尘、谷尘、铂复合盐等都有类似作用。

三、临床特点

支气管哮喘的主要临床表现如下。

1. 症状

发作性伴有哮鸣音的呼气性呼吸困难或发作性胸闷和咳嗽是哮喘的主要症状，可在数分钟内发作，经数小时至数天，用支气管舒张剂或自行缓解；在夜间和凌晨发作、加重常是哮喘的特征之一。有时哮喘临床表现不典型，表现为发病时无明显喘息，慢性咳嗽可为主要或唯一的症状，多为刺激性咳嗽，称为“咳嗽变异性哮喘”。

2. 体征

发作时特殊体位表情（耸肩缩脖、张口大汗等），胸部叩诊音呈过清音、听诊呼吸音减弱，满肺哮鸣音等。

3. 职业性哮喘发作的临床特点

除了有上述表现外，典型症状是工作期间或工作后出现哮喘急性发作，可伴有鼻炎、结膜炎、荨麻疹等症状，病情发作与工作环境密切相关，故曾被称为“星期一综合征”。脱离该工作环境症状就可很快缓解。

4. 难治性哮喘的临床特征

难以控制的慢性症状、阵发性加重和持续可变的气道阻塞。

目前将难治性哮喘分为三种类型：急性重症哮喘；不稳定性哮喘；慢性持续性哮喘。

四、实验室检查

主要强调特异性变应原试验，包括下列四种。

（1）作业现场支气管激发试验（详见 GBZ 57—2008 附录 D）。

（2）实验室变应原支气管激发试验（详见 GBZ 57—2008 附录 D）。

（3）变应原特异性 IgE 抗体检测（详见 GBZ 57—2008 附录 E 或 F）。

（4）特异性变应原皮肤试验（详见 GBZ 57—2008 附录 G）。

五、诊断与鉴别诊断

（一）诊断原则

我国《职业性哮喘诊断标准》（GBZ 57—2008）指出：根据确切的职业性变应原接触史和哮喘病史以及临床表现，结合特异性变应原试验结果，参考现场职业卫生学调查资料，进行综合分析，排除其他病因所致的哮喘或呼吸系统疾患后，方可诊断。职业性哮喘的诊断应有依据证明哮喘发作与职业接触密切相关，即在某个特定工作场所从事某项工作接触变应原数月后出现哮喘发作，及时脱离职业性变应原后，症状能够自行缓解或者通过治疗很快缓解，再接触后可复发。

（二）诊断及分级标准

诊断分级主要依据脱离变应原及规范化治疗后哮喘发作（喘息、气急、胸闷、咳嗽等）的频度、对活动和睡眠的影响，以及气道阻力增高的实验室检查等结果综合判定。

职业性哮喘分为三级：轻度哮喘、中度哮喘、重度哮喘。具体分级依据和标准详见 GBZ 57—2008。

（三）鉴别诊断

主要鉴别疾病如下。

1. 急性上呼吸道感染

常有畏寒、发烧、全身肌肉酸痛表现，病程短；肺部无明显体征，与哮喘有明显不同。

2. COPD 急性加重期（AECOPD）

职业史是鉴别关键点，另外，咳嗽咳痰特点有所不同，在 AECOPD 患者肺部更易听到湿啰音，而哮喘患者以哮鸣音为突出体征；HRCT 和肺功能对于两者鉴别意义也较大。

3. 心源性哮喘

常可找出心血管疾病如高血压、冠心病、心脏瓣膜病等基础疾病存在，并常有左心衰诱因，如输液过多、过快、肺炎等；心电图、胸片、心脏超声等检查很有价值，职业史很重要。

（四）诊断命名格式

职业性哮喘的诊断命名格式：职业接触（某种职业性变应原名称）所致（分级）哮喘。

例如：职业接触剑麻所致中度哮喘。

六、处理原则与主要措施

（一）治疗原则

诊断成立时应尽早脱离原职业活动环境，避免和防止哮喘再次发作。对急性哮喘发作的治疗应尽快缓解症状、解除气流受限和低氧血症；对慢性持续期的治疗应以抗炎和对症治疗为主，强调长期使用哮喘控制性药物；对缓解期的治疗以抗炎为主，目的是要控制气道的慢性炎症、预防哮喘的急性发作。

（二）哮喘急性发作期的主要处理措施

治疗目的在于迅速控制症状，恢复正常的气道反应性，防止气道出现不可逆改变。确定并避免病因（含诱因）是防治哮喘急性发作及病情加重的关键环节，职业性哮喘的病因是明确的，因此，一旦明确诊断，就应该立即脱离作业现场，并调离工种。

哮喘治疗药物分为控制性药物和缓解性药物。控制性药物亦称抗炎药，指需要长期使用的药物，主要用于治疗气道慢性炎症，使哮喘维持临床控制；缓解性药物亦称解痉平喘药，指按需使用的药物，通过迅速解除支气管痉挛，从而缓解哮喘症状。

（1）糖皮质激素是目前控制哮喘最有效药物，给药途径有吸入、口服和静脉注射三种，吸入性糖皮质激素（ICS）由于局部抗炎作用强、全身不良反应少且轻，已成为目前哮喘长期治疗的首选药物。常用品种有氟替卡松、布地奈德、倍氯米松、莫米松等，其中布地奈德雾化用混悬液制剂应用日益广泛。口服剂型药物常用泼尼松和泼尼松龙，不宜长期用，一般不作首选药物，多用于吸入剂无效或需短期加强治疗者；初始用量 30～60mg/d，症状缓解后逐渐减量，然后停用或改为吸入剂。

静脉制剂仅用于重度或严重哮喘发作者，短期使用，原则上不超过一周，多在 3～5 天，病情缓解后尽早减量改口服剂型过渡到吸入剂。常用药物有琥珀酸氢化可的松（常用剂量 100～400mg/d）和甲泼尼龙（常用剂量 80～160mg/d），而以前习惯使用的地塞米松因为体内半衰期较长，不良反应较多，目前观点是需要慎用此药。

（2）白三烯调节剂是目前除 ICS 外，唯一可以单独用于哮喘控制性药物，常用的有孟鲁司特、扎鲁司特等。

茶碱类药物因为不良反应较多，目前一般不作一线药物推荐，常用药是氨茶碱（片剂、针剂）及茶碱缓释片，片剂用于轻中度哮喘发作，针剂主要用于重症、危重症哮喘患者。

（3）β_2 受体激动剂按照维持作用时间长短分为短效 SABA（维持 4～6h）和长效 LABA（维持 10～12h），SABA 又有速效（用药数分钟起效）和慢效（用药半小时左右起效）之分。SABA 是目前治疗哮喘急性发作的首选药物，但不宜长期使用，不宜单一使用，属于按需使用药物，有吸入、口服、静脉三种剂型，首选吸入剂，常用药有沙丁胺醇、特布他林等，具体制剂有定量气雾剂（MDI）、干粉剂雾化溶液。而 LABA 同样不宜单独使用，LABA 与 ICS 联合使用是目前最常用的哮喘控制性药物组合，常用药物有沙美特罗替卡松吸入干粉剂、布地奈德福莫特罗吸入干粉剂。

（4）抗胆碱药按照维持作用时间长短分为短效 SAMA（维持 4～6h）和长效 LAMA（维持 24h），SAMA 主要用于哮喘急性发作，常用药物有异丙托溴铵（剂型有 MDI、雾化溶液）；LAMA 较 SAMA 作用时间更长，不良反应更少，常用药物有噻托溴铵（剂型有吸入干粉剂、胶囊剂、气雾剂），多用于哮喘并 COPD 及 COPD 患者。

（三）肺功能康复治疗

详见本书有关肺康复章节。

七、预防措施

（1）吸烟者应戒烟。

（2）肺功能康复锻炼。

（3）疫苗接种（肺炎球菌疫苗、流感病毒疫苗）可能有所帮助。

（4）脱离职业性变应原工作环境是最好的预防措施。

（5）职业健康检查有意义，应按照我国《职业健康检查技术规范》落实到位，特别是对于接触职业性变应原人员非特异性气道反应性测定呈气道高反应性者、出现频繁发作（鼻塞、鼻痒、流清涕、连续喷嚏等症状）者。

第二篇

分 论

第四章

(职业性)尘肺病的诊断与鉴别诊断

第一节　尘肺病的诊断

职业性尘肺病诊断必须根据我国颁布的职业病危害因素目录和职业病分类与目录，按照职业性尘肺病的诊断标准进行。

《职业性尘肺病的诊断》(GBZ 70—2015) 是 GBZ 70—2009 标准的修订版，也是目前最新的尘肺病诊断标准，由中华人民共和国国家卫生和计划生育委员会于 2015 年 12 月 15 日发布，自 2016 年 05 月 01 日起实施。本标准适用于国家 2013 年颁布的《职业病分类和目录》中所列的各种职业性尘肺病的诊断，即矽肺、煤工尘肺、石墨尘肺、炭黑尘肺、石棉肺、滑石尘肺、水泥尘肺、云母尘肺、陶工尘肺、铝尘肺、电焊工尘肺、铸工尘肺及其他尘肺。

一、诊断原则

《职业性尘肺病的诊断》(GBZ 70—2015) 规定：根据可靠的生产性矿物性粉尘接触史，以技术质量合格的 X 射线高千伏或数字化摄影 (DR) 后前位胸片表现为主要依据，结合工作场所职业卫生学、尘肺流行病学调查资料和职业健康监护资料，参考临床表现和实验室检查，排除其他类似肺部疾病后，对照尘肺病诊断标准片，方可诊断。

二、诊断依据

(一) 粉尘接触史

生产性矿物性粉尘接触史包括：工作单位、工种、不同时间段接触生产性粉尘的起止时间、接触粉尘的名称和性质等。生产性矿物性粉尘接触史是诊断尘肺病的基本条件，简单来讲，就是只有接触了生产性矿物性粉尘，才能考虑是否得尘肺病，没有粉尘接触史，就不可能得尘肺。可靠的生产性矿物性粉尘接触史，是诊断尘肺病的起点，所谓可靠，是指其生产性矿物性粉尘接触史是确切的，一般由用人单位出具书面证明，对于用人单位解散、破产，无法提供粉尘接触史证明的，应提供其他有力旁证来确定其生产性矿物性粉尘接触史的可靠性。

(二) 工作场所职业卫生学、尘肺流行病学调查资料

现场职业卫生学调查资料包括接触粉尘的性质、浓度等检测和监测结果，作业场所防尘降尘设施、个人防护情况等，从而判断个体的粉尘接触量，从而进一步判断其患尘肺病的可能性，但这种剂量-效应关系是因人而异的，存在个体差异，也就是说，不是累计接触粉尘量多的就一定得尘肺，也不是累计接触粉尘量少的就一定不得尘肺，现场职业卫生学调查资料只能作为诊断的一个判断因素，并不具有明确的肯定或意义。

尘肺流行病学调查资料主要是指：企业既往尘肺病发病和患病情况或类似相同的企业发生尘肺病的情况，对于个体无法取得粉尘监测资料的，可以根据同行业同工种的流行病学调查资料，做出接触粉尘及程度的判断。

(三) 职业健康监护资料

职业健康监护资料可以系统地、动态地观察粉尘作业患者的X射线影像学改变，为诊断和鉴别诊断提供更为可靠的依据，因为尘肺病的影像学改变虽然和临床许多呼吸系统疾病改变类似，但它的形成具有一定的特征性，尘肺病X射线影像学改变是一个渐变的

过程，有动态系列胸片观察可帮助更准确地认识病变的性质和进展过程，排除其他疾病。原则上两张以上间隔时间超过半年的动态胸片方可作出确诊，但由于种种原因，既往健康监护工作落实不到位，很多患者并没有既往健康监护资料，因此在正确使用标准说明（附录 A）中提出：特殊情况下，有可靠的生产性无机粉尘接触史和职业卫生学调查资料支持，有典型的尘肺病 X 射线胸片表现，并有明确的临床资料可排除其他疾病，亦可考虑作出诊断。

（四）临床表现

尘肺病是以肺组织弥漫性纤维化为主的疾病，主要表现为以呼吸系统症状为主的咳嗽、咳痰、胸痛、呼吸困难等症状，以及有无合并症的症状（详见本章第三节）。尘肺病的临床表现无特异性，并存在个体差异，有时影像学已出现尘肺病的典型改变，但患者可能无任何症状，所以临床表现仅作为诊断参考，而非必要条件。

尘肺病人的症状无特异性，主要表现为咳嗽、咳痰、胸痛、呼吸困难等呼吸系统常见症状，并且每个病人的表现也不尽相同，出现其他并发症时，还可出现并发症的一些表现，如发热、咯血、喘息、心悸等症状。

早期尘肺病人一般无体征，随着病变的进展，则可有不同的体征：如出现广泛的胸膜增厚时可出现呼吸音减低；出现大块状纤维化融合病灶时，叩诊可在胸部相应的病变部位呈浊音甚至实变音，听诊则语音变低，局部语颤可增强；出现严重肺气肿时，可出现桶状胸、肋间隙变宽、叩诊胸部呈鼓音、呼吸音变低、语音减弱等体征。而不同的并发症可出现相应体征。

（五）X 射线胸片

尘肺病是一种以肺组织纤维化为主的疾病，其病变主要在肺部，典型改变是胸片出现圆形或不规则小阴影改变，以及随着病变的进展在小阴影基础上出现的大阴影改变，X 射线胸片的改变是尘肺病诊断的主要依据，我国尘肺病诊断标准对尘肺的诊断和分级也都根据 X 射线胸片改变来定，所以对 X 射线胸片的质量有很高的要求。我国尘肺病诊断标准也对 X 射线胸片，包括高千伏胸片及数字化摄影胸片（DR/CR），均做了详细的摄影技术要求，只有技术合格的 X 射线胸片，才能作为尘肺病诊断的主要依据。

我国尘肺病诊断标准是以技术合格的胸部后前位胸片作为基准的，是发现与诊断尘肺的主要手段，是尘肺健康检查的常规方法。尘肺病在 X 胸片上的表现可概括分为小阴影、大阴影和胸膜斑：小阴影是指肺野内直径和宽径不超过 10mm 的异常阴影，可分为圆形小阴影和不规则形小阴影两种，圆形小阴影在胸片上多半表现为圆形、椭圆形、边缘整齐或不整齐的致密影，在矽肺中最常见；不规则小阴影在胸片上多半表现为线状、网状、网织结节状、毛玻璃状或蜂窝状，在石棉肺中常见；大阴影是指肺野内直径和宽度大于 10mm 以上的阴影，它一般是在小阴影较密集的部位缓慢发展起来；胸膜增厚大于 5mm 时称为胸膜斑，是石棉肺的主要 X 表现之一。此外，尘肺还有肺门增大、肺纹理增粗、肺门淋巴结蛋壳样钙化、肺气肿等一些其他 X 射线表现，对尘肺综合诊断均有重要参考价值。

（六）电子计算机断层摄影（CT）检查

应用 CT 检查，特别是高分辨 CT（HRCT）可以发现胸部平片观察不到的肺实质、气道和胸膜的改变。HRCT 可重建最大密度投影，有利于将圆形小阴影和血管影相区别。对于某些肺部、胸膜疾病以及心影、纵隔、锁骨等结构遮盖了小阴影聚集和大块纤维化时，通过 CT 扫描清晰可见，因此，对于大阴影具有早期识别价值。CT 特别是 HRCT 在胸膜斑检出能力上明显优于胸平片，可早期诊断石棉肺。CT 还可观察肺门、纵隔、胸内各淋巴结是否肿大和钙化及大阴影有无空洞和钙化等，可早期检出肺气肿。同时 CT 检查可以查明某些引起肺间质改变的原因，鉴别是否合并肺结核、肿瘤、肺门淋巴结肿大或其他疾病，对鉴别诊断有重要的参考价值。

（七）其他实验室检查

1. 肺功能检查

肺功能检查是客观反映肺脏功能状态和创伤情况的一种检查方

法，也是早期发现尘肺病患者呼吸系统损伤，临床病情判断、疗效观察、进行劳动能力鉴定和职业流行病学研究的一项重要手段。尘肺患者在进行肺功能检查时，早期通气功能多正常，中、晚期有弥散功能降低。单纯尘肺肺功能损伤可能以不同程度的限制性通气功能障碍或混合性通气功能障碍为主，而以严重阻塞性通气功能障碍为主可能提示合并有 COPD，石棉肺多为限制性通气功能障碍。

2. 血气分析

血气分析中的动脉血氧分压（PaO_2）与动脉血二氧化碳分压（$PaCO_2$）的测定结果能直接反映气体交换状况，与肺功能损伤情况有一定的关联性，在实际应用中，肺功能检测受人为因素影响较大，因某些主观因素不能配合医生完成肺功能检查，还有一些疾病为肺功能检查禁忌证，如尘肺病合并结核、咯血、气胸等，当遇到这些情况时，均可采用动脉血气分析检查来了解尘肺病患者肺功能的损害程度，评判患者呼吸衰竭的类型和缺氧程度。

3. 其他检查

根据患者的病史，合并感染时血常规的检查是必要的，痰液的细菌性培养可以指导临床治疗，还有 C 反应蛋白、降钙素原、血沉等可作为感染性指标辅助诊断。结核抗体、结核感染 T 细胞斑点试验（T-SPOT. TB)、癌标志物、抗链球菌溶血素（ASO)、类风湿因子（RF)、免疫全套、特异性抗体、胸水、灌洗液、组织病理等可用于尘肺的诊断与鉴别诊断。至今为止，有关尘肺的生化指标研究较多的有血铜蓝蛋白、肿瘤坏死因子、血清磷酸酯酶及磷脂、补体 C3、免疫球蛋白（IgG、IgA、IgM)、超氧化物歧化酶(SOD) 等，这些指标目前在临床上作为尘肺辅助诊断的意义不大，但可作为疗效动态观察的指标。

三、诊断分级标准

我国尘肺病诊断分级是完全根据 X 射线胸片的表现，主要依据小阴影的密集度、小阴影的分布范围、有无小阴影聚集、大阴影的有无以及大小等因素来进行分级。

（一）小阴影

小阴影是指X射线胸片肺野内直径和宽径不超过10mm的阴影，可分为圆形小阴影和不规则形小阴影两种。

1. 圆形小阴影

圆形小阴影相应的病理改变主要是矽结节，当然还有非结节性的尘细胞性肉芽肿、弥漫性间质纤维灶、煤尘斑、粉尘灶等。

典型的矽结节在病理标本上大致呈圆形、椭圆形，直径约1～5mm，境界清楚，质地致密。早期圆形小阴影太小，即使在质量良好的胸片上也不能显示。国外学者研究单个、边缘锐利的致密影至少在3mm或以上，才能在满意的含气背景的胸片下显示出来。我们在胸片上看到的圆形小阴影多半是在同一轴线上几个矽结节相互重叠的结果，也可能是由矽结节或非结节的弥漫性间质纤维灶、煤尘斑、粉尘灶等互相重叠所构成，圆形小阴影能在胸片上显现，不仅与肺内病灶相互重叠有关，与矽结节的致密程度和周围肺组织之间的对比度亦有很大关系。

圆形小阴影在胸片上多半表现为圆形、椭圆形、边缘整齐或不整齐的致密影，在矽肺中最常见，按其直径大小可约略地分为p、q、r三类："p"是指圆形小阴影最大直径不超过1.5mm；"q"是指圆形小阴影直径大于1.5mm；但不超过3mm；"r"是指圆形小阴影直径大于3mm；但不超过10mm。判定圆形小阴影不要用尺测量，要对照标准片所示来判定（图2.4.1）。

圆形小阴影开始多出现在两肺中下区，尤以右侧为甚，但也有10％～15％的小阴影可首先在两上肺区出现，多表现为q、r形态。吸入游离二氧化矽含量低或不含游离二氧化矽粉尘引起的尘肺，圆形小阴影密度较低、直径较小，多为"p"影，形态不整齐，边界较模糊；吸入游离二氧化矽含量高的粉尘引起的尘肺，小阴影的密度一般较高，边界比较清楚，有时相当锐利，有的小阴影中心密度较高，似有核心感。

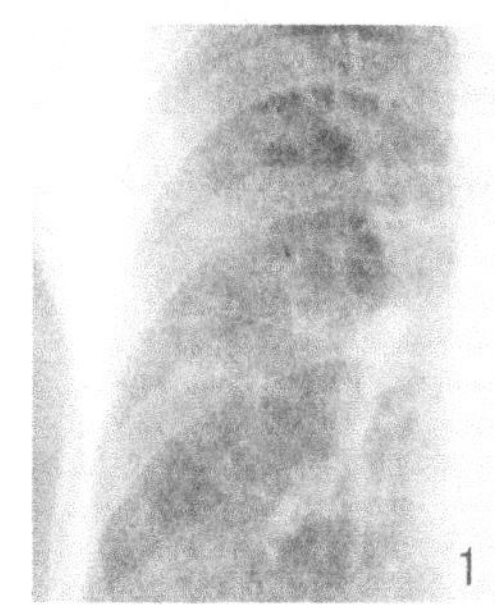

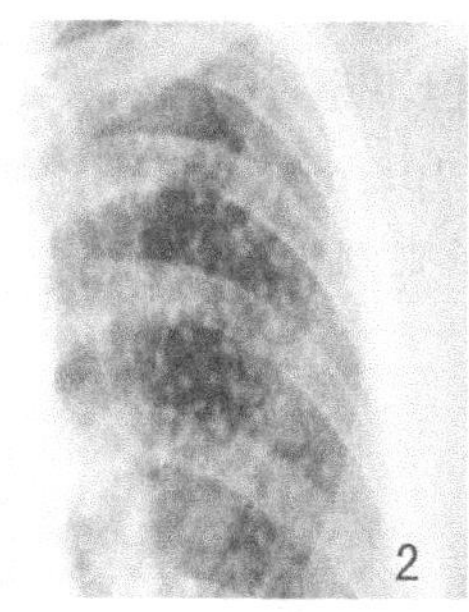

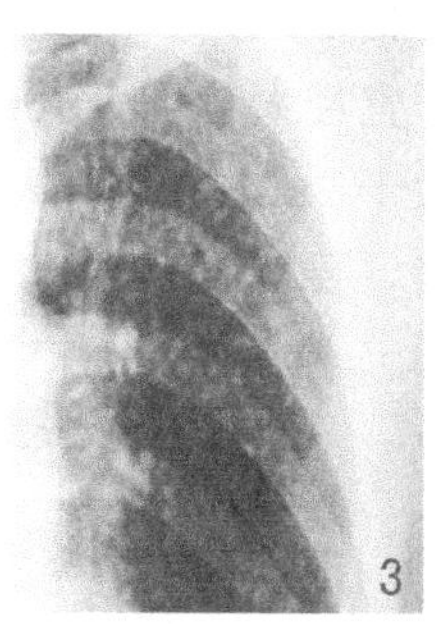

图 2.4.1　尘肺诊断标准片圆形小阴影（一）
1—“P”（直径≤1.5mm）；2—“q”（1.5mm<直径≤3mm）；
3—“r”（3mm<直径≤10mm）

2. 不规则形小阴影

不规则形小阴影的主要病理改变是弥漫性肺间质纤维化，它一般沿着细小的肺血管、支气管、淋巴管以及肺泡间隔周围发展，状如索条，这些索条状纤维相互交织连接而形成不规则形小阴影。煤工尘肺的尘斑和煤尘灶，呼吸细支气管扩张，小叶中心性肺气肿、泡性肺气肿及其周围受挤压的肺组织等也都参与不规则形小阴影的形成。

不规则形小阴影在 ILO 国际分类中并无文字描述，但有标准片及图解。很早以前就发现尘肺病人的胸片上除圆形小阴影外，还可见到的另外一些不同的影像，曾描述为线状、网状、网织结节状、毛玻璃状或蜂窝状等，ILO 在 1958 年分类中曾提出线状影一词，但它不能包括上述各种影像，以后又改为不规则形小阴影。1986 年我国尘肺诊断标准正式引用了不规则形小阴影名词，曾描述为“指一群粗细、长短、形态不一的致密阴影，它们可以互不相连，也可以杂乱无章的交织在一起，表现为网状，有时呈蜂窝状”。2002 年修订标准取消了上述描述，意味着不规则形小阴影形态以标准片为准。

不规则小阴影按其宽度大小可约略的分为 s、t、u 三类：“s”

是指不规则小阴影最大宽径不超过 1.5mm；“t”是指不规则小阴影宽径大于 1.5mm；但不超过 3mm；“u”是指不规则小阴影宽径大于 3mm；但不超过 10mm。判定不规则小阴影大小不要用尺测量，要对照标准片所示来判定（图 2.4.2）。

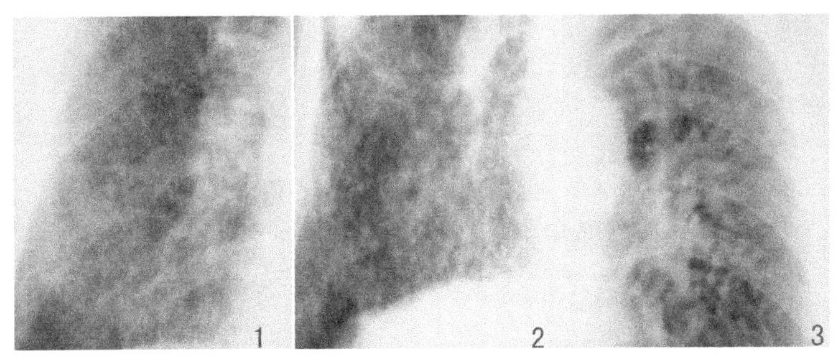

图 2.4.2 尘肺诊断标准片圆形小阴影（二）

1— “s”（直径≤1.5mm）；2— “t”（1.5mm<直径≤3mm）；3— “u”（3mm<直径≤10mm）

不规则形小阴影开始多出现在两肺中下区有细的线条状阴影交织在肺纹理之间，较致密。在动态观察中，随着尘肺病变的进展，部分不规则形小阴影有可能逐渐变成圆形小阴影。不规则形小阴影是石棉肺的主要 X 射线表现，当肺内弥漫性间质纤维化互相重叠时可出现细小圆形阴影，但并不意味着肺内有结节性病变，其他尘肺也可以出现不规则小阴影改变，应注意判别。

（二）大阴影

大阴影是指 X 射线胸片肺野内直径和宽度大于 10mm 以上的阴影，它一般是在小阴影较密集的部位缓慢发展起来（图 2.4.3）。

大阴影形成的病理基础主要是肺间质内有大量的纤维性变，密集的矽结节借增生的间质纤维相互融合在一起。常见于粉尘中二氧化矽含量高的工业生产，如石英磨粉、隧道掘进等。大阴影亦可由肺内走行不规则的胶原纤维束编织构成，它不是矽结节的融合，在纤维束之间可夹杂少数不典型结节，多见于煤矿工种。

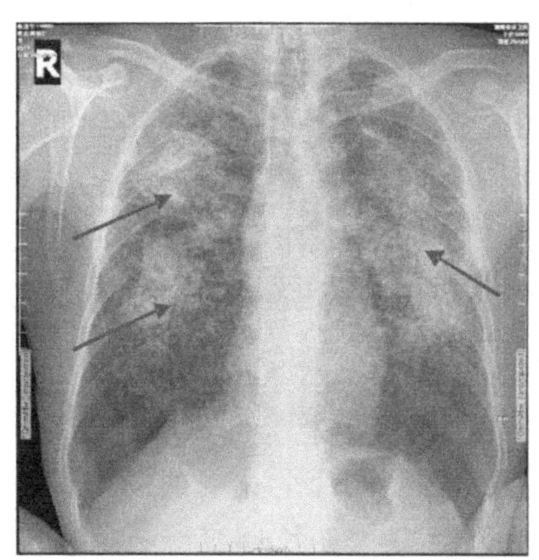

图 2.4.3 尘肺大阴影

大阴影在 X 胸片上常见表现形式是在二期矽肺的基础上小阴影逐渐增大、增多、聚集，进而小阴影轮廓逐渐消失，密度逐渐增高，周边气肿更加明显，成为均匀一致、边界清楚的大阴影。也可表现为单发和多发的圆形、椭圆形大阴影，阴影密度一般较浓，边界清楚，周边有不同程度的肺气肿，需与肺内肿瘤相鉴别。有时两肺小阴影较少，但在两肺上区中外带、锁骨下出现少量斑片、索条状阴影，这些斑片索条状阴影常位于一条直线上，与后肋垂直，这些阴影的外侧缘常有气肿带，随着病变的发展，形成边缘清楚、密度较浓、均匀一致的大阴影。大阴影中心可发生空洞，空洞的出现表明系感染后液化坏死所致，大部分为结核感染，空洞壁多半较厚，内壁不整齐。有的学者认为，尘肺大阴影形成的空洞，约有23％为尘肺融合病变缺血坏死所形成，这种空洞较结核空洞小，鉴别较困难。各种形态的大阴影均可由病变进展逐渐增大，也可由纤维组织收缩反而缩小，但密度增浓。大阴影形成后，一般发展缓慢，但也有发展较快，特别是合并结核感染时。大阴影的大小差异很大，可以从 10mm 到侵占肺的大半，不受叶间裂限制，长轴常同后肋垂直。

大阴影可发生于各肺区，但以上叶尖后段、下叶背段、中叶外段及舌叶上段较常见，在后前位胸片上较易显示，但亦有少量大阴影常常位于心影后、膈下或脊柱、纵隔旁，后前位胸片往往较难显示，CT检查能明确显示病灶。阴影由于受到周围纤维组织牵拉可以移动，移动方向一般是向头侧和肺门移动，向肺门移动的大阴影可紧缩至纵隔和肺门，阴影外侧缘呈弧形，很像纵隔肿瘤，但边缘有十分显著的肺气肿，向头部移动的大阴影可紧缩至上肺野甚至肺尖，需与结核球鉴别。

（三）胸膜病变

胸膜病变是指X射线胸片上见到的局限性胸膜斑，弥漫性胸膜增厚及胸膜腔积液等病变。长期接触石棉粉尘可以引起胸膜病变。石棉粉尘一般呈长条形，极易穿破肺泡壁通过脏层胸膜而达到壁层，刺激壁层胸膜导致纤维性变。病理上为象牙白色、光滑和有结节性的改变，多位于两侧侧胸壁、心包膜和横膈面，一般以增厚开始，继而发生粘连，常常可以见到局限性胸膜斑块，其中很易见到石棉小体。

胸膜斑是接触石棉粉尘患者诊断分级的一个重要指标。局限性胸膜斑系指除肺尖和肋膈角外的厚度大于5mm的胸膜增厚，或局限性钙化胸膜斑块，它多发生在两侧壁层胸膜、膈肌腱部胸膜和心包膜。当X射线投照恰好在胸膜斑的切线位时，可看到一条密度较高的光滑的带状影，多见于肋膈角上方两侧侧胸壁，需与软组织影鉴别；当X射线投照不在胸膜斑的切线位时，在肺野内可看到不规则的斑片状阴影。胸膜斑亦可见于部分心缘和膈面，表现为心缘不规则、膈肌的局限性僵直或小的圆形凸起，如病变累及广泛，心包膜与壁层胸膜严重增厚粘连，使心缘相当部分显示篷乱，称为“蓬发心”。胸膜斑及弥漫性胸膜增厚可发生钙化，往往呈斑点状、线状和环状影像，分布可以较局限也可以很广泛，并包裹全肺（图2.4.4）。

（四）密集度

小阴影密集度是指胸片上一定范围内小阴影的数量，密集度的判定采用四大级和十二小级分级。

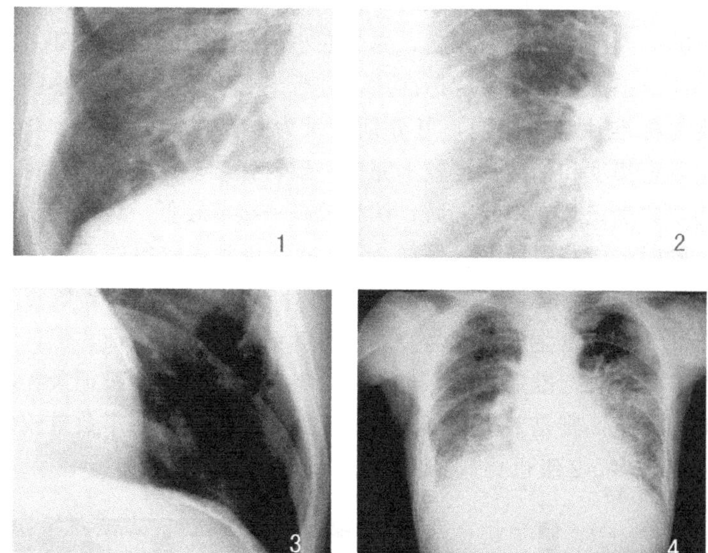

图 2.4.4 胸膜斑

1—胸膜斑侧面投影；2—胸膜斑正面投影；3—胸膜钙化；4—“蓬发心”改变

四大级即根据胸片上小阴影的多少简单地分为 0～3 级：0 级指无小阴影或甚少，不足 1 级的下限，1 级指有一定量的小阴影，2 级指有多量的小阴影，3 级指有很多量的小阴影。因为观察 X 胸片上小阴影数量的多少，不是一个客观的数值所能描述的，分级指标中少量、一定量、多量、很多量的判定也不是能以一个客观的数值来定，而是应以标准片为准，文字部分只起说明作用。

小阴影密集度的改变是一个连续、渐进、从无到有、由少到多的渐变过程，为客观地反映这种改变，在四大级的基础上再把每级划分为三小级，即 0/－，0/0，0/1 为 0 级；1/0，1/1，1/2 为 1 级；2/1，2/2，2/3 为 2 级；3/2，3/3，3/＋为 3 级，即十二小级分级，目的在于提供更多的信息，更细致地反映病变情况，进行流行病学研究和医学监护。

我国2015年新版尘肺病诊断标准片中表达不同形态小阴影的密集度，是用各级密集度的中点0/0、1/1、2/2、3/3表示（图2.4.5）。判断小阴影密集度，先是在小阴影形态判定的基础上，对照相应形态的密集度组合标准片，进行十二小级分级。若小阴影密集度与标准片基本相同，可分别记录为0/0，1/1，2/2，3/3；若小阴影密集度和标准片比较不完全一致，仔细对比之后，则将最接近的密集度记录在斜线上面，认为较高一级或较低一级也应认真考虑，同时记录在斜线下。例如2/1，就是小阴影密集度不是标准的1/1级，也不是标准的2/2级，但与标准片比较，小阴影数量更接近于2/2级，密集度判定为2级，将2记录在斜线上面，但认为小阴影数量不够标准的2级，也应认真考虑1级，将1级记录在斜线下面；而1/2则是判定小阴影密集度为1级，但小阴影数量较标准的1级有多，2级也要认真考虑。

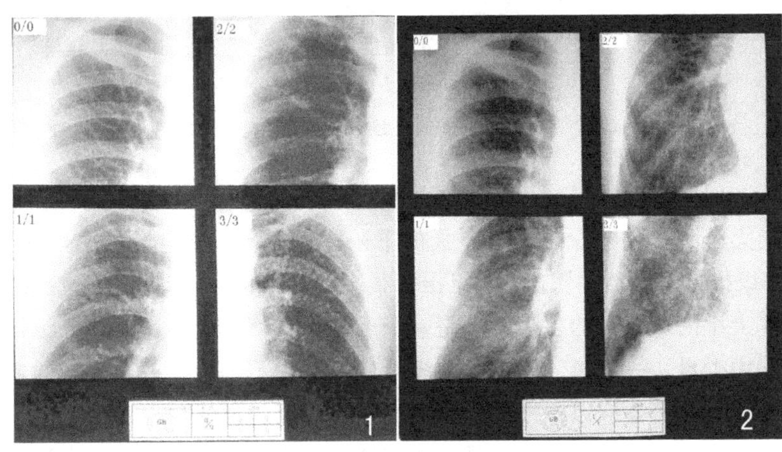

图2.4.5 尘肺病诊断标准片中表达

1—圆形小阴影“q”的密集度标准片；2—不规则小阴影“t”的密集度标准片

（五）肺区

为正确描述尘肺病的病变分布范围，以更好地对尘肺病的进行诊断及分级，人为地将肺尖至膈顶的垂直距离等分为三，用等分点的水平线把左、右肺野各分为上、中、下共六个肺区，判断每个肺区内小阴影的有无及密集度（图 2.4.6）。

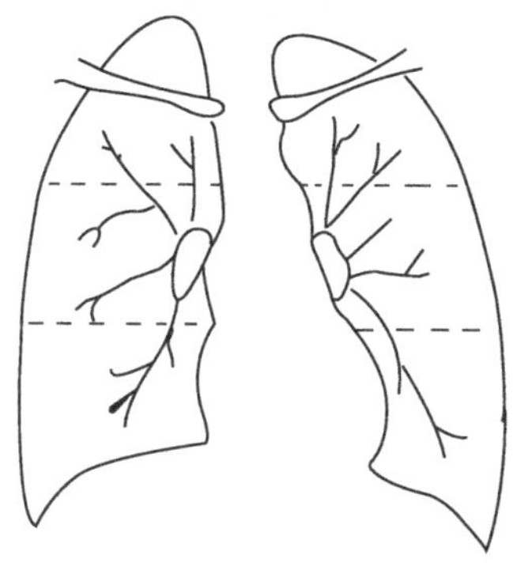

左上肺	右上肺
左中肺	右中肺
左下肺	右下肺

图 2.4.6 肺区的划分图记录表格

（将对应肺区内小阴影的密集度记录在表格内）

（六）X 射线分级标准

1. 诊断分级

根据 GBZ 70—2015 职业性尘肺病的诊断标准，按 X 射线表现特点将尘肺病分为 3 级。

（1）尘肺壹期有下列表现之一者：

① 有总体密集度 1 级的小阴影，分布范围至少达到 2 个肺区；

② 接触石棉粉尘，有总体密集度 1 级的小阴影，分布范围只有 1 个肺区，同时出现胸膜斑；

③ 接触石棉粉尘，小阴影总体密集度为 0，但至少有两个肺区小阴影密集度为 0/1，同时出现胸膜斑。

（2）尘肺贰期有下列表现之一者：

① 有总体密集度 2 级的小阴影，分布范围超过 4 个肺区；

② 有总体密集度 3 级的小阴影，分布范围达到 4 个肺区；

③ 接触石棉粉尘，有总体密集度 1 级的小阴影，分布范围超过 4 个肺区，同时出现胸膜斑并已累及部分心缘或膈面；

④ 接触石棉粉尘，有总体密集度 2 级的小阴影，分布范围达

到 4 个肺区，同时出现胸膜斑并已累及部分心缘或膈面。

(3) 尘肺叁期有下列表现之一者：

① 有大阴影出现，其长径不小于 20mm，短径大于 10mm；

② 有总体密集度 3 级的小阴影，分布范围超过 4 个肺区并有小阴影聚集；

③ 有总体密集度 3 级的小阴影，分布范围超过 4 个肺区并有大阴影；

④ 接触石棉粉尘，有总体密集度 3 级的小阴影，分布范围超过 4 个肺区，同时单个或两侧多个胸膜斑长度之和超过单侧胸壁长度的二分之一或累及心缘使其部分显示蓬乱。

2. 诊断分级标准的关键

尘肺病 X 射线的形态学改变是非特异性的，首先应与其他类似 X 射线改变的其他疾病相鉴别，在排除其他疾病后，大阴影很好判定，一旦确认既诊断为尘肺叁期。而小阴影由于形态多样，数量及分布范围的不同诊断期别不同，所以正确辨认和判定小阴影形态、密集度、分布范围是尘肺病诊断和 X 射线分期中的一个重要技术问题，也是掌握应用尘肺病诊断标准的关键。

(1) 小阴影形态的判断判断小阴影的形态是圆形还是不规则形，首先必须认识到小阴影的影像是尘肺各种各样病理改变相互交错重叠的结果，因此在形态上不可能非常典型，如圆形小阴影可能是圆形的，也可能是椭圆形的，周边可以是整齐的，也可以是不整齐的，有时一些圆形小阴影与线条状阴影相互重叠，可以呈星芒状改变，不规则小阴影也可以相互交错重叠，其交点出现圆形影改变。总之，小阴影形态的判断是对整个肺区内小阴影的总体形态的综合判断，而不是对肺区内每个小阴影的形态都作出判定，这是很困难的，也是没有必要的。

在判定小阴影形态时要从整体的角度去考虑，并和相应的标准组合片对照方能确定，如果小阴影形态判定不正确，将导致密集度判定不准确，这是导致诊断分级错误的重要原因之一，如较大的小阴影判断为较小一级的或圆形小阴影判断为不规则小阴影时，可导致密集度判断过低，反之则过高。

圆形小阴影与肺纹理交叉或血管断面所造成的影像不易区别，但圆形小阴影的大小、数目和分布与其附近肺纹理的粗细、数目和位置不相符，如果相符，就很可能不是圆形小阴影。不规则小阴影与肺纹理易相混淆，肺纹理边界清楚，有分叉，由粗到细，而不规则小阴影可以相互交织呈网状、蜂窝状改变。圆形小阴影与不规则小阴影都需要有一定的数量，太少就不可靠，若小阴影密集度达到1级时，则大概可以考虑为尘肺小阴影。

在一张胸片上，不光只有一种形态、大小的尘肺小阴影，也可能出现多种形态、大小的小阴影同时存在，阅读胸片做记录时，应该将看到的不同形态、大小的小阴影用两种不同的英文字母如实记录：胸片上的小阴影几乎为同一形态和大小时，则将小阴影字母符号分别写在斜线的上面和下面，如p/p、s/s等；胸片上出现两种以上形态和大小的小阴影时，将形态数量较多的字母符号写在斜线上面，另一种较少的写在斜线下面，如p/q、s/p、q/t等；胸片上两种形态、大小的小阴影在数量上基本相等时，则将圆形小阴影的字母符号写在斜线上面，将不规则小阴影的字母符号写在斜线下面，如p/s、q/t等；胸片上有两种圆形小阴影或不规则小阴影，它们的数量相近时，将较大小阴影字母符号写在斜线上面，较小的小阴影字母符号写在斜线下面，如q/p、t/s等。

（2）总体密集度的判断总体密集度是指全肺内最高肺区的密集度，为尘肺病诊断分级的重要判断指标。首先判断每个肺区内小阴影的密集度，要求该肺区内小阴影的分布范围达到其面积的三分之二，否则该肺区不能算小阴影的有效分布范围。但在实际工作中，按照人为的肺区划分，常常发现小阴影同时分布在相邻的两个肺区里，其中每个肺区的小阴影分布范围都没有达到其面积的三分之二，此时可将小阴影总体按一个肺区的面积概略地去判定，如果超过三分之二，将密集度的判定结果记录在小阴影分布范围较多的那个肺区栏内。在判断完每个肺区密集度的基础上，如果全肺各肺区密集度不同，以最高一个肺区的密集度作为总体密集度。

密集度判定不准确，将直接影响诊断结果，一是要认真对照诊断密集度标准片，二是要积累经验，排除各种影响因素，如不规则小阴影需与肺纹理相区别，别误把肺纹理当作不规则小阴影使密集度判断过高；胸片技术质量的好坏将会影响小阴影密集度的判断，过黑的胸片小阴影观察不清，密集度判断过低，过白的胸片将使密集度判断过高；胸部软组织影如乳房、胸大肌也会影响小阴影密集度的判断，读片时要排除这些干扰；读片时应取坐位，斜位读片会将密集度读高；膈肌位置高低，也影响密集度的判定。

（3）分布肺区的判断当尘肺小阴影总体密集度判定后，病变分布范围的判定对尘肺病的诊断将起重要的作用。按尘肺病诊断分级标准，小阴影总体密集度至少达到 1 级，分布范围至少达到 2 个肺区，才能诊断为尘肺壹期。又譬如小阴影总体密集度 2 级，若病变分布范围超过 4 个肺区，可诊断尘肺贰期，但若病变分布范围只达到 4 个肺区，就只能诊断尘肺壹期。

判定一个肺区是否应该计算为有小阴影分布的肺区，要求各肺区小阴影的密集度达到 1/0 级或 1/0 级以上，也就是说一个肺区内小阴影密集度没有达到 1/0 级，则该肺区不能计算为有小阴影分布的肺区，0/1 不算病变分布的肺区。

3. X 射线分级诊断应用举例

石英车间粉碎工，接触矽尘，胸片显示对比标准片判定为圆形小阴影“p”，对比圆形小阴影“p”的密集度标准片，分布的肺区及密集度判定记录见表格，最高密集度在右中肺区为“1/1”，判定总体密集度为“1”，分布的范围为左中、右中、右下 3 个肺区，根据 X 射线分级标准，结合粉尘接触史，诊断为“矽肺壹期”（图 2.4.7）。

某机械厂工人，接触铸造粉尘，胸片显示对比标准片判定为不规则小阴影“s”，对比不规则小阴影“s”的密集度标准片，分布的肺区及密集度判定记录见表格，最高密集度在右中下肺及左下肺，为“2/2”，判定总体密集度为“2”，分布的范围为左中、左下、右上、右中、右下 5 个肺区，根据 X 射线分级标准，结合粉尘接触史，诊断为“铸工尘肺贰期”（图 2.4.8）。

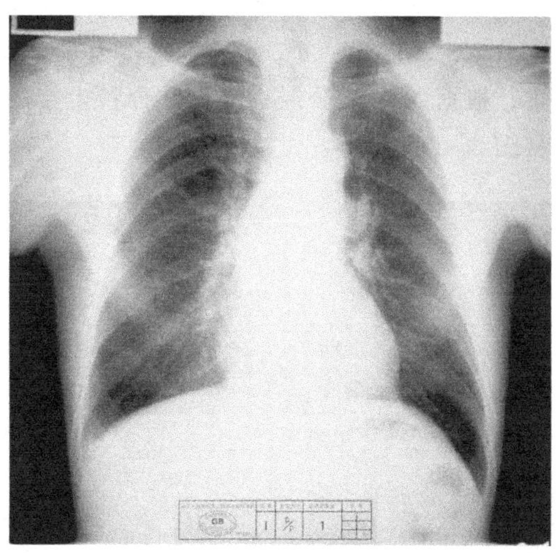

图 2.4.7 石英车间粉碎工矽肺壹期

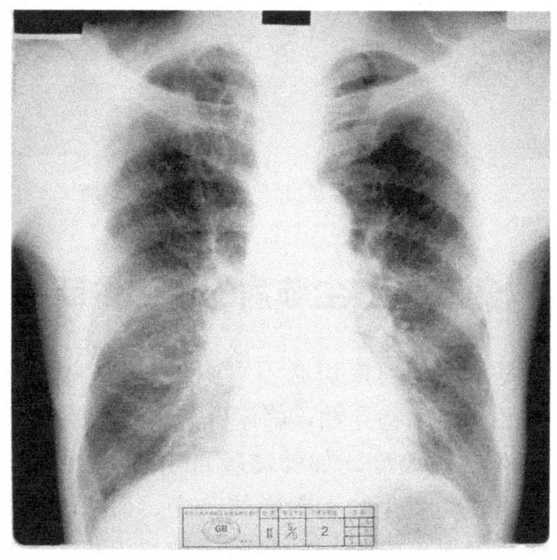

图 2.4.8 机械厂工人铸工尘肺贰期

金矿井下采掘工，接触矽尘，胸片显示对比标准片判定为圆形小阴影“r”，对比圆形小阴影“r”的密集度标准片，分布的肺区及密集度判定记录见表格，最高密集度在左上中肺及右中肺，为“3/＋”，判定总体密集度为“3”，分布的范围为6个肺区都有，且有小阴影聚集，根据X射线分级标准，结合粉尘接触史，诊断为“矽肺叁期”（图2.4.9）。

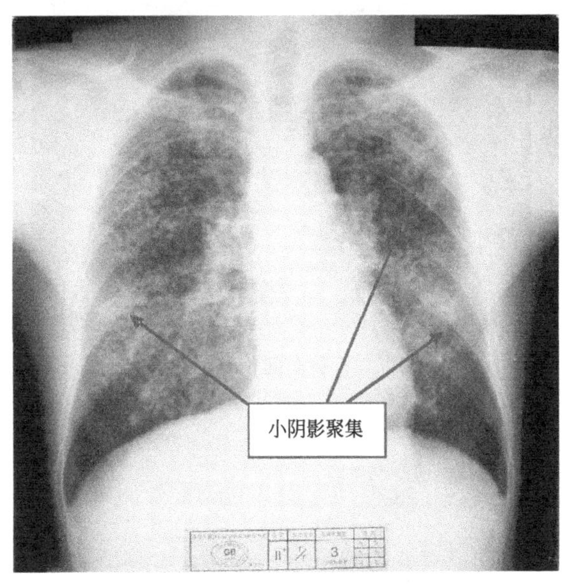

图2.4.9 金矿井下采掘工矽肺叁期

第二节 尘肺病的鉴别诊断

鉴别诊断是诊断任何疾病必不可少的步骤，尘肺病的X射线改变虽有特征性，但无特异性，临床上许多其他疾病同样可以出现类似尘肺病的X射线改变，如肺结核可出现类似尘肺小阴影的改变，肺肿瘤可出现类似尘肺大阴影的改变。而一个人接触粉尘后，并不是一定就会发生尘肺病，当X射线胸片上出现尘肺样改变时，必须鉴别是尘肺所致，还是其他疾病所致，可以通过询问患者病史和体格检查，结合职业史和既往健康监护资料，进行相关的实验室检查后，综合分析做出判断。虽然尘肺病的 X 射线改变无特异性，临床表现和其他实验室指标也无特异性，但临床很多其他疾病都有特异性的检验指标，所以进行这些指标的检查可帮助排除其他肺部类似疾病。

尘肺病人虽可有不同程度的呼吸系统症状和体征及某些实验室检查的异常，但均不具有明确的特异性，需与临床具有类似尘肺 X 射线表现的其他肺部疾病相鉴别，如肺结核、肺癌及其他各种弥漫性肺纤维化、结节病、含铁血红素沉着症等。

（一）肺结核病

肺结核病是结核分枝杆菌引起的一种慢性传染病，与尘肺病的关系十分密切，即是尘肺病需鉴别的疾病，同时也是尘肺病的常见并发症。肺结核病在临床上可以无症状，多经健康检查发现，为轻型结核，另一种是有明显的结核中毒症状和体征。

1. 临床表现

结核中毒症状包括疲乏无力，不同程度的发热、盗汗、心悸、食欲不振，一般以长期低热多见，可有咳嗽、咳痰、咯血、胸痛、呼吸困难等呼吸道症状；早期缺乏明显的体征，多数患者可触及浅表淋巴结，伴有渗出、胸膜增厚、胸腔积液时可出现相应体征。

2. X 射线及 CT 改变

可呈现多种影像：渗出性病变、增殖性病变、干酪性病变、纤维化及钙化性病变、空洞性病变、胸腔积液等，往往以一种性质的病变为主，各种性质病变混合存在。

图 2.4.10 血播型肺结核，胸片（A）为双侧肺野弥漫分布粟粒样结节影；CT 肺窗（B）见分布广泛，大小较均匀、密度一致的粟粒样阴影。

图 2.4.11 浸润型肺结核，CT 平扫肺窗（A）示右肺上叶可见多个斑片状高密度影；纵隔窗（B）见高密度钙化影，纵隔内未见

明显肿大淋巴结。

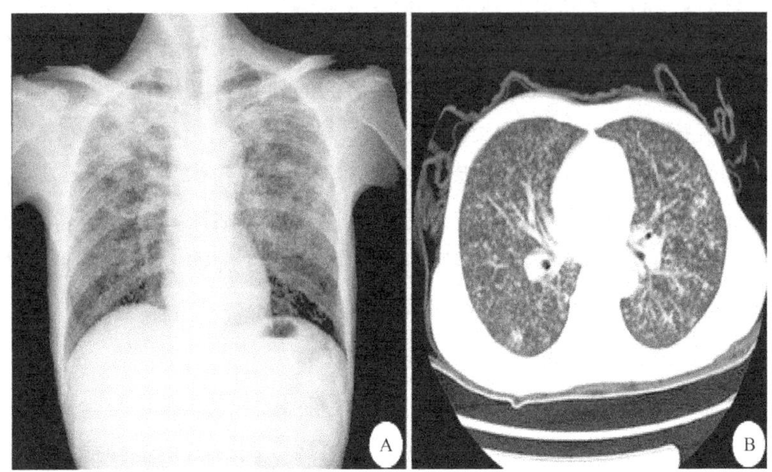

图 2.4.10　血播型肺结核

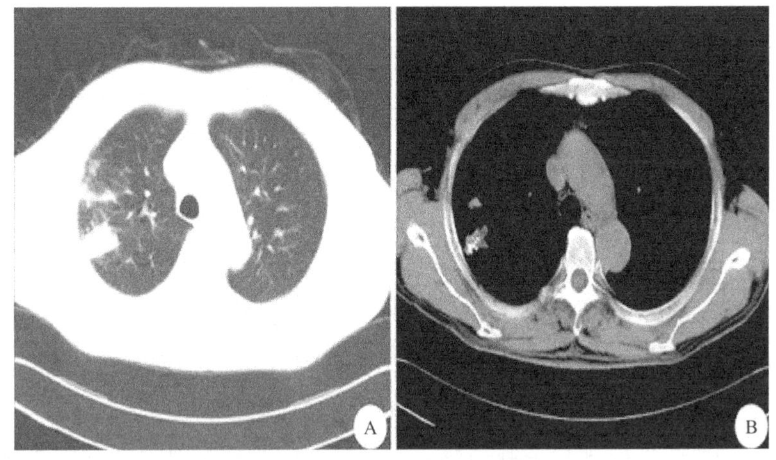

图 2.4.11　浸润型肺结核

图 2.4.12 肺结核球，胸片（C）可见左上肺单个类圆形阴影，周边无肺气肿症；CT 平扫肺窗（B）示左肺上叶尖后段可见一球形高密度影，边缘光滑，未见明显毛刺，病灶周围可见许多沿支气

管播散的小卫星灶；纵隔窗（A）示点状钙化。

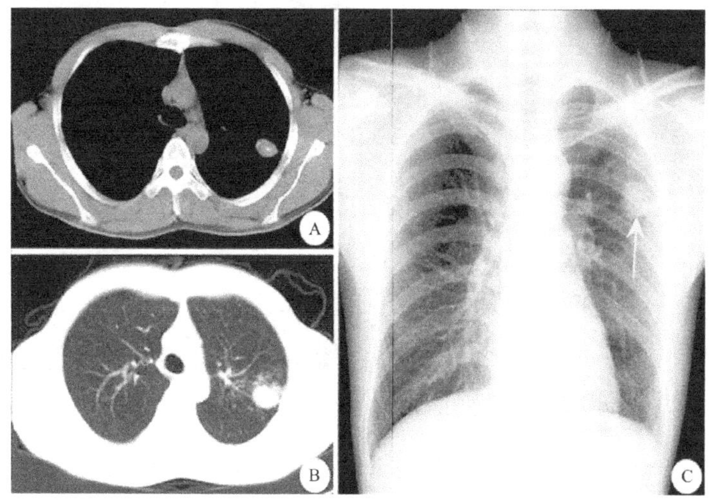

图 2.4.12 肺结核球

图 2.4.13 纤维空洞型肺结核，胸片（A）右肺上中野及左肺尖可见斑片状影，其内可见不规则低密度区及斑点状、索条状高密度影；CT 肺窗（B）右肺片状、斑片状影，其内可见薄壁空洞形成。

3. 实验室检查

痰菌阳性（涂片或培养）为结核感染和患病的直接证据，血沉增快（往往超过 30mm/h）表示病情进展活动，皮肤结核菌素试验（PPD）呈强阳性反应提示体内有活动性结核病灶，γ 干扰素释放试验和结核感染 T 细胞斑点试验具有较高的特异性和敏感性，有参考价值。

4. 与尘肺病的鉴别

在鉴别诊断方面，尘肺病与肺结核除鉴别胸部 X 射线上所见的病变是尘肺改变还是结核病变以外，还要鉴别尘肺是否合并结核。

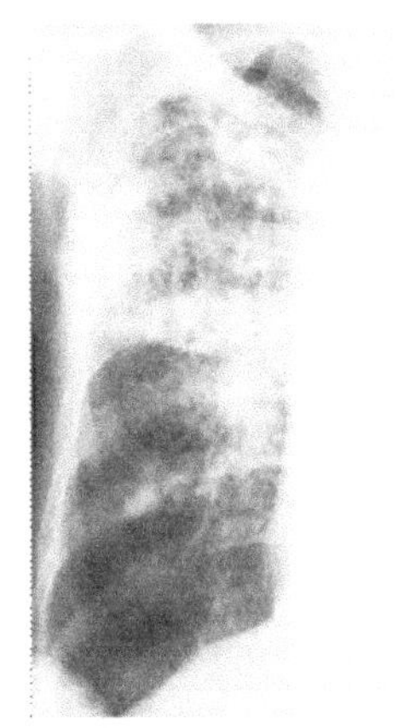
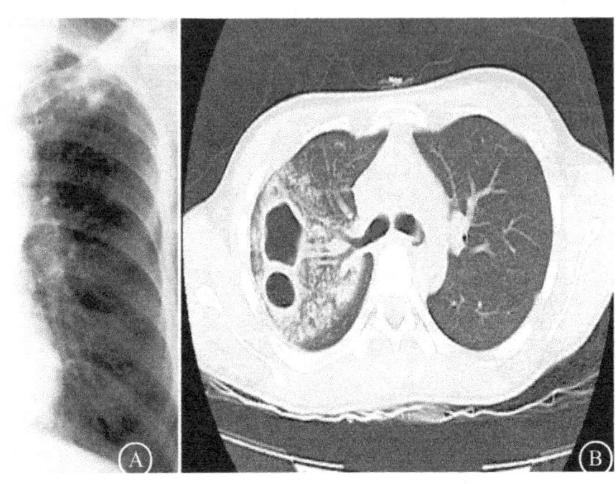

图 2.4.13　纤维空洞型肺结核

（1）血行播散型肺结核可分为急性、亚急性和慢性三种类型。急性起病急骤，结核中毒症状明显，X 射线可见两肺分布均匀，大小、密度一致的粟粒状小斑点状阴影，直径约 1～3mm，与尘肺相比粟粒阴影分布更为广泛，包括肺尖区、肋膈角处均有结节阴影分布，X 射线变化迅速，1～2 个月病灶可从无到全肺扩大，或经抗结核治疗 1～2 个月后，病灶减少及消失。而尘肺患者无全身结核中毒症状，粟粒结节多沿支气管分布，呈现两肺中内带较密集，周边教稀疏的分布不均，结节大小不等特征，病程较长，1 年内往往变化不明显。亚急性和慢性时临床症状较轻，X 射线可见双肺大小、密度不等的斑点状或片状阴影，部分边缘清晰，部分模糊，但无肺气肿、肺大泡、肺纹理扭曲、变形等尘肺病常见的 X 射线征象。

（2）继发型肺结核从病理和 X 射线形态特点上有渗出性、增生性、纤维干酪性、空洞性、结核球（瘤）等多种病变形态，常是多种形态并存，以某一种为主，多肺段分布，好发于上叶尖后段、下叶背段。继发型肺结核中常需与尘肺鉴别的是团块影与空洞这两种形态。

继发性肺结核形成的团块影，多以包裹性的干酪性或增殖性病变为主，一般为圆形或椭圆形，内可有钙化，周围可有卫星灶，多见于一侧。尘肺大阴影的大小一般长径超过 20mm，宽径超过 10mm，密度较高并较为均匀，大都呈对称性分布，形状多为椭圆形常呈纵轴排列，往往在肺的外带，周边伴有肺气肿影像。

继发性肺结核形成的空洞单发或多发，形态不一，多为薄壁、偏心空洞，周围有卫星病灶，也可有钙化，纤维索条阴影增多，与肺门呈垂柳现象，临床结核中毒症状明显，痰菌常阳性。单纯尘肺空洞较为少见，大都发生在上中肺野的大阴影中，空洞偏中心单发、直径小、厚壁，其他肺野有网状、圆形小阴影和不规则小阴影的改变。

（3）尘肺合并结核尘肺病人对结核易感，尘肺病人感染结核后能促进尘肺进展，同时尘肺也能促进结核恶化，在尘肺的基础上，如果并发的结核独立发展时，可不受尘肺的影响，保持其常有的形态和部位，但随着病情的发展，两者结合在一起时，改变了各自原有的特征，有时很难鉴别。合并结核的尘肺圆形小阴影较大，多在 5mm 左右，大小不等，边缘不清，分布不对称，短期内发生变化，与肺内其他圆形小阴影的发展不同步，尘肺病人团块状阴影发生空洞也常常是在尘肺的基础上合并肺结核的结果。

（二）肺癌

肺癌为原发于气管、支气管及肺的恶性肿瘤，在恶性肿瘤中的发病率和死亡率均位居前列。肺癌的病因复杂，研究表明发病与吸烟、职业因素、大气污染、室内微小环境的污染、慢性肺部疾病、营养状况、遗传因素等有关。职业性肿瘤致肺癌的职业因素有石棉、氯甲醚、双氯甲醚、砷、焦炉逸散物、六价铬化合物、毛沸石。

1. 临床表现

咳嗽为最常见症状，早期为刺激性咳嗽，合并感染时可有黏液脓痰，而肺泡癌病人常有的特点为咳大量黏液痰，其他常见咯血、胸痛等症状，肿瘤压迫气管时可有明显的呼吸困难，全身症状可有消瘦、乏力、食欲减退等。早期可无明显的阳性体征，肿瘤增大时可有气管移位，阻塞支气管则可产生肺不张体征，侵犯胸膜时可有胸水体征，当有转移时多表现为锁骨上、下、颈部和腋下淋巴结肿大，若转移至远处其他部位则引起相应的体征。

2. X 射线及 CT 检查

根据肿瘤的发生部位可分为中央型、周围型和弥漫型。中央型表现常见为向肺内突出的肺门肿块，侵犯肺实质时，边缘有切迹、分叶及毛刺，可合并阻塞性肺炎和肺不张。周围型肿瘤发生于段和段以下支气管，呈结节状、球形、淡片毛玻璃阴影，边缘也有切迹、分叶及毛刺。弥漫型多见于细支气管肺泡癌，在两肺形成广泛的结节性或浸润性病变。

图 2.4.14 中央型肺癌，胸片（A）显示右上叶肺门肿块伴上叶不张，形成“S”征；CT 肺窗（B）显示右上叶支气管狭窄和闭塞；CT 平扫纵隔窗（C）显示右上叶肿块和支气管闭塞；CT 增强纵隔窗（D）显示右上叶肿块不均匀轻度强化。

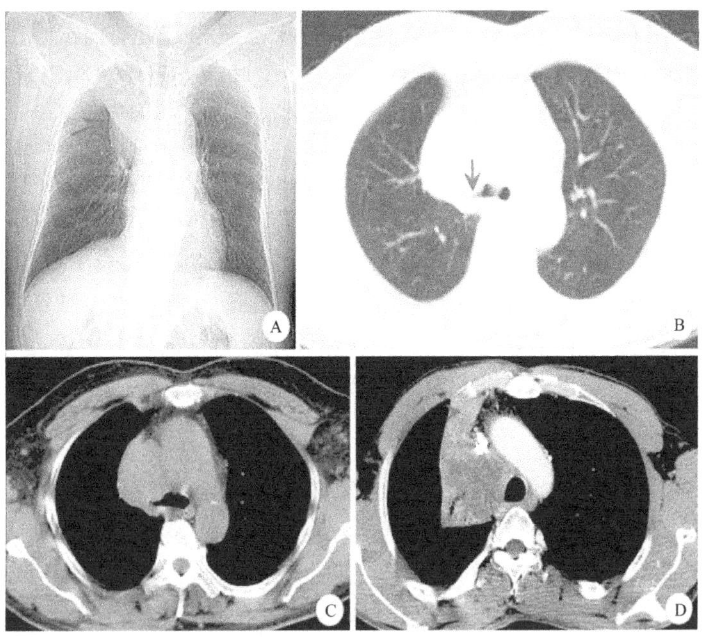

图 2.4.14　中央型肺癌

图 2.4.15 周围型肺癌，胸片（A）显示右下肺肿块，有分叶，远侧有阻塞性肺炎表现；CT 平扫肺窗（B）示左肺下叶前外段一孤立性肿块影，边缘毛糙，可见细小毛刺，其内有偏心性空洞。

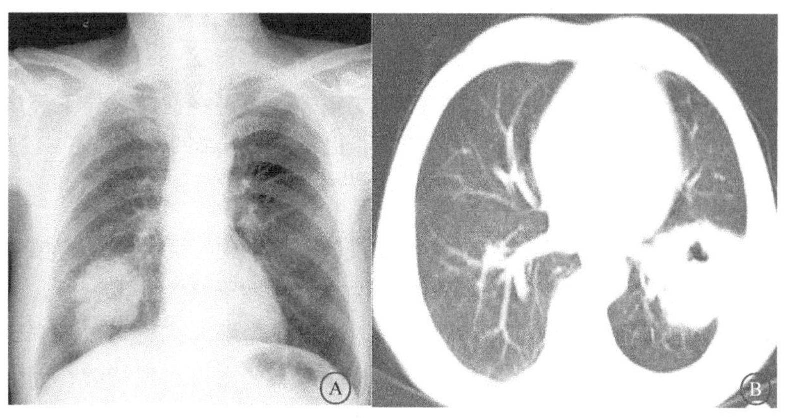

图 2.4.15　周围型肺癌

图 2.4.16 肺泡细胞癌，胸片（A）可见双肺可见弥漫性大小不等，边界不清的结节影；CT 肺窗像（B）示两肺弥漫分布结节影。

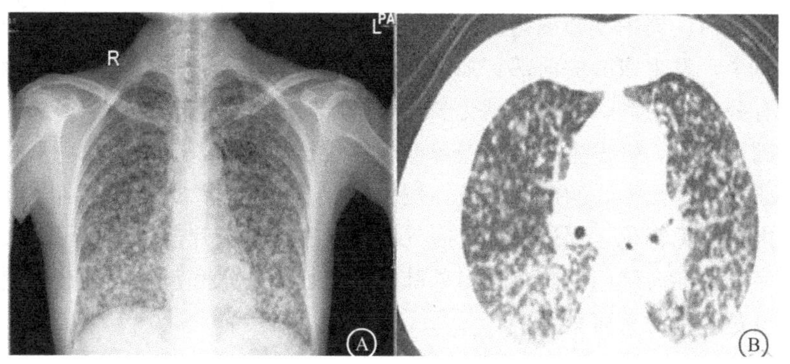

图 2.4.16　肺泡细胞癌

3. 实验室检查

（1）痰脱落细胞学检查取材方便，应多次送检以提高阳性率。

（2）胸水检查多呈血性，可找到肿瘤细胞。

（3）免疫学检查血和胸水中癌胚抗原（CEA）的测定，特别对腺癌的阳性率高。

（4）纤维支气管镜检查除直接观察病变外，尚可做活体组织检查。

（5）肺活体组织检查除通过纤支镜外，尚可在CT引导下经胸壁穿刺，经纵隔或开胸进行肺活检，以期作出病理学的诊断。

4. 与尘肺病的鉴别

肺癌病变进展快，临床症状多较严重，消瘦、无力明显。咳嗽在中央型肺癌较早出现，常以阵发性、刺激性干咳为首发症状，无痰或仅有少量的白色泡沫状黏液痰。咯血较尘肺时多见，以痰中带血为主，大咯血少见。如病变累及胸膜或胸壁则可出现持续、固定而剧烈的胸痛，此种胸痛性质在尘肺病时很少见到。在胸片上弥漫型肺癌应与尘肺病小阴影鉴别，肿瘤结节的大小多在1～5mm，密度均匀，轮廓清楚，有融合倾向，其在两肺内的分布常不对称和不均匀，在部分肺内病变较密集，当融合时病灶内有支气管空气征，尘肺时X射线的改变为肺野内小阴影的大小较一致，在肺内分布较均匀。周围型肺癌则要与尘肺中的大阴影区别，肺癌的肿块多为单个，发生在肺的前部，如上叶前段、中叶等处，呈类圆形，边缘有分叶、毛刺，肿块内钙化少见，尘肺时大阴影多是在小阴影的基础上产生，可发生于两侧或单侧，多位于肺后部，正位片上可呈长条状或香蕉形，与肋骨垂直，侧位片上多呈梭形，边缘无毛刺，其内常可见钙化，周边肺部可有气肿带，在动态胸片复查时，可见大阴影逐渐向肺门部收缩。另外肺癌时有血性胸水和痰中找到瘤细胞也是鉴别的重要根据。

（三）胸膜间皮瘤

胸膜间皮瘤为胸膜原发性肿瘤，是来源于脏层、壁层、纵隔或横膈四部分胸膜的肿瘤，有局限型（多为良性）和弥漫型（都是恶性）之分，大多数为恶性，少数为良性，50岁以上多见，发病率男性高于女性，男女之比约为 2∶1。流行病学的调查证明间皮瘤和石棉接触有密切关系，石棉工人的发病率高达 5%～7%。国际癌症研究机构（IARC）已将石棉定为环境致癌物。

1. 临床表现

局限型者可无明显不适或仅有胸痛、活动后气促，弥漫型者有较剧烈胸痛、气促、消瘦等，恶性弥漫型者病变进展迅速，临床症状较明显，病程后期可出现恶病质及呼吸衰竭，70%可有胸腔积液体征，通常锁骨上、腋下淋巴结和肺内多发转移。有石棉接触史者，其潜伏期可长达数十年之久。

2. X 射线及 CT 检查

孤立型间皮瘤表现为与胸壁连接、边缘清楚的孤立性圆形或椭圆形软组织的肿块，常规 X 射线检查摄后前位胸片和侧位片，以及在透视下旋转体位时能显示肿块与胸膜相连，采用 CT 或核共振（MRI）摄影检查则更具优越性。弥漫型者早期时表现为局限性胸膜增厚，常侵犯壁层胸膜并向膈肌延伸，致肋膈角消失，以后在胸壁上出现密度不等的结节，同时可伴有大量胸水，其中可出现大片胸膜增厚。恶性胸膜间皮瘤可侵犯邻近组织，导致纵隔固定，虽有大量胸水但并不出现纵隔移位。

图 2.4.17 胸膜间皮瘤，胸片（A）左侧可见与胸壁连接、边缘清楚的孤立性椭圆形软组织的肿块；CT 平扫纵隔窗（B）示右侧胸膜肿块影，肿块基底和圆心位于肺外，肿块与胸廓呈钝角。

3. 实验室检查

胸水可为黄色、鲜红血性或棕红陈旧血性，良性者多属黄色，细胞学检查多数找不到肿瘤细胞，但可见到大量间皮细胞。胸水中透明质酸含量高于 0.8mg/mL 有诊断意义。本病的诊断除根据 X 射线所见外，主要依靠胸腔镜检查、胸水检查和病理活检。

4. 与尘肺病的鉴别

石棉接触是发生间皮瘤的重要病因，因此必需详细询问患者的

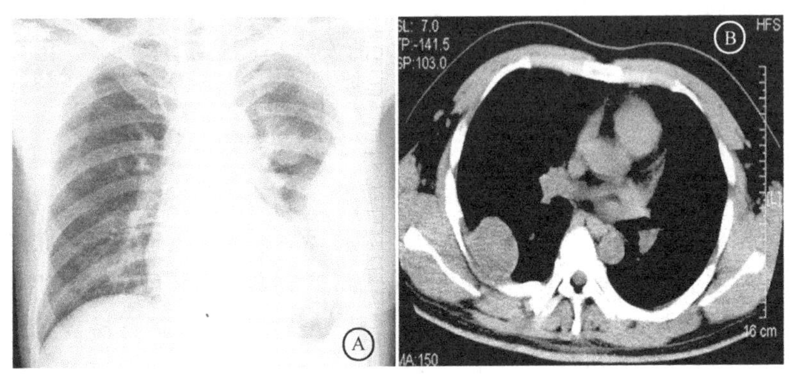

图 2.4.17　胸膜间皮瘤

石棉接触史。长期吸入石棉粉尘可引起石棉肺，石棉肺 X 射线表现为两肺有弥漫性不规则的小阴影，尤以两下肺为著，致使肺野透亮度降低，呈毛玻璃样改变，小阴影随病变进展、增粗加重，晚期可构成蓬发心和蜂窝肺的囊样改变伴弥漫性灶性肺气肿。石棉肺在肺内产生广泛病变的同时可产生胸膜肥厚和胸膜斑，此时需与间皮瘤相鉴别。石棉所致胸膜肥厚，特别是胸膜斑常具有钙化现象，不伴有胸腔积液，肺内和胸膜病变发展缓慢，这是与恶性间皮瘤的主要区别。在少数情况下有赖于病理活检才能作出确切诊断。

（四）特发性肺间质纤维化

特发性肺间质纤维化是一种特殊类型原因不明、发生于成人、慢性、进行性、纤维化性间质性肺炎。发病年龄多在中年以上，男女比约为 2∶1，儿童罕见，病变多局限于肺部，多数病例进展较快，2～6 年内死亡，少数慢性病例病程可长达 10 年以上。

1. 临床表现

本病起病隐袭，主要表现为干咳、进行性呼吸困难和缺氧表现，活动后明显。本病少有肺外器官受累，但可出现全身症状，如疲倦、关节痛及体重下降等，发热少见。早期肺部可无异常体征，晚期于两下肺闻爆裂音（velco 啰音），50％左右出现杵状指，易并发感染，晚期出现发绀，可发生肺动脉高压、肺心病、右心功能不全和呼吸衰竭等。

2. X 射线及 CT 改变

常表现为网状或网状结节影伴肺容积减小，随着病情的进展，可出现直径多在 3～15mm 的多发性囊状透光影（蜂窝肺）。病变多分布于基底部、周边部或胸膜下区，多为双侧弥漫性，相对对称，单侧分布少见。CT 病变多见于中下肺野周边部，常表现为网状和蜂窝肺，亦可见新月型影、胸膜下线状影和极少量毛玻璃影。在纤维化严重区域常有牵引性支气管和细支气管扩张，和（或）胸膜下蜂窝肺样改变。

图 2.4.18 特发性肺纤维化，胸片（A）可见广泛的细网状和索条状阴影；HRCT 肺窗（B）可见网状阴影、蜂窝样改变，牵引性支气管和细支气管扩张，斑片状毛玻璃样影。

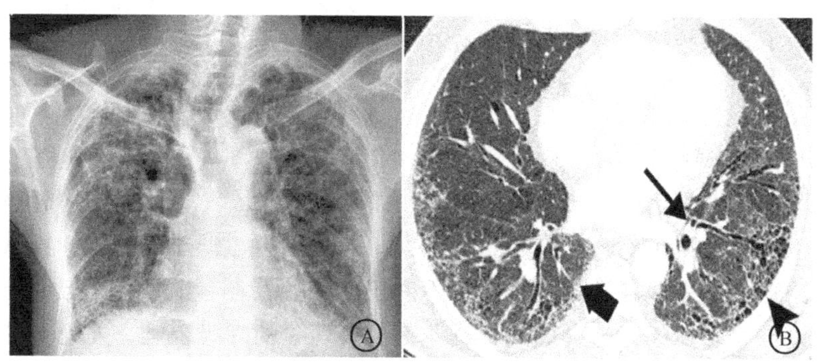

图 2.4.18 特发性肺纤维化

3. 实验室检查

约 40%患者血细胞抗核抗体及类风湿因子阳性，血沉增快，血中可发现冷凝免疫球蛋白。支气管肺泡灌洗液中中性粒细胞增多，嗜酸性粒细胞也可增加，IgG 含量增高。肺功能检查可见肺顺应性降低、弥散功能减退和限制性通气损害。

4. 与尘肺病的鉴别

本病无粉尘接触史是与尘肺病鉴别的关键，在肺部X射线征象方面则不具备特征性，与尘肺病的X射线表现较难鉴别，早期可呈毛玻璃样改变，有时可为模糊小斑片状阴影，主要是肺间质的炎性反应及肺泡渗出所致，在尘肺中则很少见到，胸片上发现团块样改变和肺门淋巴结蛋壳样钙化，则有利于尘肺的诊断。病变进展快，肺部有velco啰音、血细胞抗核抗体阳性、支气管肺泡灌洗液中中性粒细胞数明显增多，则有助于特发性肺间质纤维化病的诊断。如鉴别仍有困难，则应选择进行纤维支气管镜肺活检或CT引导下经皮穿刺肺活检，甚或开胸进行肺活检以获取标本，进行病理鉴定，如证实具有胶原结节，则可最终明确尘肺病的诊断。

（五）结节病

结节病是一种多系统受累的肉芽肿性疾病，可累及全身所有器官，肺和胸内淋巴结受累最为常见，其病理特征是一种非干酪性、类上皮细胞性肉芽肿。目前病因未明，可在任何年龄男女中发病，但以30～40岁者为多见，部分病例有自限性，大多预后良好。

1. 临床表现

早期临床症状较轻而胸部X射线异常明显，常见的症状有咳嗽、无痰或少痰，偶有少量血丝痰，可有乏力、低热、盗汗、食欲减退、体重减轻等，肺部体征不明显，部分患者有少量湿啰音或捻发音。晚期因广泛肺间质纤维化而出现明显的呼吸困难、发绀，甚至继发肺心病而出现右心衰竭体征。

2. X射线及CT改变

肺门、支气管旁、纵隔淋巴结肿大和肺部浸润影是主要的表现。典型的改变是双侧对称性肺门淋巴结明显肿大，呈土豆状，边界清晰，密度均匀，肺内病变多数为两侧弥漫性网状、网结节状、小结节状或片状阴影，后期可发展成肺间质纤维化或蜂窝肺。

图2.4.19结节病，胸片（A）可见双侧肺门增大，双侧气管

和非主动脉窗淋巴结伴钙化，肺内可见上叶为主的网状结节影扩展；增强 CT 纵隔肺窗（B）双侧肺门、纵隔内多发淋巴结肿大。

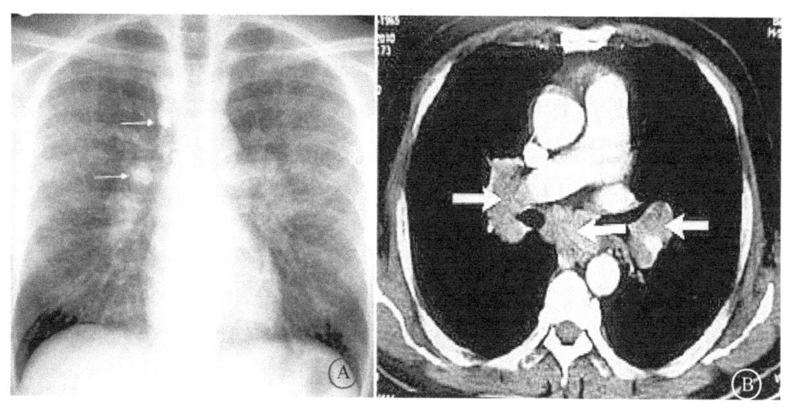

图 2.4.19 结节病

3. 实验室检查

活动期结节病的血清血管紧张素转化酶（SACE）增高。少数病人有高钙血症、高尿钙症。此外，血清γ球蛋白、血沉和碱性磷酸酶也可增加，但无特异性。支气管肺泡灌洗液中细胞总数增加，主要是 T 淋巴细胞增加，淋巴细胞亚群 CD4＋和 CD4＋/CD8＋增加。另外，Kveim 皮内试验阳性，而结核菌素皮内试验则为阴性或弱阳性。

4. 与尘肺病的鉴别

本病多见于年轻人，肺内病变通常伴有肺门淋巴结肿大且可自行消退。除胸部 X 射线改变外，可有浅表淋巴结（颈部、腋下）肿大、肝脾肿大，累及皮肤可见结节性红斑（多见于面颈部、肩部或四肢）、冻疮样狼疮、麻疹、丘疹等，眼部受累者可有虹膜睫状体炎、急性色素层炎、角膜-结膜炎等。血清 ACE 增高，Kviem 试验阳性而结核菌素试验阴性对确诊本病的帮助很大。皮质激素治疗的满意效果也是重要的佐证。极少数鉴别困难者，可进行浅表淋巴结（颈部、腋下或前斜角肌脂肪垫淋巴结）的组织活检或纤维支气管镜肺组织活检（TBLB），可获得满意的阳性结果。

（六）外源性过敏性肺泡炎

本病是因反复吸入有机粉尘或化学活性物质所引起的免疫介导的肺部疾病，其基本的病理组织学改变是早期肺间质、肺泡和终末细支气管的弥漫性单核细胞浸润，其后常出现肉芽肿，晚期可发展为肺间质纤维化。最常见病因是接触与吸入花粉、真菌孢子、饲料、谷物、鸽子粪，或与空调、加湿气的使用有关。

1. 临床表现

可分为急性、亚急性和慢性三种。急性型常在接触抗原后4～8h发病，可有发热、畏寒、咳嗽和呼吸困难，也可出现厌食、恶心和呕吐，肺部听诊有细中吸气相湿性啰音，哮鸣音不常见，脱离抗原之后，症状一般在几小时内改善，但完全恢复需几周，反复发作可致肺纤维化；亚急性者可隐袭发病，咳嗽和呼吸困难持续数日至数周，病情不断发展者需要住院治疗；慢性者进行性活动后呼吸困难、咳嗽、乏力和体重下降可达数月至数年。

2. X射线及CT改变

急性期典型的表现是双侧肺出现斑片状浸润影，阴影呈间质性或肺泡结节型改变。这些阴影通常是双侧和对称性分布，有些可表现为肺门模糊，经常易与急性肺水肿混淆。有些发病早期的病例胸部X射线表现可以完全正常；亚急性期表现为线样和小结节阴影，呈网状结节样改变，无纵隔或肺门淋巴结肿大，一般不伴有胸腔积液或胸膜增厚；慢性期主要表现为弥漫性肺间质纤维化，晚期可发展为“蜂窝肺”。

图2.4.20过敏性肺泡炎，胸片（A）双肺可见边缘不清的实变和弥漫的网结节影；CT肺窗（B）示片状毛玻璃样阴影。

3. 实验室检查

血常规示血白细胞数增高及核左移，但嗜酸粒细胞一般不增高。血清检查可有特异性的沉淀素抗体。皮肤试验 Arthus 反应呈阳性。支气管肺泡灌洗液中细胞总数增高，淋巴细胞明显增加，肥大细胞增加超过 1%，CD4+/CD8+比值降低，IgM 增高。

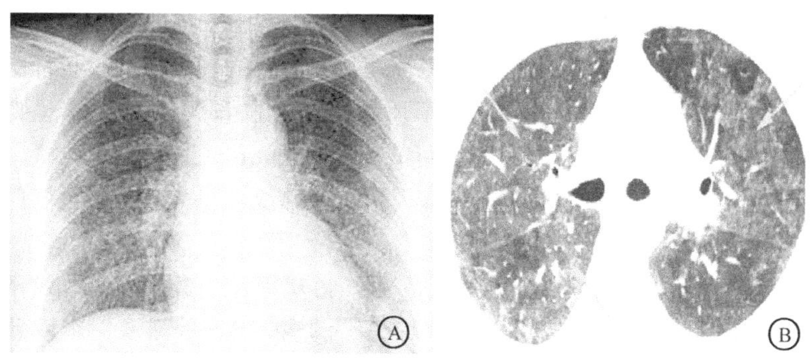

图 2.4.20 过敏性肺泡炎

4. 与尘肺病的鉴别

急性病例肺内小结节阴影，可经 4～6 周后逐渐消失；慢性病例产生肺纤维化改变，与尘肺病的 X 射线改变较难鉴别。若结合病史，发病前有有机粉尘接触史，起病时有发热、喘息性支气管炎表现则有利于本病的诊断。血清检查证实有特异性的沉淀素抗体为确诊本病的有力佐证。

（七）肺含铁血黄素沉着症

肺含铁血黄素沉着症包括特发性和继发性两种。前者是指原因不明的间歇性、弥漫性肺泡出血性疾病，其特点为肺泡毛细血管反复出血，渗出的血液溶血后，其中珠蛋白部分被吸收，而含铁血黄素沉着于肺组织。后者系指心脏疾患引起肺淤血（如二尖瓣狭窄）及其后的含铁血黄素沉积或者结缔组织病引起肺血管炎及出血，血液系统疾患引起的肺内出血等病症。

1. 临床表现

特发性肺含铁血黄素沉着症的主要特征为肺毛细血管反复出血，临床表现为咳嗽、咯痰中带血或小量咯血，伴气短、乏力，体检面色苍白、发绀、肺部可闻干、湿性啰音。

2. X射线及CT改变

为两肺中、下野内带有散在的边缘不太清楚的融合性斑点状阴影（梨形），也可呈片状或云絮状阴影。肺出血停止的缓解期，肺内阴影可在数周内有所消退。慢性病例在肺门周围可出现少量纤维索条状阴影。继发于二尖瓣狭窄所致的肺淤血者胸部X射线呈典型的二尖瓣狭窄的心影，肺内可有直径1～3mm大小的粟粒状阴影，密度可高可低，多密集于肺门附近，肺纹理粗大，走行呈肺门向外带分布，肺淋巴结多肿大。

图2.4.21肺含铁血黄素沉着症，胸片（A）双肺可见边缘不清、密度浓淡不一的云絮状阴影；CT肺窗（B）示弥漫性细网状及毛玻璃样改变。

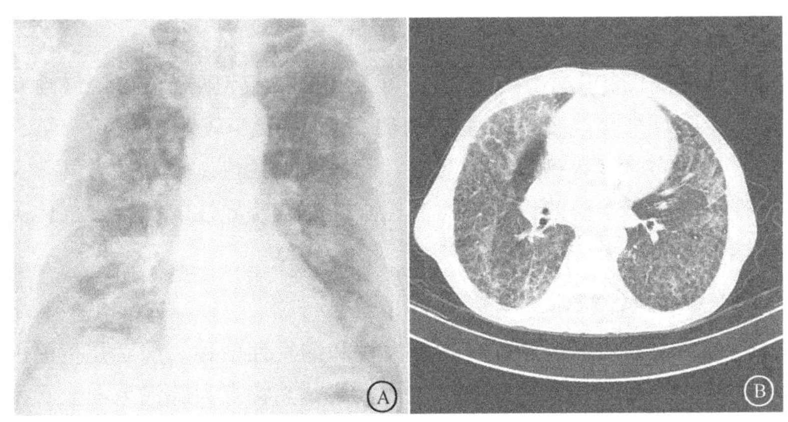

图2.4.21 肺含铁血黄素沉着症

图2.4.22二尖瓣狭窄，左心房明显增大，肺动脉段突出，肺淤血改变。

3. 实验室检查

有贫血、血红蛋白减低，但出凝血时间正常。痰和胃液中可查出含铁血黄素细胞。

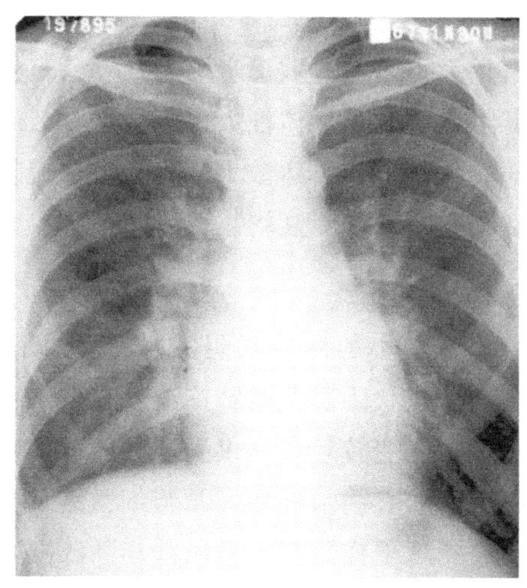

图 2.4.22 二尖瓣狭窄

4. 与尘肺病的鉴别

特发性者主要见于小儿时期，继发性者具有风湿性心脏病病史和反复发生的心力衰竭是本病的特点和发生基础。二尖瓣狭窄肺淤血的胸部 X 射线特点是肺内结节阴影大小不等，密度可高可低，且密集于肺门周围，心影呈典型的二尖瓣形。特发性患者肺内病变于缓解期可有所消退或变异。痰和胃液中检出含铁血黄素细胞有助于确诊。尘肺病本身无咳血及反复心衰史，晚期病人可发生心力衰竭，肺内可出现肺淤血的 X 射线征象，但很少产生含铁血黄素沉着。

（八）肺泡微石症

肺泡微石症是指肺泡内存在弥漫性分布的含钙、磷的细微结石。本病病因未明，发病缓慢，可长达数十年，于 30～50 岁较多见，男女发病率无明显差别，但一般认为大多数患者可能自幼年时就开始发病，临床上比较少见，有家族高发倾向，与遗传有关。两肺无数细小结石位于肺泡腔内为其特点，患者常无症状或症状轻微，多在胸部 X 射线检查时发现。

1. 临床表现

多数患者自觉无不适，少数患者可有活动后气短、胸闷、干咳或咳少量黏痰，咯血者罕见。体征大多无异常，或呼吸音略低，偶闻干啰音。本病病程较长，可达数十年，晚期因慢性缺氧和肺部反复感染，可并发肺心病、呼吸衰竭。

2. X 射线及 CT 改变

基本表现为非常细小的沙粒状阴影，直径约 1.0mm，轮廓很清楚，密度很高。沙粒状阴影呈两肺广泛分布，病变发展的程度不同而数目多少不等，病变较轻者，仅表现为两肺散在分布的微小结节，容易导致误诊，随着病情进展，两肺细微结节密集，尤以中下肺野为著，可出现“鱼子样”或“暴风沙样”改变，即病变从上至下肺野逐渐密集，尤以两肺底呈致密影像，心缘及膈面模糊不清，但肺尖及锁骨下区相对透亮。病情较重者，呈“白肺样”表现或肺野与纵隔密度对比“镜像”改变，肺组织、纵隔及肋骨完全被掩盖。

图 2.4.23 肺泡微石症，双肺满布细小砂粒状阴影。

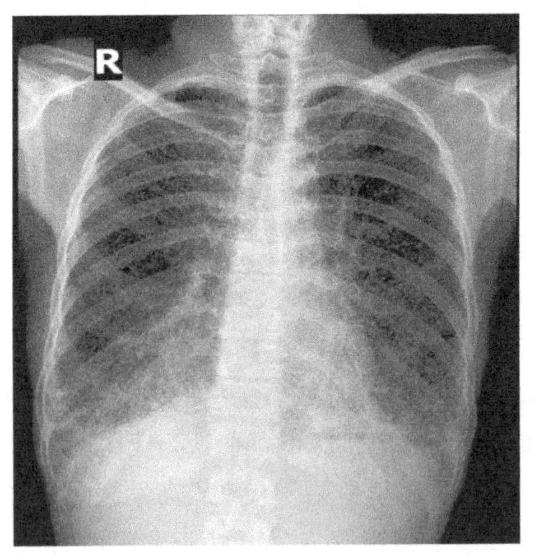

图 2.4.23　肺泡微石症

3. 实验室检查

肺功能示限制性通气功能损害，弥散功能降低，动脉血氧分压下降。

4. 与尘肺病的鉴别

胸部X射线的主要鉴别，在于尘肺时结节的形成往往伴有纹理的改变（致密、增多、网状纹理、纹理扭曲变形）。尘肺的结节阴影较大，但密度较本病时肺内的砂粒状阴影低，尘肺还有大块纤维化形成。支气管肺泡灌洗液沉淀物在高倍显微镜下可见大量磷酸钙结晶，是提示本病的重要证据。另外经纤维支气管镜作肺活体组织检查，阳性率也很高。

（九）肺真菌病

由真菌引起的肺部疾病，主要指肺和支气管的真菌性炎症或相关病变（寄生、过敏或毒素中毒），也可累及胸膜或纵隔。真菌的种类很多，常见的呼吸道致病真菌有放线状菌、奴卡氏菌、白色念珠菌、曲霉菌、隐球菌、组织胞浆菌等，多数真菌为条件致病菌。近十几年来由于广谱抗生素、免疫抑制剂、激素等大量使用，肺部真菌感染日益增多。

1. 临床表现

无特异性，症状较多，且具多样性，常见高热、咳嗽、咯痰、咯血等类似肺炎症状，也可有低热、盗汗、痰中带血等类似于肺结核的表现。

2. X射线及CT所见

感染的真菌种类不同而有不同的表现。双侧可出现散在多发的粟粒样结节影，轮廓模糊，分布不匀，肺尖及外带少见。肺纹理可增粗伴大小不等斑片状或大片状阴影，一般空洞阴影少见。组织胞浆菌引起的肺部病变可产生空洞。有时可有单侧或双侧胸腔积液，一般为少量或中等量。

图2.4.24肺毛霉菌病，胸片（A）两肺渗出性改变伴右上肺

实变；CT 肺窗（B）示多发渗出性阴影。

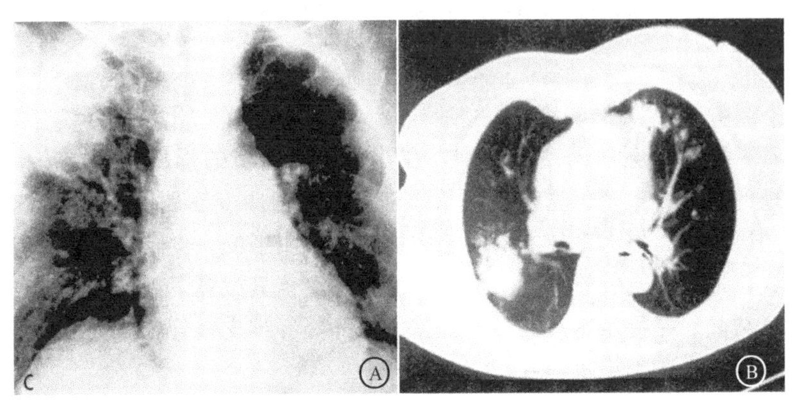

图 2.4.24　肺毛霉菌病

图 2.4.25 肺曲霉菌病，CT 肺窗（A、B）可见肺内球形病灶与洞壁之间形成的新月形透亮影称为“空气新月征”，随着体位的变动，空气新月征始终位于上方，为曲霉菌球的特异征象。

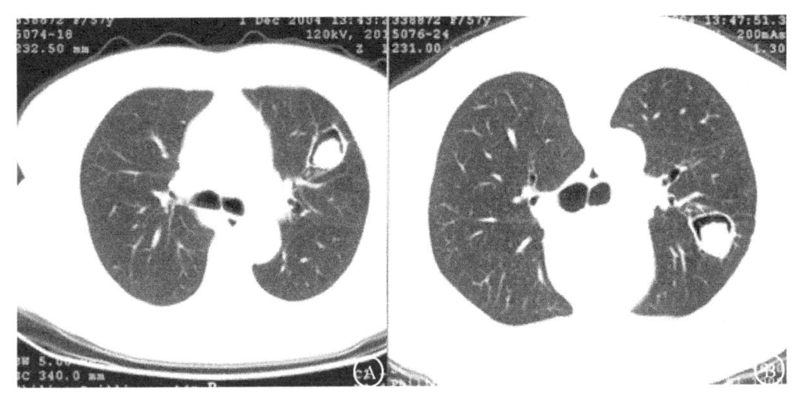

图 2.4.25　肺曲霉菌病

3. 实验室检查

痰标本、支气管肺泡灌洗液发现菌丝；真菌培养阳性；乳胶凝集法检测隐球菌荚膜多糖抗原呈阳性结果；血清 1,3-a-D-葡聚糖抗原检测（G 试验）、血清半乳甘露聚糖抗原检测（GM 试验）连续 2 次阳性。

4. 与尘肺病鉴别

肺真菌病临床症状多，发热常见，有长期应用激素、抗生素、免疫抑制剂史。胸部 X 射线不伴肺气肿改变，结节阴影分布不匀，密度深浅不一。痰涂片可见芽孢和菌丝，培养可鉴定真菌的菌种。抗真菌药物氟康唑、酮康唑等有良好疗效。

（十）肺泡蛋白沉积症

肺泡蛋白沉积症是一种病因及发病机制尚未明确的肺部少见疾病，百万人发病率约为 0.36，百万人患病率约为 3.7，男性多于女性，特征是肺泡和远端小气道内充满大量过碘酸雪夫染色阳性的磷脂蛋白样表面活性物质沉积，致使肺的通气和换气功能受到严重影响。

1. 临床表现

发病多隐袭，典型症状为活动后气急，进行性加重，以后进展至休息时亦感气急，咳白色或黄色痰、乏力、消瘦，有肺下部湿啰音，晚期可出现紫绀及杵状指。

2. X 射线及 CT 所见

表现为双肺弥漫性阴影，常对称，呈结节状、羽毛状、网状，边缘模糊，呈融合趋势。以肺门区和肺底部较重，典型者自肺门向外放射，呈蝶翼样分布。胸部 CT 尤其是 HRCT 呈毛玻璃和（或）网格状及斑片状阴影，可以对称或不对称，有时可见支气管充气征。病变与周围肺组织间常有明显的界限且边界不规则，形成较特征性的“地图样”改变，或见毛玻璃影及肺泡实变影与小叶间隔增厚交织形成“铺路石样”改变。

图 2.4.26 肺泡蛋白沉积症，胸片（A）双肺弥漫性病变，肺门区和肺底部明显，呈蝶翼样分布；CT 肺窗（B）示不对称的地图样毛玻璃斑片状影。

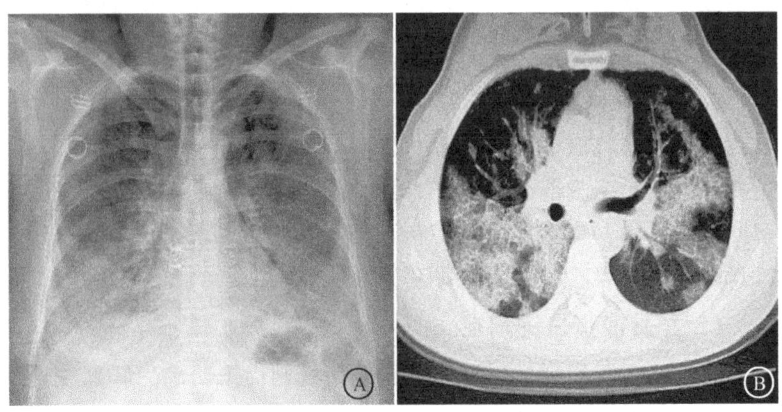

图 2.4.26 肺泡蛋白沉积症

3. 实验室检查

确诊主要靠病理诊断，经胸腔镜或支气管肺活检（TBLB）获取肺组织或支气管灌洗液 PAS 染色阳性。典型的支气管灌洗液呈牛奶样乳液，PAS 染色阳性。

4. 与尘肺病鉴别

一般无明确粉尘接触史；X 射线胸片改变以斑片状、模糊结节影为主；典型灌洗液表现为“牛奶”状或“米汤”样；灌洗液或活检 PAS 染色阳性为金标准。

第五章

尘肺病的治疗

第一节　尘肺病的治疗原则

尘肺病一旦经过确诊后，应当及时调离接尘工作岗位，脱离粉尘接触，同时予以戒烟。尘肺病是一种可以治疗的疾病，虽然目前不能治愈，不能使纤维化病灶逆转，但是可以控制和延缓病情进展。现阶段主要治疗手段是对症支持治疗、抗肺纤维化治疗、肺灌洗治疗以及肺康复治疗，并积极预防和治疗并发症，改善患者症状，延缓病情进展，从而提高患者的生命质量。

第二节　尘肺病的主要治疗对策

一、对症支持治疗

尘肺病患者的临床症状主要是咳嗽、咳痰、胸闷气促、胸痛、咳血等，根据其不同的症状予以止咳化痰、平喘、缓解胸闷胸痛症状等不同的对症治疗。

（一）止咳

尘肺病一般咳嗽多不剧烈，但出现感染、结核等疾病时，咳嗽明显加重。治疗上予以镇咳、祛痰药物，镇咳药有中枢性和外周性两大类，中枢性镇咳药直接抑制延脑咳嗽中枢而发挥作用，适用于干咳患者，外周性镇咳药抑制咳嗽反射感受器以及效应器而发挥作用。但是要注意，在使用镇咳药的同时不损害清除痰液的反射机制，而麻醉性镇咳药可抑制纤毛运动影响痰液排出，并且有依赖性，不可久用。在选择药物的时候要了解药物镇咳作用的强弱，高龄老人和咳嗽能力较弱的患者慎用强效镇咳剂。常用的止咳药物有可待因、右美沙芬、那可丁等，还有克咳片、强力枇杷露、急支糖浆、蜜炼川贝枇杷膏等中成止咳药。

1. 可待因

镇咳作用强而迅速的中枢性镇咳药，但有成瘾性和依赖性，主要用于剧烈干咳和刺激性咳嗽，禁用于痰多的患者。

2. 右美沙芬

属于中枢性镇咳药，是目前临床上应用最广的镇咳药，作用与可待因相似，但无成瘾性和镇痛作用。适用于痰量少或无痰的咳嗽，痰多者不宜使用。

3. 那可丁

属于外周性镇咳药，为阿片所含的异喹啉类生物碱，作用与可待因相当，但无依赖性，适用于不同原因引起的咳嗽。

（二）祛痰

尘肺病患者多为白色稀薄痰，痰量不多，如合并呼吸系统感染，可出现痰量明显增多。祛痰药物种类很多，其中黏液溶解剂因祛痰效果好，不良反应少，在临床上使用广泛。常用的祛痰药物如下。

1. 蛋白分解酶

使糖蛋白的蛋白质部分裂解，直接使痰液黏稠度降低。糜蛋白酶是最常用的一种蛋白分解剂，能使痰液稀释，雾化吸入治疗，由于治疗中存在过敏反应的风险，目前临床应用逐渐减少，严重肝脏疾患及凝血功能异常者禁用。舍雷肽酶，需要稀释后雾化吸入，不便临床应用，目前应用少。

2. 酸性糖蛋白溶解剂

这类药物可使痰液中的酸性糖蛋白的纤维裂解，从而降低痰液黏稠度，代表性的药物是链激酶、溴己新及氨溴索等。

(1) 溴己新又称必嗽平，作用于分泌细胞内的黏液形成阶段，破坏类黏蛋白的酸性黏多糖结构。溴己新对胃黏膜具有刺激性，可引起恶心、胃部不适等不良反应，故溃疡病患者慎用。此外，偶尔可以引起转氨酶短时升高。

(2) 氨溴索可以增加浆液腺分泌，调节支气管腺体分泌，从而降低痰液黏稠度，还可刺激Ⅱ型肺泡上皮细胞分泌表面活性物质，促进支气管上皮修复，改善纤毛上皮黏液层的转运功能，增加抗菌药物的局部渗透性，副作用偶见轻微胃肠道反应和皮疹。

3. 二硫键裂解剂

此类药物通过巯基与黏蛋白的二硫键互换作用使黏蛋白分子裂解，同时对脱氧核糖核酸纤维有一定裂解作用，从而降低痰液的黏稠度，代表性药物有乙酰半胱氨酸、羧甲基半胱氨酸，这类药物还有抗炎性损伤和抗脂质过氧化作用。

(1) 乙酰半胱氨酸 *N*-乙酰半胱氨酸，有片剂、颗粒剂、泡腾片等剂型，对胃肠道和呼吸道有刺激性，可引起恶心、呕吐和呛咳等，有时会导致支气管痉挛，所以，支气管哮喘患者应慎用这类药物。

(2) 羧甲司坦作用与乙酰半胱氨酸相似，不良反应相对较少，用于多种疾病引起的痰液黏稠及咳痰困难。

(3) 厄多司坦其结构中含有封闭的巯基，在体内可被代谢成为具有活性的游离巯基衍生物而发挥作用，同样具有黏液调节和黏液溶解作用，并能明显提高抗菌药物的局部浓度，增加抗菌活性及局部作用。

4. 其他祛痰药物

挥发性植物油也是祛痰药物的一类，代表性药物为稀化黏素，系桃金娘科树叶的标准提取物，又称桃金娘油。其可通过促进纤毛运动，加快黏液运送，促进排痰，同时一定抗炎和杀菌作用。

（三）平喘

平喘药物是通过抗炎、扩张支气管等手段减轻气道高反应性炎症损伤，主要药物有磷酸二酯酶抑制剂（茶碱、氨茶碱、多索茶碱、罗氟司特）、肾上腺素 β_2 受体激动剂（沙丁胺醇、沙美特罗、福莫特罗抗胆碱药），抗胆碱药（异丙托溴铵、噻托溴铵）等。

1. β_2 受体激动剂

主要通过刺激 β_2 肾上腺素受体，增加环腺苷酸（c-AMP），使气道平滑肌放松。不良反应较少，主要有肌肉震颤、窦性心动过速等。有短效（SABA）和长效（LABA）两种 β_2 受体激动剂。

（1）短效 β_2 受体激动剂可口服、气雾吸入、雾化吸入或静脉滴注多途径用药，具有明显的支气管扩张作用。沙丁胺醇气雾剂含0.2%沙丁胺醇，每次吸入100～200μg（喷吸1～2次），每日3～4次，吸入后5min起效，10～15min出现最大疗效，作用维持时间4～5h。特布他林支气管扩张作用比沙丁胺醇稍弱，气雾吸入0.5mg疗效与沙丁胺醇0.25mg相当。一般每次吸入0.25～0.5mg，每日3～4次。

（2）长效 β_2 受体激动剂具有明显的支气管扩张、抗炎和降低血管通透性的作用，一次剂量支气管扩张作用可持续12h，每日2次。沙美特罗、气雾剂或碟剂装置给药，每次吸入50μg，30min起效。福莫特罗，吸入装置给药，每次吸入12μg，吸入后2min起效。

2. 茶碱类药物

具有相对弱的支气管扩张作用，同时有抗炎及免疫调节作用。因茶碱有效血药浓度与其发生毒副作用的浓度十分接近，治疗窗较窄，且不同病期、病情程度不同的患者，其有效剂量亦存在很大的差异，因此有条件的情况下，建议检测茶碱类药物血药浓度，指导临床调整剂量。

（1）氨茶碱是茶碱与乙二胺形成的复盐药物，有口服和静脉给药两种制剂。口服后易引起胃肠道反应，宜饭后服用或选择肠溶片剂。静脉用药应控制速度，以免产生严重不良反应。

（2）二羟丙茶碱扩张支气管作用比氨茶碱弱，心脏副作用也很轻。

（3）多索茶碱支气管扩张作用是氨茶碱的 10～15 倍，且有镇咳作用，但无茶碱的中枢和胃肠道不良反应，亦无药物依赖性。

（4）茶碱缓释片、茶碱控释片在胃肠道中缓慢均匀地释放，吸收后血药浓度平稳、毒副作用小、药效时间长、生物利用度高。本品一次性给药能稳定和维持有效血药浓度达 12 h 以上，延长了给药时间间隔，减少了给药次数，方便服用药物。

3. 抗胆碱能药物

通过阻滞乙酰胆碱与位于呼吸道平滑肌、气道黏膜下腺体的胆碱能 M3 受体结合，发挥松弛支气管平滑肌、抑制腺体分泌的作用。因气道黏膜对该类药物吸收较少，故全身性副作用少。少数病人出现口干，咽部刺激感，恶心和咳嗽。青光眼和前列腺肥大患者宜慎用。

（1）短效抗胆碱能药物（SAMA），异丙托溴铵。口服不易吸收，一般采用气雾或雾化吸入，5min 起效，30～60min 达最大作用，维持 4～6h，气雾吸入每次 40～80μg，每日 4 次。雾化溶液吸入，每次 0.5～1mg，每天 3～4 次。

（2）长效抗胆碱能药物（LAMA），噻托溴铵。与异丙托溴铵相比，支气管舒张作用更强，维持时间更长。干粉或软雾吸入，一天 1 次给药，作用持续 15h 以上，干粉每次吸入 18μg，软雾每次吸入 5μg。

（四）止痛

尘肺病人的胸痛多为局部胸部的隐痛，一般情况下可不做特殊治疗，如果胸痛较剧，可适当予以弱止痛作用类药物止痛治疗，常用的止痛药物有：罗痛定、双氯芬酸钠等，临床上观察到汉防己甲素片可以缓解尘肺病患者的胸痛症状。

（五）止血

尘肺病自身由于大块纤维化病灶的溶解破裂损及小血管可以出现咯血，或者咳嗽剧烈时小血管破裂而出现咳血，但咯血量少，一般为自限性的，可以根据咯血量的多少来决定是否需要止血治疗，常用的止血药有：止血芳酸、氨基己酸、血凝酶等。如果患者咳血量较大，应考虑结核、支气管扩张等疾病。

（六）改善肺循环

尘肺病患者肺纤维化及缺氧均易导致肺部血管痉挛甚至破坏，适当选用改善肺循环药可改善全身供血供氧，提高药物疗效，降低肺动脉高压及肺心病的发生。

（七）提高机体免疫力

尘肺患者防御机制受损，长期慢性的病程导致抵抗力下降，易出现感冒、肺部感染等并发症，如果经常反复发生感冒和肺炎的患者，可接种流感疫苗、多价肺炎疫苗及使用增强抵抗力类药物，减少并发症的发生和反复住院的次数。

（八）营养支持

体质瘦弱、病情重、进食差患者，可适当予以营养支持治疗，主要调整饮食习惯和食谱，给予足够的热卡外，考虑碳水化合物、脂肪和蛋白质的适当配比，同时考虑补充适当足够的维生素和微量元素。

（九）中医中药

包括各种中成药、汤、针灸、敷贴等，可起到补中益气、促进肺功能康复的作用。

二、抗肺纤维化治疗

由于粉尘致肺纤维化的确切机制至今尚不清楚，并且缺乏定义肺纤维化进程的特征性指标，因此至今未能研制出尘肺病治疗方面有突破性疗效的药物，临床上应用的抗肺纤维化药物尚未在尘肺病中应用和观察。

(一) 吡非尼酮

吡非尼酮已作为抗肺纤维化药物在多个国家上市，其通过缓解成纤维细胞增殖、抑制瘤坏死因子（TNF-α）及转化生长因子（TGF-β）等炎症因子，够清除自由基、抑制脂质过氧化和减轻氧化应激，发挥抗氧化作用，兼具抗炎、抗纤维化等多重作用，减少机体氧化应激。吡非尼酮在特发性肺纤维化（IPF）治疗中显示可延缓用力呼气肺活量下降速率，可能在一定程度上降低病死率，推荐轻到中度肺功能障碍的 IPF 患者应用。

(二) 盐酸替洛肟

盐酸替洛肟（分子式 $C_{25}H_{34}N_2O_3 \cdot 2HCl$）是自原料芴生成 2,7-双磺酸芴钾盐提取而得，可诱生干扰素，实验研究认为对矽肺具有抑制磷脂增长、抑制 AM 吞噬二氧化硅颗粒时产生的化学发光量，从而有抑制肺纤维化作用。I 期临床试验研究结果表明受试者对盐酸替洛肟片有较好的耐受性和较高的安全性。

以上二种药物都已批准进行治疗矽肺Ⅱ期临床试验，目前正在启动或开展中，尘肺肺纤维化应用吡非尼酮和盐酸替洛肟治疗的效果，有待临床试验结果报告后提供临床研究证据。

(三) 尼达尼布

尼达尼布是一种多靶点络氨酸激酶抑制剂，能够抑制血小板衍化生长因子受体、血管内皮生长因子受体及成纤维细胞生长因子受体，可下调细胞外基质蛋白、纤维连接蛋白、胶原蛋白的表达，缓解肺纤维化的过程。至于尼达尼布能否抗尘肺肺纤维化，还有待临床进一步观察研究。

三、延缓或阻止肺纤维化治疗

1. 肺灌洗

肺灌洗治疗可物理性清除肺泡腔内残留的粉尘、吞尘肺巨噬细胞和致炎、致纤维化因子等有害的物质，阻止肺纤维化进一步加重，延缓病情进展，肺灌洗后的患者还可通过咳嗽反射排痰而廓清肺内痰栓粉尘及上皮脱落细胞坏变巨噬细胞等异物，有疏通气道、逆转气道痉挛，短期内有明显的改善临床症状的效果。但没有证据表明肺灌洗对改善肺功能，特别是对肺纤维化有明确的治疗效果，同时肺灌洗有一定的风险和并发症，因此，应该严格掌握肺灌洗的适应证和禁忌证，权衡利弊。肺灌洗治疗分为支气管肺泡灌洗和大容量全肺灌洗。大容量全肺灌洗需在全麻下进行，术中及术后可并发低氧血症、心律失常、肺不张、支气管痉挛、肺感染等，必须严密观察，及时发现并急救治疗。为了减少以上风险和并发症的发生，术前完善相关检查，护士应向患者介绍纤维支气管镜插管过程及配合要点，操作者手法要轻巧、熟练，治疗时应严格无菌操作，灌洗时尽量减少肺内残留量。

图 2.5.1～图 2.5.4 为几类尘肺患者（煤工、矽、滑石粉、电焊工）灌洗液。

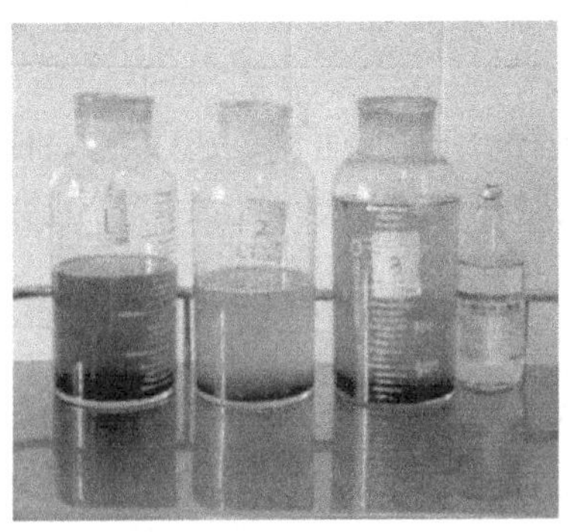

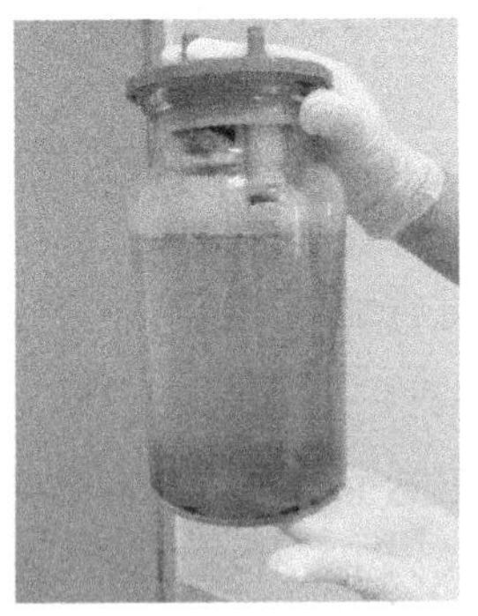

图 2.5.1　煤工尘肺患者灌洗液

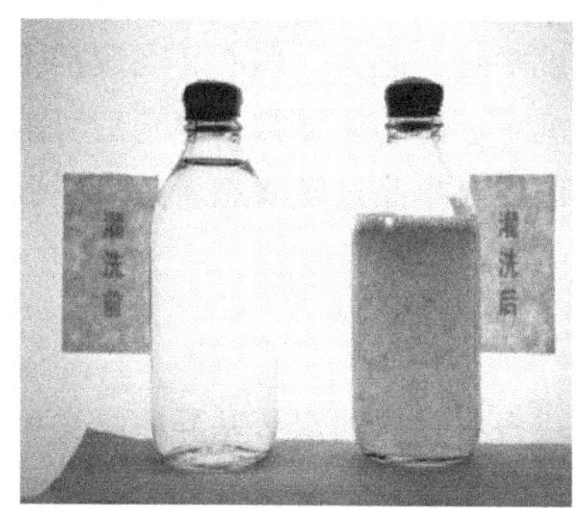

图 2.5.2　矽肺患者灌洗液

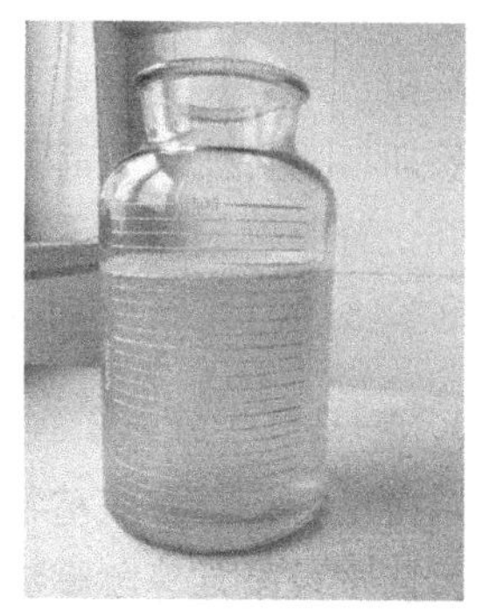

图 2.5.3　滑石粉尘肺患者灌洗液

2. 汉防己甲素

汉防己甲素是从防己科植物粉防己根中提取的双苄基异喹啉类生物碱之一，是我国 20 世纪 70 年代研制出的抗矽肺病中成药。它是一种非选择性的钙通道阻滞剂，阻滞 Ca^{2+} 通道及降低钙调蛋白（Calmodulin，CaM）活性，胞浆内游离 Ca^{2+} 可通过与其受体蛋白-钙调蛋白结合形成第二信使复合体，降低细胞内 c-AMP 的水平，而 c-AMP 水平的降低可增加细胞内胶原基因的表达，且可抑制胶原酶的活性。汉防己甲素能直接或间接地抑制胶原基因的转录，从而抑制细胞增殖、降低胶原合成，减少病变组织中胶原蛋白的合成，抑制矽肺病变中胶原蛋白的合成以及成纤维细胞的增殖，使细胞的微管解聚，使细胞分泌前胶原的功能减弱，胶原的合成受阻，使肺胶原纤维松散、降解，脂类减少，微管结构消失、解聚，前胶原转化受阻，从而达到预防和治疗矽肺的作用。

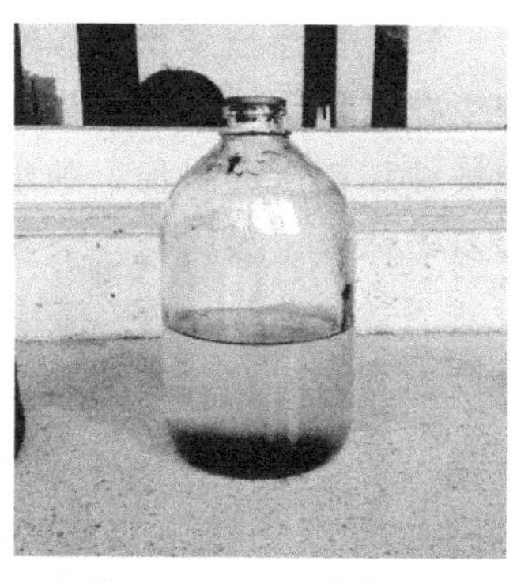

图 2.5.4　电焊工尘肺患者灌洗液

用法：每次 60～100mg，一日 3 次，服用 6 天，停药 1 天，疗程3个月，建议一疗程治疗后休息1月，连续治疗应在2年以上。不良反应：部分患者服药后会有轻度嗜睡、乏力、恶心、上腹部不适，长期口服可能会引起面部色素沉着、肝功能异常，停药后可消退，肝、肾等脏器发生器质性病变以及对本品过敏者患者禁用，服药期间每3个月复查肝功能。

3. *N*-乙酰半胱氨酸

从防己科千金藤属植物粉防己块根中提取的双苄基异喹啉类生物碱，属于双苄基异喹啉类化合物，具有多种生物学效应，在治疗纤维化、门静脉和肺动脉高压，免疫机能调节及肿瘤防治等方面具有一定作用。

N-乙酰半胱氨酸（NAC）是一种抗氧化剂。尘肺病发病机制中存在氧化—抗氧化失衡，且随着氧化剂/抗氧化剂之间的平衡被破坏程度的增加，肺组织的损伤程度也越来越严重。NAC在患者体内可以转化为谷胱甘肽前体，间接提高肺脏上皮细胞衬液中谷胱甘肽水平，起到抗氧化作用。雾化吸入NAC可通过增加肺内谷胱甘肽的含量、下调赖氨酰氧化酶的活性、减少肺泡上皮细胞死亡而发挥抑制纤维化的作用。NAC有注射剂、口服片剂、泡腾片和雾化剂。不良反应：偶尔发生恶心、呕吐、上腹部不适、腹泻等不良反应，一般减量或停药即缓解，罕见皮疹和支气管痉挛等过敏反应，哮喘患者以及对乙酰半胱氨酸过敏者禁用。

抗氧自由基　粉尘产生的氧化应激反应可直接氧化损伤组织细胞或通过氧化应激刺激细胞活化，介导和促进尘肺纤维化，适当选用抗氧自由基药物，对缓解病人体内的氧化、过氧化和脂质过氧化损伤程度和缓解病情有积极意义，常见的药物有：还原型谷胱甘肽、乙酰半胱氨酸等。

四、康复治疗

详见第七章。

第三节　尘肺病治疗的展望

一、肺移植

肺移植是各种终末期肺病重要的有效治疗手段之一，能够延长患者生命并且提高患者生活质量。肺移植可以改善 IPF 患者的生活质量，提高生存率，但文献报道 5 年生存率仅 50%～56%。目前肺移植最主要的适应证为肺间质纤维化、肺气肿、支气管扩张、肺结核、肺动脉高压以及淋巴管平滑肌瘤病等，主要以肺气肿和肺纤维化为主，尘肺患者很少接受肺移植治疗。随着手术技巧和设备的不断改进，矽肺患者终末期行肺移植的也逐渐多了起来，但是由于对技术要求高、手术费用高昂，且肺移植术后矽肺患者长期预后以及存活率还不确定，因此目前临床上尘肺肺移植尚未广泛采用。

二、干细胞治疗

干细胞在肺移植肺损伤修复中有较好的应用前景。近年来关于干细胞治疗肺损伤模型的报道越来越多，其中骨髓干细胞被研究报道的最多，对于尘肺的治疗，虽然干细胞移植本身并不能有效清除粉尘等致病因子，但是它能促进肺实质的再上皮化、减少肺部炎症反应、调节免疫反应、降低肺组织重塑等，从而改善肺功能，延缓矽肺的进展。实验研究发现骨髓间充质干细胞治疗矽肺小鼠后，肺部矽结节数量明显减少，减轻矽尘导致的肺纤维化，且在纤维化早期应用效果更佳。但干细胞疗法也存在一定缺点和不足，它需要持续较大剂量的干细胞，而患者的骨髓干细胞的获取属于有创操作，矽肺患者长期存在的慢性炎症反应会影响骨髓干细胞的数量，另外，干细胞治疗还存在一定的风险，因此干细胞疗法在应用于临床时仍存在一定的困难，且目前也只是在动物模型的研究，尚未应用到尘肺病患者的临床治疗中。

参考文献

[1] 李德鸿．尘肺病［M］．北京：化学工业出版社，2010：44-52.

[2] 国家煤矿安全监察局尘肺病康复中心，陈志远，张志浩，车审言．大容量全肺灌洗术医疗护理常规及操作规程［M］．北京：北京科技出版社，2004.

[3] Goldyn SR，Condos R，Rom WN. The burden of exposure-ralated diffuse lung disease［J］. Semin Respir Crit Care Med，2010，29：591.

[4] “八五”国家科技攻关项目《矽肺治疗措施及效果评价研究》课题组．矽肺治疗临床研究及效果评价［J］．中华劳动卫生职业病杂志，1996，14（2）：130.

[5] 陈子平，宿文革，闫永健．汉防己甲素对尘肺病患者疗效探究［J］．临床肺科杂志，2012，17（7）：1226-1227.

[6] Wang X，Chen Y，Chen J. A CD36 synthetic peptide inhibits silica-inducedlung fibrosis in the mice［J］. Toxicol lnd Health，2010，26：47-53.

[7] 中华医学会呼吸病学分会间质性肺疾病学组．特发性肺纤维化诊断和治疗中国专家共识［J］. 2016，39（6）.

[8] Black MC，Trivedi J，Schumer EM，et al. Double lung transplants have significantly improved survival compared with single lung transplants in high lung allocation score patients. Ann Thorac Surg. 2014，98（5）：1737-41.

[9] Black MC，Trivedi J，Schumer EM，et al. Double lung transplants have significantly improved survival compared with single lung transplants in high lung allocation score patients. Erratum in：Ann Thorac Surg. 2015，100（5）：1977.

[10] 左万里，邓冏睿，黄积雄等．间充质干细胞对肺纤维化的治疗作用［J］．中华实验外科杂志，2018，3：492-496.

第六章

尘肺病常见并发症的诊治要点

第一节　尘肺病并发肺部感染

一、概述

尘肺病是一种以肺纤维化为主的职业性肺部疾病，主要表现为限制性通气功能障碍，导致劳动能力的丧失和生活质量的下降，目前尚无特效的治疗方法，且常因并发症导致病情进一步加重甚至死亡。肺部感染是尘肺病病常见的并发症，也是导致尘肺病病人死亡的最主要原因之一。肺部感染，尤其是反复感染，一方面加速尘肺病的进展，另一方面直接影响肺的通气功能，从而加重肺功能障碍，最终导致呼吸衰竭。所以积极防治尘肺病并发症特别是肺部感染是提高尘肺病患者生活质量挽救生命的主要措施。感染的病原有细菌、真菌、病毒、支原体等。本章节主要介绍尘肺病病合并社区获得性肺炎。社区获得性肺炎常见的致病微生物：肺炎链球菌、流感嗜血杆菌、呼吸道病毒、非典型病原体（肺炎支原体、肺炎衣原体、嗜肺军团菌）、卡他莫拉菌及其他革兰氏阴性杆菌等。

二、病因、病理及发病机理

尘肺病病人长期接触生产性矿物性粉尘，粉尘侵犯各级支气管壁浅层、黏膜下层的腺体，呼吸道分泌物增加，同时由于肺部广泛的纤维化使肺组织损伤，纤维化组织的收缩、牵拉，使细支气管扭曲、变形，导致肺组织结构和功能损害，以上因素都导致呼吸系统的清除自净功能下降，有利于细菌滋生及其他病原微生物的生长，易致肺部感染的发生。正常人上呼吸道通常有肺炎克雷伯杆菌、铜绿假单孢菌及大肠埃希菌等菌株的定植，慢性长期的尘肺病病程使患者的免疫功能降低，定植菌与宿主发生了变化，抑制了正常菌群的生长，削弱了机体抵抗力，也导致尘肺病患者易并发肺部感染。尘肺病开始主要是肺间质病变，影响肺的换气功能，进一步发展如果导致气道重构，气道内气流由层流变成涡流而影响肺的通气功能，最终成为混合性肺功能障碍，其结果是缺氧。缺氧导致机体代谢功能障碍，免疫功能下降，易发生感染。大多数尘肺病感染患者在入院前应用过大量的广谱抗生素，使某些革兰阳性菌被杀灭，而革兰阴性杆菌和真菌得以大量繁殖，且耐药性也不断增加。尘肺病患者多高龄、久病、营养不良，长期缺氧以及反复使用激素导致机体抵抗力低下，可引起复杂多菌群感染，且混合感染和多重耐药菌感染可能性加大，是造成临床治疗困难的主要原因。

三、临床特点

（一）症状

尘肺病并发肺部感染时，原发病症状加重。

（1）咳嗽咳嗽加剧，伴或不伴胸痛。

（2）咳痰痰量增多，痰由白色泡沫或黏液状转为黄色脓性，难咳出。痰量的增减反应感染的加剧或炎症的缓解，若痰量突然减少，且出现体温升高，可能与支气管引流不畅有关。

（3）咯血痰中带血丝是尘肺病病常见症状，并发肺部感染时可出现咯鲜血。

（4）呼吸困难呼吸困难可表现在呼吸频率加快、深度加深及节律紊乱等方面。

（5）胸痛尘肺病并发肺部感染的患者常出现胸痛或胸痛较前

加剧。

（6）其他多数患者有乏力、食欲不振等非特异性全身症状，重者精神萎靡；部分患者有发热，多不明显，一般是低热，个别呈高热。

（二）体征

肺部听诊可有呼吸音性质、音调和强度的改变，如呼吸音进一步减弱，常可闻及干、湿性啰音。大面积感染可呈实变体征。

（三）实验室及辅助检查

1. 血常规

白细胞计数可增加，中性粒细胞比例增高，但多不明显，仅少数病人白细胞明显增加。

2. C反应蛋白（C-Reactive protein，CRP）

血清中CRP检测可以作为尘肺病病并发肺部感染早期诊断指标之一，尚可用于判断疗效及预后，对尘肺病病并发肺部感染在诊断、疗效观察、预后方面有重要的实用价值。

3. 降钙素原（Procalcitonin，PCT）

PCT能够用于诊断肺部感染，用于鉴别是否为细菌性感染，以及判断细菌性感染的危害程度。利用现代手段动态监测PCT的浓度，可以指导肺部感染的治疗，有助于判定肺部感染的疗效及预后。

4. 红细胞沉降率（Erythrocyte sedimentation rate，ESR）

ESR升高常见于各种急性全身性或局部性感染时，但缺乏特异性。

5. 血培养

对血标本进行细菌培养，分离鉴定病原菌。

6. 痰培养

取深部痰液作革兰染色，若有较纯的细菌出现如均为革兰阴性杆菌则可能是流感嗜血杆菌/革兰阴性需氧菌，如为革兰阳性菌呈双式葡萄状排列，则可能是真实的病原菌，此时对痰液作相应的可疑菌的对流免疫电泳是敏感和特异的检测法。

7. 下呼吸道分泌物

获取分泌物较好方法是支气管肺泡灌洗法（BAL）、带塞导管法或经皮肺穿刺抽吸法，用这些方法之一种获取标本后可进行病原分离培养。亦可进行快速 PCR 体外扩增法在较短时间内做出病原学诊断。

8. 尿标本

常用乳胶凝集试验法测定病原菌抗原（如肺炎链球菌抗原和流感嗜血杆菌 B 型抗原等）。

9. 肺功能

有统计分析发现肺功能损害的程度随尘肺病期别增高而加重，晚期尘肺病尤其并发肺部感染者由于肺弹性减低、肺容量缩小和伴有较明显的广泛气道损伤，造成通气损害类型以混合性通气障碍为主。

10. X 射线

X 射线胸片因其低辐射、价廉、普及率高，成为肺部感染初步筛查及治疗后随访的首选方法。在尘肺病病并发肺部感染的诊断中有两个最主要目的：一是证实有无感染存在；二是明确病变部位。X 射线表现取决于病变部位（肺泡或肺间质）、病变范围（肺泡、小叶、肺段或大叶）、病变性质（化脓性、非化脓性），以及病变的感染途径（如血源性或气源性），同时还与病因及病原体种类密切相关。因此，通过分析病变部位、范围、形态及分布特点等，有时对推测病因及病原体种类有帮助。

11. CT

CT 检查的敏感性及特异性明显优于 X 射线胸片，对于临床高度怀疑肺部感染而胸片正常者，可以选择 CT 扫描，特别是薄层螺旋 CT 扫描作为一种快速、可靠、安全的诊断方法，能够在很大程度上反映不同微生物造成的肺部组织学病理变化，如能对影像学征象进行细致深入的分析（比如病灶的性质、形态、密度、分布等）及归类，结合患者的流行病学、临床表现及实验室检查等资料对缩小病原学鉴别的范围有很大帮助。

四、诊断与鉴别诊断

（一）诊断

在确诊为尘肺病的基础上，下列 1～5 项中任一项加上第 6 项，可建立临床诊断。

(1) 排除特发性肺间质纤维化、肺结核、慢性阻塞性肺病(COPD)、支气管扩张、结节病、肺部肿瘤、非感染性肺间质性疾病、肺水肿、肺不张、肺栓塞、肺嗜酸性粒细胞浸润症、肺血管炎等疾病。

(2) 新近出现的咳嗽、咳痰，或原有呼吸道症状加重，出现脓性痰，伴或不伴胸痛。

(3) 发热。

(4) 肺实变体征和（或）湿性啰音。

(5) 外周血白细胞（WBC）$>10\times10^9$/L 或$<4\times10^9$/L，伴或不伴核左移。

(6) 胸部 X 射线检查显示新出现片状、斑片状浸润性阴影或间质性改变，伴或不伴胸腔积液。

（二）鉴别诊断

1. 肺结核

尘肺病病人是肺结核的易感人群，因粉尘损害了呼吸道的自净作用，使结核杆菌易侵入而导致感染。尘肺病病并发肺结核常使咳嗽等症状加重、痰量增多、痰中带血、咯血等，且常伴随低热、盗汗等结核中毒症状。结核病变活动时血沉增快，PPD 试验强阳性，抗结核抗体阳性，痰抗酸杆菌涂片阳性或结核分枝杆菌培养阳性，动态胸片观察可见病灶进展或吸收，均对诊断有帮助。

2. 支气管扩张

慢性反复咳嗽、咳痰，多有大量脓痰，常反复咯血。轻者 X 射线无异常或仅见肺纹理增粗，典型者可见卷发样改变，CT 特别是高分辨 CT 能发现支气管腔扩大，可确诊。

3. 肺癌

多无急性感染中毒症状，有时痰中带血丝，血白细胞计数不高。肺癌可伴阻塞性肺炎，经抗生素治疗炎症消退后肿瘤阴影渐趋明显，或可见肺门淋巴结肿大，有时出现肺不张。对有吸烟史及年龄较大的患者，必要时行 CT、MRI、纤维支气管镜和痰脱落细胞等检查，以免贻误诊断。

五、治疗原则与治疗要点

（一）治疗原则

（1）一般治疗戒烟、吸氧、休息等。

（2）对症治疗止咳、化痰、平喘、改善免疫等。

（3）病因治疗抗肺纤维化、选用敏感抗菌素。

（4）必要时进行呼吸支持治疗。

（5）处理各种并发症。

（6）康复治疗。

（二）治疗方案与药物选择

1. 评估

评估患者和特定病原体感染的危险因素，入院后尽快（4～8 h 内）给予抗感染等综合治疗。尘肺病病并发肺部感染的治疗以抗感染治疗最重要，及早获得病原学诊断及药敏试验结果对治疗有指导意义，在尚未获得病原学诊断时，应先行经验治疗，然后根据治疗效果进行调整，或根据痰细菌培养结果选用敏感药物针对病因学治疗。

2. 尘肺病合并轻、中度肺炎患者

（1）口服或静脉注射β-内酰胺类/β-内酰胺酶抑制剂（如阿莫西林/克拉维酸、氨苄西林/舒巴坦）、第二代头孢菌素（如头孢辛等）、头孢噻肟或头孢曲松单用或联用大环内酯类。

（2）口服或静脉注射呼吸喹诺酮类。

3. 尘肺病合并重症肺炎患者

（1）当无铜绿假单胞菌感染危险因素时

① 静脉注射β-内酰胺类/β-内酰胺酶抑制剂（如阿莫西林/克拉维酸、氨苄西林/舒巴坦）或头孢曲松、头孢噻肟或厄他培南联合静脉注射大环内酯类。

② 静脉注射呼吸喹诺酮类联合氨基糖苷类。

（2）当有铜绿假单胞菌感染危险因素时

① 具有抗假单胞菌活性的β-内酰胺类抗生素（如头孢他啶、头孢吡肟、哌拉西林/他唑巴坦、头孢哌酮/舒巴坦、亚胺培南、美罗培南等）联合静脉注射大环内酯类，必要时还可同时联用氨基糖苷类。

② 具有抗假单胞菌活性的β-内酰胺类抗生素联合静脉注射喹诺酮类。

③ 静脉注射环丙沙星或左旋氧氟沙星联合氨基糖苷类。

4. 临床评估

初始治疗2～3天后进行临床评估，根据患者病情变化调整抗菌药物。

5. 治疗

在治疗尘肺病并发肺部感染时，如果患者痰液黏稠、有痰栓不易咳出；或者患者营养差，咳痰无力，分泌物增多而支气管黏膜纤毛减少，运动量下降导致大量痰液不能排出，分泌物堵塞气道，引流不畅，全身应用抗生素治疗往往达不到理想的效果。即使给予强祛痰药物治疗，物理性辅助引流排痰，有的患者痰液仍不易咳出，此时可行支气管肺泡灌洗与吸痰，以保持气道通畅，增加肺组织气体交换能力。灌洗完毕后将敏感抗菌药物注入病灶及邻近支气管，抗菌药物可直接作用于靶点部位，在靶点部位区域形成较高药物浓度，可以直接杀灭细菌，达到局部净化和有效抗感染的作用。

6. 对症支持治疗

退热、止咳、化痰、吸氧。预防其他并发症。

7. 吸氧治疗

必要时进行长期低流量吸氧治疗，尽可能减轻临床症状，延缓病情进展，延长患者寿命，提高生活质量。

8. 通气

必要时行无创正压通气，或气管插管机械通气。

9. 雾化吸入

直接、方便、安全的超声雾化吸入疗法具有局部用药、吸收完全迅速的优点，同时可以保持患者呼吸道通畅，且用药方式无痛苦。经合理配比的雾化液直接作用于呼吸道，在缓解症状，协助炎症吸收，改善通气方面都有较好的疗效。雾化液的整体配比方便，价格适宜，易于被患者接受，在尘肺病并发肺感染早期的患者中可广泛使用。

10. 必要时给予心理干预措施

尘肺病患者往往都存在有不同程度的心理健康问题，不健康心理常常导致患者出现焦虑、抑郁、恐惧、绝望等负面情绪，患者会表现出抗拒和不配合治疗等，严重地影响了治疗效果。为改善患者的心理状态，提高疗效和生活质量，必须重视患者的心理健康问题，在药物治疗的同时，配合适当的心理疏导，往往可取得单纯药物治疗所达不到的效果。

六、预防

做好尘肺病患者健康教育工作，多增加户外活动及呼吸新鲜空气，加强体育锻炼，增强体质，加强营养。要求患者减少乃至杜绝不良生活习惯，如吸烟、酗酒。年龄大于 65 岁者可注射流感疫苗。对年龄大于 65 岁或不足 65 岁，但有心血管疾病、肺疾病、糖尿病、酗酒、肝硬化和免疫抑制剂者可注射肺炎疫苗。

第二节　尘肺病并发慢性阻塞性肺疾病

COPD 是以持续呼吸症状和气流受限为特征，通常是因为暴露于有毒颗粒或气体引起的气道和/或肺泡异常所致。尘肺病是由于吸入生产性粉尘导致的肺纤维化性疾病，肺功能损伤以限制性肺通气功能障碍和弥散功能下降为主，但由于粉尘暴露过程中造成气道慢性炎症，阻塞性肺通气功能障碍也是很常见的，因此 COPD 是尘肺病的常见合并症。

一、概述

粉尘暴露是慢性支气管炎及 COPD 的重要危险因素，这种危害主要与作业环境中接触粉尘的性质、浓度、游离 SiO_2 的含量以及接尘年限有关，粉尘浓度越大、SiO_2 含量越高，接尘时间越长，对健康的危害越大。文献报道所有 COPD 患者中，19.2%与职业暴露有关，美国胸科协会认为 10%～20%的肺功能损伤为职业暴露引起。尸检非吸烟人群中，煤矿工人的肺气肿发生率是非煤矿工人的 6 倍。

当尘肺病合并 COPD 后，肺功能下降速度明显增快，其生活质量及寿命受到严重影响，住院率及病死率明显升高。合并 COPD 的煤矿工人的标准化死亡率（Standardized mortality ration，SMR）上升至 110%～120%，SiO_2 暴露者 COPD 的标准化死亡率可达 440%，可见 COPD 是尘肺患者的死亡原因之一。

COPD 的风险与一个人在其一生当中吸入的颗粒物质的总负荷有关，粉尘暴露时间的长短是 COPD 的危险因素。工龄在 0～10 年时，COPD 的患病率为 13.96%；工龄在 11～20 年时，COPD 的患病率为 19.44%；工龄在 21～30 年时，COPD 的患病率为 23.81%；工龄在＞30 年时，COPD 的患病率高达 33.33%，即随着工龄的增加，COPD的患病率有增高的趋势。由于在进行职业暴露与COPD关系的研究中，很难计算职业暴露的总量、时间及职业污染物的种类和浓度，而职业防护状况等都会造成评价暴露总量的偏差，所以实际上职业暴露仍是的一个被低估的危险因素。

除此之外，COPD的发病率随着尘肺病的期别的升高而升高，文献报道：尘肺Ⅰ期COPD的患病率是15.55%，Ⅱ期COPD的患病率是25.25%，Ⅲ期COPD的患病率是43.66%。

二、病因、病理与发病机制

（一）病因

职业性粉尘是慢性支气管炎及肺气肿的重要原因，支气管炎症及肺气肿的严重程度与肺内粉尘的含量有关。在《职业性肺疾病》（Occupational lung disorders）（Anthony ewan taylor et al，2016）一书中，将煤尘性肺病（Coal mine dust lung disease）分为：煤工尘肺（CWP）、阻塞性肺病（慢性支气管炎、肺气肿）、弥散相关性肺纤维化、肺部肿瘤（图2.6.1）。一部分学者认为COPD与尘肺病是两种各自独立的疾病，然而另外的研究认为尘肺病与COPD相互

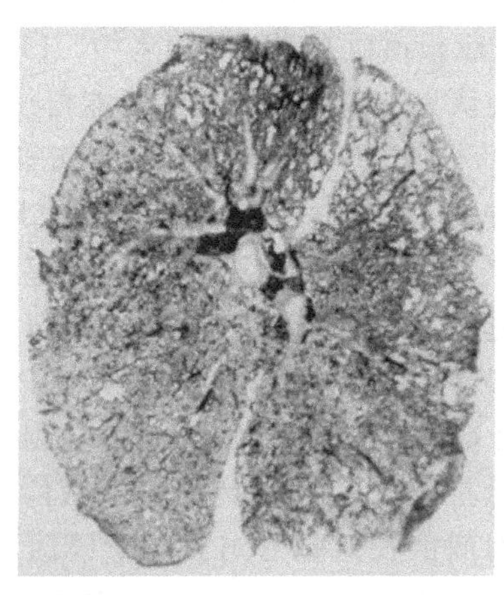

图2.6.1　煤工尘肺患者全肺切片可见小叶中心型肺气肿、全小叶性肺气肿

影响。矽结节的形成与气流受阻有关，矽结节多以细支气管为中心，向支气管组织生长，并破坏细支气管管壁（图 2.6.2）；突破肺叶的正常解剖界限，形成多个肺叶甚至是全肺毁损，肺组织牵拉，周围大量支气管及细支气管受累，表现为狭窄、阻塞及塌陷。气道变形及阻塞导致气道炎症持续存在，尸检 PMF（进展性大块纤维化）组织中，TNF-α 等炎症因子明显升高。而 COPD 加重尘肺病灶进展，即 COPD 导致的反复感染或长期慢性炎症刺激导致尘肺病灶进展加快。

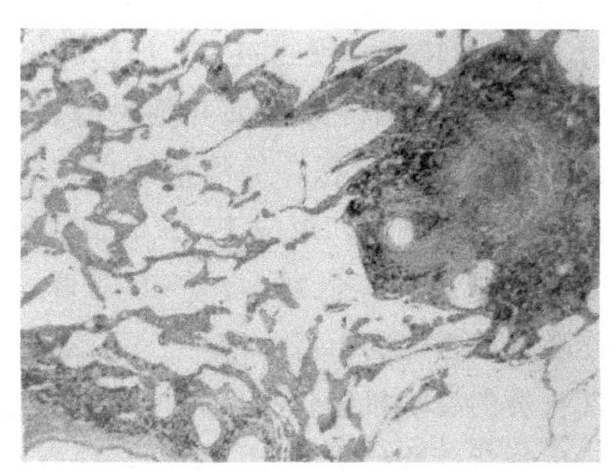

图 2.6.2 矽结节与肺气肿

（二）病理

接尘者的慢性支气管炎主要表现为呼吸性细支气管炎，细支气管壁的纤维化，这种改变称之为粉尘性气道病变。这种组织病理学改变与吸烟不一样，表现为各级支气管非特异炎性反应．呼吸性细支气管周围尘斑形成，肺间质尘斑、纤维化，支气管黏液腺增生、肥大，杯状细胞增多，柱状上皮细胞呈现鳞状上皮细胞化生，腔内有黏液性分泌物，支气管壁突性细胞浸润，管壁内、外结缔组织增生，弹性纤维破坏，软骨变性萎缩，小支气管腔不同程度狭窄和阻塞。气管内炎症的程度与粉尘负荷量有关。

明显的肺气肿是 PMF 的主要特点之一，尘肺伴肺气肿大部分为小叶中心型为主，全小叶型及大泡性肺气肿及瘢痕性肺气肿也很常见。与吸烟导致的肺气肿类似，肺间质内及叶间隙充满被染色的煤尘。

（三）发病机制

粉尘的暴露与肺功能损伤有密切关系，粉尘接触能导致气道反应性增高，吸烟与粉尘对肺功能的损伤有协同作用。正常成年人肺功能每年下降 20～35mL，吸烟者比正常人下降每年多 10～20mL，部分患者每年下降达 90mL，可以参考吸烟来评估粉尘的危害。文献报道粉尘浓度 $3mg/m^3$（目前英国粉尘暴露浓度标准）对肺功能的损伤相当于 20 支香烟，但个体差异很大。总体说，相对于限制性肺通气功能障碍，粉尘暴露更加容易引起阻塞性肺通气功能障碍，也就是说对 6s 用力呼气容积（FEV）的影响比 FVC 更大。当二氧化硅浓度为 $1mg/m^3$ 时，FEV1 每年损失约 28mL。

粉尘在终末支气管末端沉积，最终形成以支气管为中心的尘斑，尘斑不断进展，互相融合，形成 PMF 后造成气管及支气管外压性狭窄甚至闭合，造成肺容量减小，FVC 下降，形成限制性肺通气功能障碍伴随弥散功能的下降。

粉尘性支气管炎的发病机制包括：机械刺激与毒性损害作用粉尘的刺激损伤、生物活性物代谢失调、微循环障碍、脂类过氧化反应、免疫功能障碍等。文献报道 30％～40％的职业性 COPD 的患者有慢性支气管炎的症状，三分之二的煤矿工人有慢性咳嗽、咳痰等症状，有慢性支气管炎的患者更容易出现阻塞性气流受限。

男性，48 岁，从事井下风钻及采煤工，工龄 20 余年，双上肺可见融合灶（PMF），不均质性肺气肿（图 2.6.3）。

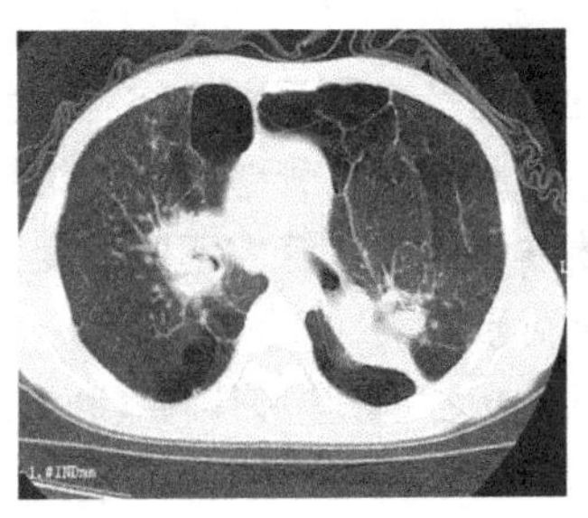

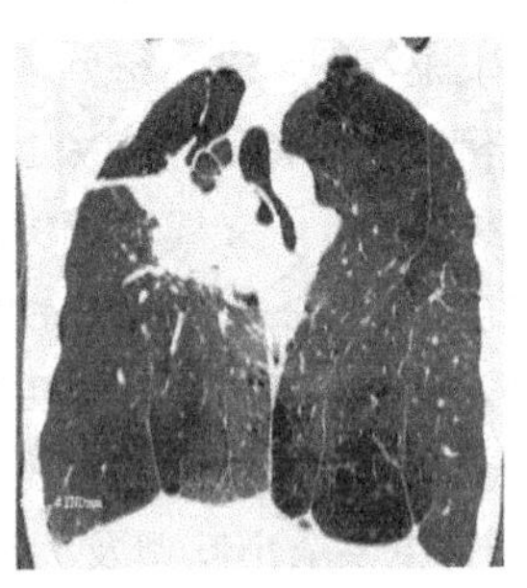

图 2.6.3 双上肺可见融合灶（PMF），不均质性肺气肿

粉尘所致的终末细支气管周围的肺气肿是尘肺的早期病理改变，严重肺气肿是融合灶（PMF）的特点。HRCT 上 PMF 合并肺气肿的概率为 93.7%。

目前尘肺 COPD 的发病机制未能完全明了，有以下几点可能。

1. 炎症机制

粉尘沉积诱导的慢性支气管炎及终末气道的炎症中，中性粒细胞、巨噬细胞的活化与聚集、裂解；释放细胞因子引起慢性黏液高分泌状态并破坏肺实质。

图 2.6.4 为煤工尘肺患者：肺间质纤维化，肺泡腔内可见大量含有粉尘的巨噬细胞。

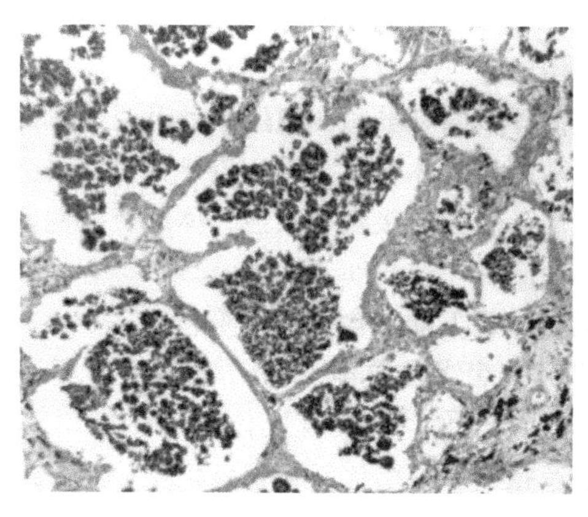

图 2.6.4　煤工尘肺患者

2. 蛋白酶-抗蛋白酶失衡机制

吸入的粉尘及有害气体能导致蛋白酶产生增多或活性增强，而抗蛋白酶产生减少或灭活加快。

3. 氧化应激

尘肺病的主要发病机制，暴露与粉尘的巨噬细胞能产生多功能的 NO 自由基，尘粒本身也是氧化剂的重要来源，其表面可产生大量的自由基。

许多研究表明COPD患者的氧化应激增加。氧化物可直接作用并破坏许多生物学大分子如蛋白质、脂质和核酸等，导致细胞功能障碍或细胞死亡，还可以破坏细胞外基质；引起蛋白酶-抗蛋白酶失衡；促进炎症反应。

4. 其他机制

如自主神经功能失调、营养不良、气温变化等。

三、临床特点

（一）症状

（1）慢性咳嗽常为晨间及夜间发生，常在吸入刺激性气体或冷空气后出现。

（2）咳痰一般为白色黏液痰或浆液性泡沫痰，可有痰中带血。急性发作期痰增多，可见脓性痰。

（3）气短或呼吸困难早期在剧烈活动时明显，逐渐加重，逐渐发展为日常活动甚至是休息时气促，最终完全丧失劳动力。

（4）喘息部分患者在接触刺激性气体后及急性发作期有不同程度的喘息。

（5）其他如体重下降，食欲减退等。

尘肺并COPD患者较单纯COPD患者进展更快，特别是在终末期，因肺部结构改变，易反复发作肺部感染，因血管压迫及阻塞，气管狭窄及扭曲导致引流不畅，感染难控制，最终导致肺功能急剧下降。

尘肺病并COPD以慢性咳嗽，咳痰及进行性加重的呼吸困难为主要表现，肺功能年下降率较单纯COPD患者快，特别是在叁期，因肺部结构改变，气管狭窄及扭曲导致引流不畅，易反复发作肺炎，且炎症难控制，最终导致肺功能急剧下降。

（二）体征

（1）视诊胸廓前后径增大，肋间隙增宽，桶状胸。

（2）触诊双侧语颤减弱。

（3）叩诊肺部为过清音，心界缩小，肺下界下移。

（4）听诊呼吸音减弱，呼气相延长，部分患者可闻及干湿啰音。

较普通 COPD，尘肺病合并 COPD 患者胸廓前后径增大不明显，桶状胸少见，重症患者可见呼吸浅快，三凹征及胸腹矛盾运动。因为存在不同程度的气道狭窄，部分患者可闻及呼吸双相喘鸣音。

四、实验室及辅助检查

（一）肺功能

根据 COPD GOLD（2018）指南强调凡有呼吸困难，慢性咳嗽或咳痰症状，以及有危险因素暴露史的患者应怀疑 COPD，在使用支气管扩张剂后 FEV1/FVC＜70%，可确定存在持续性气流受限，继而诊断为 COPD。因为尘肺病为肺纤维化性病变，多同时伴随 FVC 的下降，鉴于上述原因，目前对尘肺病病人使用 FEV1/FVC＜70%作为诊断 COPD 的切点存在一定的争议，但目前缺少诊断标准，临床上仍以 COPD GOLD 标准根据肺功能气流受限的程度，来诊断和确定尘肺病并 COPD 的严重程度，对患者健康状况的影响及治疗。

（二）胸部 X 射线

除了尘肺病的表现外，COPD 在早期可无异常变化，也可出现肺气肿改变，X 射线胸片对于尘肺病的诊断非常重要，但对 COPD 的特异性不高。

（三）胸部 CT

胸部 CT 检查除尘肺病典型改变外，可见瘢痕旁肺气肿及不均一性肺气肿改变，晚期患者可见叶及段支气管牵拉变形甚至明显狭窄。

（四）血气分析

对于确定低氧血症、高碳酸血症、酸碱平衡失调及判断呼吸衰竭的类型有重要意义。

（五）其他

血常规、肝肾功能、ESR、CRP、BNP（脑钠肽）及痰培养等。

五、诊断与稳定期病情程度评估

（一）气流受限的评估

肺功能检查是在至少一次短效支气管扩张剂之后，是判断病情程度及预后的重要依据。轻度（FEV1＞80％预计值）；中度（50％≤FEV1＜80％预计值）；重度（30％≤FEV1＜50％预计值）；极重度（FEV1＜30％预计值）。

（二）症状评估

可通过mMRC、CAT进行症状评估、GOLD提出的ABCD评估工具。

改良呼吸困难指数见表2.6.1。

表2.6.1 改良呼吸困难指数（mMRC）

mMRC分级	表 现
0	我仅在费力运动时出现呼吸困难
1	我平地快步行走或步行爬小坡时出现气短
2	我由于气短，平地行时比同龄人慢或者需要停下来休息
3	我在行走100m左右或数分钟后需要停下来休息
4	我因严重呼吸困难以致不能离开家，或在穿衣服、脱衣时出现呼吸困难

GOPD评估测试见表2.6.2。

2018版GOLD指南，ABCD评估工具见图2.6.5所示。

表 2.6.2　GOPD 评估测试（CAT）呼吸问卷

问题	分值	问题	分值
我从不咳嗽	0～5	我一直在咳嗽	
我一点痰也没有	0～5	我有很多很多痰	
我没有任何胸闷的感觉	0～5	我有很严重的胸闷	
当我爬坡或上一层楼梯时，没有气喘的感觉	0～5	当我爬坡或上一层楼梯时，我感觉非常喘不过气	
我在家里能做任何事情	0～5	我在家里做任何事情都受影响	
尽管我有肺部疾病，但我对离家外出很有信心	0～5	由于我有肺部疾病，我对离家外出一点信心都没有	
我睡眠非常好	0～5	由于我有肺部疾病，我睡眠相当差	
我精力旺盛	0～5	我一点精力也没有	

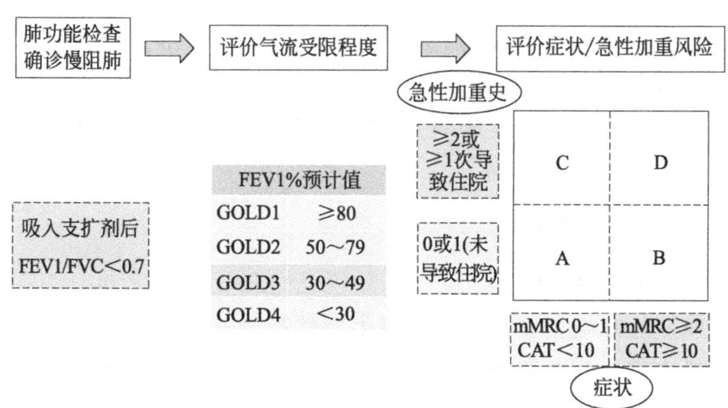

图 2.6.5　GOLD 指南 ABCD 评估工具

（三）急性加重风险评估

上年发生 2 次或以上急性加重或（FEV1/pred）<50%，均提高急性加重的风险，目前没有依据认为尘肺病的严重程度对 COPD 的急性加重有影响。

（四）运动能力的评估

按照美国胸科协会制订的 6min 步行实验：等于 350m、250～

349m、150～249m、<150m 分别计为 0～3 分。BODE 指数评分标准将以下 4 项的单项评分相加，计算总分，总分越高，病情越重。

(1) 体质量指数（BMI）>21kg/m^2 为 0 分，等于 21kg/m^2 为 1 分。

(2) 气流阻塞程度，通过肺功能的测定得出第 1s 用力呼气容积（FEV1）占预计值的百分比（FEV1%）按 65%、50%～64%、36%～49%、等于 35%分别计为 0～3 分。

(3) 呼吸困难程度，采用英国医学研究委员会制定的呼吸困难量表（MMRC）对患者呼吸困难程度进行评价：0～4 级分别计为 0～3 分。其中 BODE 指数越高，其需要住院次数及死亡率明显增加。

(五) 营养评估

目前最简单、常用的判断指标为 BMI（体重-升高指数），BMI=体重/身高^2（kg/m^2），BMI 参考值为 20%～27%，<20% 为营养不良。BMI 对尘肺病并 COPD 患者死亡率有独立预后价值，BMI 越低，死亡率越高。

六、鉴别诊断

1. 职业性哮喘

职业性哮喘主要是由于接触生物性粉尘、气体及烟雾诱发，矿物性粉尘很少导致职业性哮喘，主要表现为咳嗽咳痰及喘息，其发作及加重与工作有明显相关性，可出现较明显的气道重塑，大致气流受限的可逆性明显减少，此时临床很难与慢阻肺相鉴别。

2. 粉尘性支气管炎

主要表现为慢性咳嗽咳痰，研究报道发病率与粉尘的浓度有关，在有尘肺病影像改变的患者的杯状细胞较无尘肺影像改变的患者多，支气管炎症与 FEV1 的下降有关。

3. 同时与其他引起慢性咳嗽咳痰症状的疾病： 如支气管扩张、肺结核、肺癌、特发性肺纤维化等也要进行鉴别。

七、治疗原则与主要方案

因为 COPD 对尘肺病患者的生活质量及预后有重要影响，在积极治疗尘肺病的同时应早期治疗 COPD，总的来说，尘肺病不应该改变 COPD 的治疗，而尘肺病的治疗也不应受到 COPD 的影响。首先是教育和劝导患者戒烟，脱离粉尘作业及环境污染。

1. 稳定期

依据 2017 GOLD 指南推荐的稳定期治疗方案。

（1）依据 ABCD 分组推荐的吸入制剂方案

A 组　所有的 A 组患者均需使用支气管扩张剂（短效或者长效），评估疗效后再决定是否继续、停用或者更换其他支气管扩张剂。

B 组　起始用药是长效支气管扩张剂（LAMA 或 LABA）；长效支气管扩张剂优于按需使用的短效支扩剂。在单药未能缓解或存在重度呼吸困难的情况下，考虑使用 LAMA/LABA 联合用药。

C 组　起始用药为长效支扩剂，推荐 LAMA，文献报到 LAMA 在预防急性加重方面优于 LABA。若患者存在持续的急性加重，可联合使用 LAMA/LABA，或者 LABA/ICS。

D 组　首选 LAMA/LABA，某些患者［既往诊断或目前怀疑 ACOS（哮喘慢性阻肺重叠综合征），或血嗜酸性粒细胞增多的患者］首选 LABA/ICS。对于 LAMA/LABA 无法控制的急性加重患者，可考虑升级为 LAMA/LABA/ICS 或 LABA/ICS。若 LAMA/LABA/ICS 仍无法控制的急性加重，可考虑：a. 加用罗氟司特，FEV1＜50％、有慢支炎，最近一年有一次以上的急性加重；b. 加用大环内酯类，阿奇霉素证据最充足；c. 降级治疗、停用 ICS（注：LAMA 为长效抗胆碱能药物；LABA 为长效 β_2 受体激动剂；ICS 为吸入糖皮质激素）。

（2）茶碱类　茶碱控释片 0.2g，每 12h 1 次；氨茶碱 0.1g，每日 3 次。

（3）化痰药　如氨溴索、*N*-乙酰半胱氨酸、羧甲司坦等。

（4）长期家庭氧疗（LTOT）　对于COPD晚期患者可提高生活质量和生存率。

（5）肺减容术（LVRS）　是指对重症COPD患者应用外科手术切除过度膨胀气肿的手术，但因为尘肺病肺纤维化严重，肺结构改变，目前未见文献报道。

（6）气管内支架植入及球囊扩张术　因为晚期尘肺病患者支气管受压，气道狭窄，可考虑植入支架及进行多次球囊扩张术减轻大气道狭窄，目前缺乏大规模的研究。

（7）肺移植对于尘肺晚期合并严重COPD者，特别是对于年纪较轻者，可考虑早期进行肺移植。

2. 急性加重期

慢阻肺急性加重是指咳嗽、咳痰、呼吸困难比平时加重或痰量增多、或咯脓性痰、或需要改变用药方案。

（1）确定急性加重期的原因（最常见的急性加重原因是细菌或病毒感染），根据病情严重程度决定是住院还是门诊治疗。

（2）支气管扩张剂在上述稳定期分组治疗中已述，不再赘述。

（3）吸氧。

（4）抗生素根据患者的症状，痰液的性质，以及炎性指标，胸部影像学评估就药敏情况选择敏感抗生素，注意区分普通细菌、结核、真菌感染，总体来说，尘肺患者因为肺部结构明显改变，肺部感染比普通COPD更复杂，更难控制，死亡率更高。

（5）糖皮质激素对症状较重的需住院的急性加重患者可考虑口服或静脉使用激素。用法同一般COPD。

（6）化痰。

（7）营养支持　在病情稳定期可通过调整饮食结构加强营养支持，在尘肺病合并急性发病期（AECOPD）特别是3～4级患者，因消耗大，多需静脉营养。AECOPD患者的营养不良大多属于蛋白质热量型的营养不良，表现为脂肪含量及肌肉质量大幅度下降，营养支持通常包括支链氨基酸、碳水化合物、中长链脂肪乳、微量元素及维生素等。有效的营养支持能增进肌体蛋白质合成，增加抗感染能力，从而提高患者的肺功能和免疫功能，改善患者的生活质量。

（8）机械辅助通气　通过氧疗不能纠正低氧血症或呼吸衰竭患者可通过呼吸机辅助通气能使疲劳的呼吸肌得到充分休息，改善通气，为治疗赢得时机。

第三节　尘肺病并发肺源性心脏病

一、概述

尘肺病是在职业活动中长期吸入生产性粉尘并在肺内潴留而引起以肺组织弥漫性纤维化为主的疾病。慢性肺源性心脏病（Chronic pulmonary heart disease）简称肺心病是由肺组织、肺血管或胸廓的慢性病变，引起肺动脉高压，进而右心室扩张或肥厚，导致右心功能衰竭的心脏病。尘肺病有多种并发症，其中最常见、最主要的并发症之一就是肺心病，尘肺病并发肺心病简称尘肺肺心病。尘肺肺心病属慢性肺心病的范畴，严重威胁了尘肺病人的身体健康、生活质量，甚至生命。据国内有关资料统计显示，尘肺病并发肺心病发生率为60%～70%。

二、尘肺肺心病病因、病理及发病机制

（一）病因

1. 尘肺病病变所致

尘肺病引起矽结节和肺间质广泛纤维化后，患者肺组织解剖结构发生了改变，一方面，呼吸道防御能力遭到极大的破坏，体内防御系统遭到破坏后，机体免疫功能降低，各种感染发病率明显增高；另一方面，这些变化造成支气管引流不畅，使呼吸道感染发生率明显增高。这两方面的原因，加剧了肺组织和肺血管结构的改变，加剧了缺氧的发生，随着病情的进展和并发症的形成，晚期在通气功能障碍的基础上发生了换气功能障碍。尘肺患者肺气肿形成

以后，肺泡内的压力越来越高，肺泡内压力的增高对肺泡壁毛细血管有压迫作用，加重了肺循环的阻力，而且这种影响是无法逆转的，这种来自血管外的压力最后造成肺血管阻力增加，肺动脉高压的形成，意义非常重大；同时因为神经-体液的因素、缺氧的因素、二氧化碳分压增高的因素等使肺血管收缩，也是导致肺动脉高压的主要原因。

2. 尘肺病合并慢性支气管炎所致

存在慢性支气管炎引起肺血管阻力增加的功能性因素，如缺氧、高碳酸血症、呼吸性酸中毒等可以使肺血管收缩、痉挛。慢性缺氧可以使继发性红细胞增多，血液黏稠度和醛固酮增加，水钠潴留，肾血流减少等，使肺动脉压力升高。

（二）尘肺肺心病病理和发病机制

1. 气道结构改变

（1）大气道的改变粉尘的长期刺激，经过巨噬细胞性肺泡炎、尘细胞性肉芽肿、尘性纤维化等基本病理改变后，使呼吸道黏膜遭到损伤，支气管管腔扭曲、变形、狭窄或痉挛，尘肺病变越重，这些改变越严重。

（2）小气道的改变在大气道发生病变的同时，细支气管也发生炎性病变，使细支气管管壁增厚，管腔狭窄，造成肺组织限制性通气功能障碍。

2. 肺血管结构的改变

（1）肺小血管的改变粉尘在肺组织内潴留，通过巨噬细胞性肺泡炎、尘细胞性肉芽肿、尘性纤维化等病理改变后，肺内血管可见血栓形成，尘性纤维化区毛细血管床明显减少。这些病变都使肺循环阻力明显增加，奠定了肺动脉高压的病理基础。

（2）肺小血管本身的阻塞、闭塞、毁损尘肺患者出现闭塞性血管内膜炎造成肺循环阻力增加侵犯血管外膜，使病变加重。

（3）肺小血管外的压迫肺泡内压增加，肺动脉收缩压和舒张压均有相应的升高，可导致肺心病的发生。肺间质压力的增加挤压肺小血管，使肺循环阻力增加。

3. 肺功能的改变

（1）通气功能的改变粉尘的长期刺激使支气管管腔扭曲、变形、狭窄或痉挛。同时，气道受到气道外的压迫而闭合，这些均使空气吸入明显受限。由于尘肺造成肺组织广泛纤维化等使胸廓活动受限，导致进出肺泡的气量减少，表现为限制性的通气功能障碍。

（2）换气功能的改变气体弥散功能障碍所致的换气功能改变，当尘肺存在时，肺间质纤维化，后期肺气肿存在，可使肺泡总面积减少，肺泡毛细血管膜增厚，进而影响气体的弥散量。尘肺患者因粉尘在肺组织内潴留，尘性纤维化区毛细血管床明显减少，同时存在严重肺气肿，细支气管阻塞，甚至小叶性肺不张使肺泡通气量减少或完全丧失通气功能，此时如果病变区的肺血流正常，二者比值减少，造成氧分压下降。

4. 心血管功能的改变

导致慢性肺心病的中心环节是肺动脉高压，肺动脉高压是形成肺心病的必要条件。缺氧、高碳酸血症和呼吸性酸中毒是造成肺血管收缩的重要原因，而肺血管收缩是引起肺动脉高压的主要原因之一。在肺动脉高压的基础上，右心室负担逐渐加重，发生右心室肥大。右心的改变可以直接影响左心。随着病情的进展，肺动脉压持续升高，使右心负荷持续加重，代偿功能超过右心室负荷，右心失代偿，排血量下降，右心室收缩末期残留血量增加，舒张末压增加，右心室扩张，最后导致右心功能衰竭。右心功能衰竭的发生多数建立在缺氧加重的诱因基础上，经过治疗解除诱因后早期较轻的右心衰竭可以逆转，但若不能解除诱因或者是晚期的右心衰竭则不可逆转。

三、临床表现及体征

尘肺肺心病病人在早期通常不会出现任何临床症状，仅有部分病人会出现呼吸困难、胸闷气喘、咳嗽、纳差以及咳痰等症状，当病症逐渐加重之后，机体活动后会出现喘息、气短等情况，且随着其病情的不断发展，逐渐发展成为失代偿期肺心病。

（一）临床症状

肺动脉高压、肺循环阻力增加时，心脏发挥代偿功能克服肺动脉阻力的增加，并可在多种生长因子如内皮素、血管内皮生长因子等作用下发生右心室重构及右心室肥大。在肺动脉高压早期，右心室呈向心性肥大，尚能代偿，随着病情进展，特别是急性加重期，肺动脉压力持续升高且严重，右心室失代偿，发生右心室扩大和右心功能衰竭。

（二）体征

心率多增快，心浊音界扩大，胸骨左缘第 2、3 肋间隙浊音界增宽，搏动增强，肺动脉瓣区第二心音亢进，并有收缩期和舒张早期杂音。三尖瓣区亦有收缩期杂音及舒张期奔马律。可有心律失常，如房性、室性早搏、心房扑动、颤动等，亦可发生心脏骤停。右心衰竭时，颈静脉怒张，肝肿大并有压痛，可出现黄疸，双下肢浮肿。

（三）临床分期

慢性肺源性心脏病起病缓慢，临床上除有胸、肺疾患的症状及体征外，主要表现逐渐出现肺、心功能衰竭及其他脏器损害的征象。临床上根据心、肺功能可分为两期。

1. 肺、心功能代偿期

可有咳嗽、咳痰、喘息症状，活动后气促或心悸、呼吸困难、乏力和劳动耐力下降等症状，急性感染后症状加重。也可有咯血或胸痛等临床表现。

体查可有不同程度低的发绀和肺气肿体征。肺动脉高压体征可有肺动脉第二心音亢进，P2＞A2。右心室肥厚体征如剑突下心脏收缩期搏动增强、心音遥远，三尖瓣可闻及收缩期杂音，肝静脉回流障碍可见颈静脉充盈、肝界下移。

2. 肺、心功能失代偿期

功能失代偿的患者，因肺组织严重损伤导致缺氧和二氧化碳潴留，发生呼吸衰竭和（或）心力衰竭。

（1）呼吸衰竭主要表现为缺氧和二氧化碳潴留的临床表现如发绀、呼吸困难、呼吸节律、频率和强度的异常。常有头晕，尤以夜间明显，严重时则会有肺性脑病的表现。体格检查常见颅内压升高的体征如球结膜充血水肿、眼底视网膜扩张、腱反射减弱或消失。高碳酸血症引起血管扩张的表现如皮肤潮红、儿茶酚胺分泌亢进的表现如大量汗出等。早起心排出量增加导致血压升高，晚期血压下降甚至休克。

（2）心力衰竭主要表现右心衰竭。患者表现心悸、气短和发绀更明显，常有腹胀、食欲缺乏、尿少等表现。体查除了肺动脉高压和右心室肥厚的临床表现外，可有颈静脉怒张，肝大压痛、肝颈静脉回流征阳性、下肢水肿甚至腹水等右心功能不全的体征，少数可出现肺水肿及全心衰竭。

四、辅助检查和实验室检查

（一）常规检查

血、尿、便常规，血气分析、肝肾功能、血糖、心肌酶、电解质、凝血功能、D-二聚体、脑钠肽。

（二）X射线检查

除基础病变外，可有肺动脉高压及右心室肥大的表现。

1. 慢性肺心病变X表现

（1）肺血管X射线改变右下肺动脉扩张，其横径≥15mm，右下肺动脉干横径与气管比值＞1.07，后前位肺动脉段凸度＞3mm，中心肺动脉段扩张而外周分支纤细。

（2）心脏X射线改变心尖上翘或圆凸，右前斜位片示肺动脉圆锥部凸出，侧位片示心前缘向前凸出。心脏的大小与肺部原发病有关，如肺气肿患者心胸比值常＜0.4，而肺结核、肺纤维化心胸比值常＞0.5。

2. 肺动脉高压X射线特征

（1）右下肺动脉干扩张横经≥15mm或右下肺动脉横经与支气管横经比值≥1.07，或经观察右下肺动脉干增宽2mm以上。

（2）肺动脉段突出其高度≥3mm，圆锥部显著突出（右前斜位45°）或其高度≥7mm。

（3）中心肺动脉扩张和外周分支纤细形成鲜明对比，肺动脉区中央动脉扩张与周围动脉分支突然变细形成鲜明对比，是肺动脉高压的特征性表现，增粗的右下肺动脉与数个细小的分支血管相连，形成“残根”状肺血管影，称为“残根”征象或截断现象，肺动脉外周血管突然变细呈“残根状”或“鼠尾状”为中度肺动脉高压诊断的重要依据。

3. 肺心病心电图表现

主要改变右房大，表现为P波高尖，顶角＞70，平均电轴≥90°，振幅≥2mm；右室大，电轴右偏，aVR呈QR型（R、Q之比≥1），右胸导联R型（V1R、S之比＞1），左胸导联呈rS型（V5R、S之比＜1）；重度顺钟向转位，V1～V5均呈rS型；右束支传导阻滞图形，心律失常。

4. 心脏彩超表现

肺心病的早期病理改变是肺动脉扩张，右室流出道增大，临床症状不明显，心电图也不易显示，超声心动图能直接探测右室流出道和右心室内径及右肺动脉内径，阳性率较高。

5. 右室Tei指数

右室Tei指数是反映右心整体功能的较敏感的指标，尤其对于临床怀疑肺心病有右心功能损害，而常规超声心动图检查未见明确超声征象者，可为临床提供一定的诊断信息。Tei 指数测量方便，不受心率及心脏几何形态等因素影响，是无创评价心功能的新指标。

6. 其他

B 型脑钠肽（B-type natriuretic peptide，BNP）和 N 末端 B 型脑钠肽前体（N-terminal pro B-type natriureticpeptide，NT-proBNP）与右心功能不全密切相关。对于排除急性发作的右心衰竭，要求 BNP 水平＜100ng/L 或 NTproBNP 水平＜300ng/L；若拟排除慢性稳定性右心衰竭，则要求 BNP 水平＜35ng/L 或 NT-proBNP 水平＜125ng /L。

五、诊断与鉴别诊断

（一）诊断依据

（1）慢性肺、胸廓疾病病史。

（2）慢性肺、胸疾病的体征，如肺气肿体征。

（3）肺动脉高压或右心室肥厚的体征。

（4）肺心功能失代偿期出现心功能衰竭或呼吸衰竭的临床表现。

（5）胸片、心电图、超声心电图等检查提示肺动脉高压、右心室增大的诊断依据。

（二）鉴别诊断

1. 冠心病

冠心病有典型的心绞痛、心肌梗死的病史或心电图表现，若有左心衰竭的发作史、高血压病、高脂血症、糖尿病史更有助鉴别。体检、X 射线及心电图检查呈左心室肥厚为主的征象。

2. 风湿性心脏瓣膜病

青少年时有风湿性关节炎病史，可听到二尖瓣狭窄和关闭不全的杂音，X 射线检查、心电图，特别是超声心动图的检查更有助于诊断。

3. 原发性心肌病

无原发性胸肺或血管病史；全心扩大，严重心律失常，超声心动图可见全心扩大或肥厚型心肌病表现。

六、治疗原则与主要治疗方案

（一）治疗原则

尘肺病并发肺心病的治疗要点主要是肺心病的处理。基本原则是吸氧、抗感染、利尿、纠酸、强心。

对于慢性肺源性心脏病的治疗包括急性加重期和缓解期的治疗。

急性加重期治疗原则：首要积极控制感染，通畅呼吸道，改善呼吸功能；纠正缺氧和二氧化碳潴留；纠正呼吸和心力衰竭；积极处理并发症。

缓解期治疗原则：主要是增强免疫，提高抗病能力去除诱发因素，减少或避免急性加重的发生，希望使肺、心功能得到部分恢复，如长期家庭氧疗等措施。

（二）治疗方案

1. 一般治疗

主要包括健康宣讲、调整生活方式、应注意避免受凉感冒；避免劳累和情绪激动。保持呼吸道通畅，纠正电解质及酸碱失衡，纠正低氧血症和二氧化碳潴留。

2. 病因治疗

（1）积极控制感染控制呼吸道肺部感染，是纠正呼吸衰竭、心力衰竭、防治并发症的关键性措施。

① 感染特点院内感染多，混合感染多，G-菌多，耐药菌多，临床表现不典型多，细菌培养阳性少。

② 抗生素应用原则敏感、联用、足量、静脉，即针对感染特点。选用敏感有效的抗生素，两种抗生素联用覆盖全部可能的致病

菌，足够的剂量，肺心病病人心力衰竭、胃肠淤血、口服药吸收较差，一般采用静脉滴注给药。

③ 抗生素选用方法反复的肺部感染是肺心病恶化和促使心力衰竭的主要原因，及时做出病原学诊断又是控制感染的关键，痰细菌培养药敏结果报告前，或培养阴性，或无条件开展此类检查，凭经验用药。根据当地细菌耐药监测情况，病人用药史、感染环境（社区感染或院内感染），推测可能的病原菌及其可能敏感的抗生素，如有药敏结果选用抗生素更准确。

④ 疗效及疗程抗生素用后每日观察症状、痰量和性状及肺部啰音的变化，敏感抗生素用后 3～5 天即可显示疗效，症状减轻，痰量减少，性状由黏稠脓性变为白色稀薄，啰音明显减少；反之视为无效，应及时更换抗生素。疗程一般 2～3 周。感染控制后及时停用。

3. 氧疗

合理的氧疗可提高动脉氧分压，降低肺动脉高压，减少呼吸肌做功，减轻右心负荷。要求做到既要能纠正缺氧，又能防止因吸氧不当导致的二氧化碳潴留。

一般采用持续低浓度控制性氧疗。采用控制性氧疗时，开始宜使用吸入氧浓度为 1～2L/min，以后复查血气。若 $PaCO_2$ 升高不超过 10mmHg（1mmHg＝133.322Pa），PaO_2 仍处于中度水平，患者神志未出现恶化，可适当提高氧浓度，控制性氧疗的吸氧浓度不宜超过 35％。吸氧后 PaO_2 升至 50mmHg，$PaCO_2$ 上升值不超过 20mmHg，即可基本达到要求。对于慢性肺心病患者，PaO_2 升至 50～60mmHg 则可维持基本的氧合，若 $PaO_2 \geqslant 60$mmHg 且无二氧化碳潴留则是相当理想的氧疗效果。临床实践中，若稍微提高氧浓度，患者立即出现二氧化碳潴留，且动脉血氧分压改善并不明显，若稍微降低氧浓度则氧分压降低非常明显，往往提示该患者宜尽早采取机械通气治疗。

4. 纠正心力衰竭

（1）减轻心脏负荷

① 利尿剂减少血容量，减轻淤血水肿，减轻前负荷。原则：缓和、联用、小量、间歇、短程。注意防治电解质紊乱、酸碱失衡，控制静脉补液数量、速度。

② 降低肺动脉压减轻后负荷方法有长期氧疗，血管扩张剂如α受体阻滞（酚妥拉明等），钙离子拮抗剂（硝苯吡啶等），血管紧张素转化酶抑制剂（卡托普利、依那普利等），硝酸甘油，氨茶碱等酌情选用。

（2）正性肌力药物肺心病由于缺氧及感染，对洋地黄类药物的耐受性很低，不仅疗效差，而且容易发生心律失常甚至猝死等洋地黄中毒现象，故与一般心力衰竭处理不同，对慢性肺心病心力衰竭者应用洋地黄应持谨慎态度。

洋地黄类药物应用指正：

① 感染已控制，缺氧已改善、利尿剂不能得到良好控制良好的疗效而反复水肿的心力衰竭；

② 以右心衰竭为主要表现而无明显感染征象；

③ 出现急性左心衰竭；

④ 观察疗效时不宜以心率的快慢作为治疗有效的指标，但肺心病患者随着血氧的改善（如血氧饱和度提高或动脉血氧分压改善），心率减慢，呼吸困难缓解则是治疗有效的重要标志。

注意下述事项。

① 有应用指征的洋地黄类药的剂量宜小，一般为常规剂量的1/2～2/3量，同时选用作用快、排泄快的洋地黄类药物，用药前应注意纠正低氧、防治低钾血症，以免发生药物毒性反应。可用毒毛旋花子甙K 0.125～0.25mg/次或西地兰 0.2～0.4mg/次，加入50％葡萄糖 20mL 中缓慢静脉推注。纠正缺氧、低钾，防止洋地黄中毒。不以心率减慢为疗效指标，而以下肢水肿等右心衰症状消退为指标。

② 非洋地黄类强心剂米力农（Milrinone）、氨力农（Amrinone）。

③ 减轻血黏稠度，活血化瘀中药（丹参），肝素，血液稀释

疗法。

(3) 血管扩张剂在降低肺动脉高压的同时，也可引起体循环血压下降，导致冠状动脉血流量减少和右心室功能更加恶化，肺血管扩张后常可加重肺内动静脉分流和通气/血流比例失调，加重低氧血症，因而限制了血管扩张剂在肺心病中的临床应用。

5. 营养疗法

肺心病患者由于右心衰竭和高碳酸血症常导致胃肠道淤血，加之缺氧和呼吸均能所致进食减少，以及呼吸功的增加而能量需要增多等，使多数患者营养不良（占 60%～80%），营养支持治疗是肺心病抢救和康复成功的物质基础。营养疗法有助于增强呼吸肌力及改善免疫功能，提高机体抵抗力；是降低肺心病患者病死率和住院次数、降低感染率、缩短住院时间、提高生活质、延长生命的物质保障。热量功能至少为 12.54g/(kg·d)，其中蛋白质的供应为 1.0～1.5g/(kg·d)、糖类一般≤60%。以胃肠道为主辅以胃肠外营养的营养疗法是较为经济有效的支持治疗方法。

6. 机械通气（呼吸机）

治疗重症呼吸衰竭最有效措施。常规治疗呼吸衰竭不缓解，出现下列情况时，应及时建立人工气道，施行机械通气。

指征：

(1) 严重呼吸障碍、呼吸窘迫、浅弱、过快过慢，不规则，暂停，潮式呼吸，间停呼吸（Blots 呼吸），叹息样呼吸；

(2) 意识障碍（肺性脑病）且有加重趋势；

(3) 血气分析动脉血氧分压（PaO_2）＜50mmHg，动脉血二氧化碳分压（$PaCO_2$）＞55mmHg，常规氧疗不好转，且迅速恶化者。

方法建立人工气道经口气管插管（常用），气管切开（少用）；或是上呼吸机无创通气、有创通气。注意呼吸参数调整，防治并发症，呼吸机依赖。

撤离呼吸衰竭纠正，血气正常，自主呼吸恢复，逐渐停、撤。

7. 并发症治疗

对肺病脑病、酸碱失衡、电解质紊乱、心律失常、休克、消化道出血、弥散性血管内凝血的治疗。

肺性脑病是由于呼吸功能衰竭所致的严重缺氧和二氧化碳潴留而引起的精神障碍、神经系统症状的一种综合征，多发生于慢性肺心病急性发作期，是肺心病的主要死亡原因。

（1）治疗

① 通畅呼吸道，鼓励咳嗽。

② 适当应用呼吸兴奋剂、茶碱和糖皮质激素。

③ 出现脑水肿颅内压增高征象时候可使用脱水药、利尿药；脱水药可用20%甘露醇125mL快速静脉滴注，每日1～2次，常与激素合用。

④ 缺氧和二氧化碳潴留药物治疗不理想者，应尽快给予机械通气治疗，有指证时可建立人工气道呼吸机辅助通气，改善通气，以提高血氧分压、降低二氧化碳分压。

（2）预防

① 积极控制感染，通畅呼吸道，合理氧疗，预防和纠正酸碱平衡及电解质紊乱。

② 慎用镇静药。

③ 禁用吗啡、哌替啶、异丙嗪、氯丙嗪、异戊巴比妥、苯巴比妥等中枢抑制药。

8. 酸碱平衡及电解质紊乱

（1）病因

① 肺心病人存在低氧血症及二氧化碳潴留，胃肠道黏膜屏障功能损害，导致胃肠道黏膜充血水肿、糜烂、渗血，或应激性溃疡引起上消化道出血，致使病人纳差、呕吐，使电解质紊乱。

② 右心衰竭时，往往经过反复利尿处理，病人由于惧怕病情加重而过度限盐，使电解质出现负平衡。

③ 肺心病患者大多有长期应用糖皮质激素史，导致慢性肾上腺皮质功能减退，如果不适当停用地塞米松或氢化可的松等，病人可出现乏力、淡漠及血清钠降低。

④ 慢性呼吸衰竭因 CO_2 潴留发展缓慢，肾减少 HCO_3^- 排出，不致使 pH 值明显降低。在心衰治疗开始，病人利尿时，就不必限制盐的摄入，如摄入不足，应在每日的液体中加入生理需要量的氯化钠、氯化钾，预防低钠、低氯、低钾血症的出现，每 3～5 天定期复查电解质，如电解质缺失就及时补充。

（2）治疗

① 呼吸性酸中毒的治疗，主要是改善肺泡通气量，一般不宜补碱，pH 值小于 7.2 时才酌情补充碱性药物。

② 呼吸性碱中毒合并代谢性碱中毒时，应积极治疗引起代谢性酸中毒的病因，适量补碱，使 pH 值升至 7.25 左右即可。

③ 呼吸性酸中毒合并代谢性碱中毒时，适量补氯、补钾，以缓解碱中毒。

④ 电解质紊乱的治疗，低钾血症可补充氯化钾，应注意肾功能和血电解质的监测。

（3）预防

① 合理使用利尿药，原则上宜选用作用轻、剂量小的利尿药，宜少量、间歇给药、短疗程使用，兼用排钾和保钾利尿药，尽量选择口服药物，只有在口服利尿药无效时才快速静脉注射高效利尿药，并注意补充钾盐和动态监测血电解质的变化。

② 注意监测肾功能，尽量选择不损伤肾的药物。

③ 动态监测血气变化，合理调节呼吸机参数，避免二氧化碳过快排除。

④ 纠正酸碱平衡失调时补充的酸碱药物药适量，不要过量，应充分考虑患者的自身代偿功能。

第四节 尘肺病并发气胸

一、概述

胸膜腔是不含气体的密闭潜在性腔隙，任何原因使胸膜破损，气体进入胸膜腔造成积气状态，称为气胸。气胸可分成自发性、外伤性、医源性三类。自发性是指无外伤或人为因素情况下，肺组织和脏层胸膜因原有某种病变或缺陷而发生破裂，气体进入胸膜腔导致胸腔积气而引起的病理生理状况，自发性气胸可分为：原发性气胸、继发性气胸、特殊类型的气胸。原发性气胸发生在无基础肺疾病的健康人；继发性气胸常发生于有基础肺部病变的患者，尘肺病患者发生的气胸为继发性气胸。按气胸与外界空气的关系又分为闭合性气胸（单纯性）、开放性气胸（交通性）和张力性（高压性）气胸三类。

二、病因和发病机制

尘肺病并发气胸其产生机制是在尘肺病的基础上，发生肺大疱破裂或直接损伤胸膜所致。常在尘肺病肺部纤维病灶的基础上，细支气管因炎症狭窄、扭曲，产生活瓣机制而形成肺大疱。肿大的肺大疱因营养、循环障碍而退行性变性，在咳嗽、打喷嚏或肺内压增高时，导致其破裂而引起气胸。有时脏层胸膜破裂或胸膜粘连带撕裂，其中血管破裂，可以形成自发性血气胸。诱发气胸的因素为剧烈运动、提重物或上臂高举、举重运动、咳嗽、喷嚏、屏气或高喊大笑、用力解大便和钝器伤害等，可造成肺泡内压力升高，致使原有病损或缺陷的肺组织破裂引起气胸。使用人工呼吸器时，若送气压力太高，也可能导致气胸。尘肺病并发气胸在各期尘肺均可发生，一般来说尘肺病期别越高，肺纤维化越严重，越容易合并气胸。

气胸发生后由于失去了负压对肺的牵引作用，甚至因正压对肺组织产生压迫，表现为肺容积缩小、肺活量降低、最大通气量降低的限制性通气功能障碍。由于肺容积缩小，初期血流量并不减少，产生通气/血流比例下降，导致动静脉分流，出现低氧血症，尘肺病患者并发气胸时缺氧表现更为明显。大量气胸时，静脉血回心失去负压吸引，甚至胸膜腔内正压可对血管和心脏造成压迫，使心脏充盈减少，心搏出量降低，心率加快、血压降低，甚至休克。张力性气胸更可引起纵隔移位，导致循环障碍，甚至窒息死亡。

三、临床特点

（一）症状

尘肺病并发气胸多在冬春季节发病，症状的轻重取决于原有尘肺病的严重程度（包含尘肺期别、有无缺氧或者二氧化碳潴留、肺功能损伤程度等）、气胸发生快慢、肺压缩程度和压力大小等情况。大部分尘肺病人原本有慢性咳嗽、咳痰、气促等症状，部分患者在气胸发生前有剧烈咳嗽、用力屏气、大便或提重物等的诱因，但也有不少患者在正常活动或安静休息时发病。典型症状为突发性单侧胸痛，继之有胸闷和呼吸困难，并可有刺激性咳嗽。这种胸痛常为针刺样或刀割样，持续时间短暂。刺激性干咳多因气体刺激胸膜所致。大多数起病急骤，如气胸积气量大，或原有尘肺病严重者，则气促更明显。部分少量气胸患者和平时症状相比可无明显变化，有时仅在体检胸部照片或CT时才被发现；而有严重肺功能减退的尘肺患者，即使肺压缩不到10%，在原有气促症状的基础上，亦可产生明显的呼吸困难。

张力性气胸时患者常表现精神高度紧张、恐惧、烦躁不安、气促、窒息感、发绀、出汗，并有脉搏细弱而快，血压下降、皮肤湿冷等休克状态，甚至出现呼吸衰竭、意识不清、昏迷，若不及时抢救，往往导致死亡。气胸患者一般无发热，白细胞计数升高或血沉增快，若有这些表现，常提示有肺部感染或发生了并发症等（如渗出性胸膜炎或脓胸）。

部分患者可发生双侧性气胸，症状较重，以呼吸困难为突出表现，其次为胸痛和咳嗽。

还有部分气胸患者伴有纵隔气肿，则呼吸困难更加严重，常有明显的发绀。更少见的情况是于气胸发生时胸膜粘连带或胸膜血管撕裂而产生血气胸，若出血量多，可表现为面色苍白、冷汗、脉搏细弱、血压下降等休克征象。但大多数患者仅为少量出血。

尘肺病患者肺纤维化病因一直存在难以解除，且常有多发肺大疱，合并肺结核等易伴有胸膜粘连，造成局限性气胸多见；经治疗后部分患者气胸容易反复发作，形成复发性气胸；另有部分患者气胸久治不愈，转为慢性气胸；尘肺病患者合并双侧气胸较一般患者多见，需引起临床注意。图 2.6.6 为左侧局限性气胸并皮下气肿。

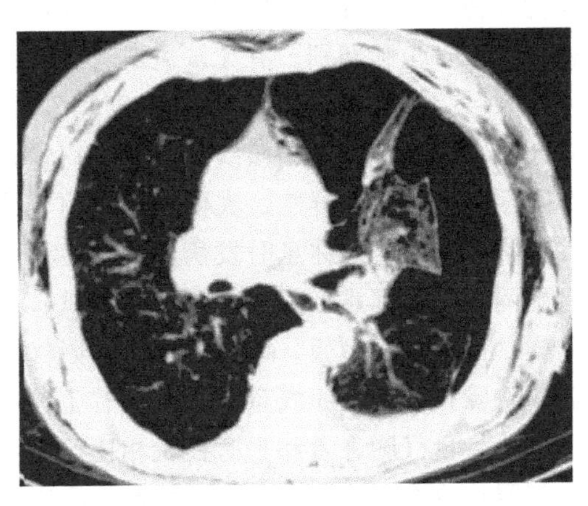

图 2.6.6 左侧局限性气胸并皮下气肿

（二）体征

少量气胸者，常无明显体征，听诊呼吸音减弱有重要提示意义。积气量多时，患者胸廓饱满，肋间隙变宽，呼吸运动减弱；语音震颤及呼吸音减弱或消失。大量气胸时，气管、心脏移向健侧。叩诊患侧呈鼓音。右侧气胸时可致肝浊音界下移。听诊患侧呼吸音减弱或消失。有液气胸时，则可闻及胸内振水声。血气胸如果失血过多，血压下降，甚至发生失血性休克。

在临床上，为便于观察和处理也可把自发性气胸分为稳定型和不稳定型，稳定型表现为：呼吸频率低于 24 次/分；心率 60～120

次/分；血压正常；呼吸室内空气时动脉血氧饱和度（SaO_2）＞90%；两次呼吸间说话成句。不符合以上表现者为不稳定型。

（三）临床分类及特点

根据脏层胸膜破口的情况及其发生后对胸腔内压力的影响，将自发性气胸分为以下三种类型。

1. 闭合性气胸（单纯性）

闭合性气胸在呼气肺回缩时，或因有浆液渗出物使脏层胸膜破口自行封闭，不再有空气漏入胸膜腔。胸膜腔内测压显示压力有所增高，抽气后，压力下降而不复升，说明胸膜破口不再漏气。胸膜腔内残余气体将自行吸收，胸膜腔内压力即可维持负压，肺脏随之逐渐复张。

2. 开放性气胸（交通性）

开放性气胸因两层胸膜间有粘连和牵拉，使破口持续开启，吸气和呼气时，空气可自由进出胸膜腔。患侧胸膜腔内压力为零上下，抽气后观察数分钟，压力并不下降。

3. 张力性气胸（高压性）

胸膜破口形成活瓣性阻塞，吸气时开启，空气漏入胸膜腔；呼气时关闭，胸膜腔内气体不能再经破口返回呼吸道而排出体外。其结果是胸膜腔内气体愈积愈多，形成高压［胸膜腔内测压常超过 $10cmH_2O$（$1cmH_2O=98.0665Pa$），甚至可达 $20cmH_2O$］，使肺脏受压，呼吸困难，纵隔推向健侧，循环也受到障碍，需要紧急排气以缓解症状。若患侧胸膜腔内压力升高，抽气至负压后，不久又恢复正压，应安装持续胸膜腔排气装置。

气胸的类型也可因为胸膜裂口的变化而互相转换，部分尘肺病并发气胸经长时间治疗破口不愈合，气胸持续存在（胸腔闭式引流管持续有气泡冒出），发病超过 2 月肺未复张者为慢性气胸。导致其形成的主要原因有：各种原因导致的支气管阻塞、支气管胸膜瘘、破裂口较大或胸膜粘连牵拉而持续开启、脏层胸膜增厚，甚至气道被分泌物阻塞等，均可阻碍肺的复张，造成慢性气胸，进行胸膜腔内压力测定有助于鉴别破裂口是否闭合。

四、辅助检查

（一）X 射线胸片检查

X 射线胸片检查是诊断气胸的重要方法，可显示肺受压程度，肺内原有尘肺病变情况以及有无胸膜粘连、胸腔积液及纵隔移位等。气胸的典型 X 射线表现为外凸弧形的细线条形阴影，称为气胸线，线外透亮度增高，无肺纹理，线内为压缩的肺组织。大量气胸时，肺脏向肺门回缩，呈圆球形阴影。大量气胸或张力性气胸常显示纵隔及心脏移向健侧。合并纵隔气肿在纵隔旁和心缘旁可见透光带。尘肺患者肺部慢性炎症使胸膜多处粘连，发生气胸时，多呈局限性包裹，有时气胸互相通连。气胸若延及下部胸腔，肋膈角变锐利。合并胸腔积液时，显示气液平面，透视下变动体位可见液面亦随之移动。局限性气胸在后前位胸片易遗漏，侧位胸片可协助诊断，或在 X 射线透视下转动体位可发现气胸。

（二）CT 检查

气胸在 CT 上表现为胸膜腔内出现极低密度的气体影，伴有肺组织不同程度的萎缩改变。CT 对于小量气胸、局限性气胸以及肺囊肿、肺大疱与气胸的鉴别比 X 射线胸片更敏感和准确。

气胸容量的大小可依据 X 射线胸片判断。一般认为，在正位胸片上，侧胸壁至肺边缘的距离为 1cm 时，约占单侧胸腔容量的 25%左右，2cm 时约 50%。故从侧胸壁与肺边缘的距离≥2cm 为大量气胸，<2cm 为小量气胸。如从肺尖气胸线至胸腔顶部估计气胸大小，距离≥3cm 为大量气胸，<3cm 为小量气胸。就容积而言，很难从 X 射线胸片精确估计，尤其尘肺病患者合并局限性气胸多见，如果需要精确估计气胸的容量，CT 扫描是比较好的方法。

（三）胸内压测定

有助于气胸分型和治疗。可通过测定胸内压来明确气胸类型

（闭合性、开放性、张力性）的诊断。

（四）胸腔镜检查

可明确胸膜破裂口的部位以及基础病变，同时可以进行治疗。

（五）血气分析和肺功能检查

部分尘肺病患者的动脉血气分析平时即可异常，可出现 PaO_2 下降及 $PaCO_2$ 上升。合并气胸后血气分析结果会较平时更加异常，此时血气分析结果可为少量气胸患者是否应穿刺抽气治疗提供考虑依据。

肺功能检查对尘肺合并气胸患者临床治疗帮助不大，还可能加剧病情，故不推荐采用。

五、诊断与鉴别诊断

（一）诊断

根据临床症状、体征及 X 射线表现，诊断本病并不困难。胸部 X 射线或 CT 显示气胸线是确诊依据；尘肺患者本身有咳嗽、气促等症状，并发自发性气胸时，与其原有的症状和体征常易混淆，特别是少量气胸时容易掩盖症状而出现漏诊，此时胸部 CT 检查尤为重要。若住院患者出现突发呼吸困难怀疑张力性气胸或由于病情危重无法搬动时，可行床边胸片检查或在患者胸腔体征最明显处诊断性穿刺，以抢救生命，如抽出气体呼吸困难明显缓解则可证实气胸的诊断。

（二）鉴别诊断

1. 肺大疱

起病缓慢，病程较长；而气胸常常起病急，病史短。X 射线检查肺大疱为圆形或椭圆形透光区，位于肺野内，其内仍有细小条状纹理；而气胸为条带状影，位于肺野外胸腔内。肺周边部位的肺大疱易误诊为气胸，胸片上肺大疱线是凹面向侧胸壁；而气胸的凸面常朝向侧胸壁，胸部 CT 有助于鉴别诊断。经较长时间观察，肺大疱大小很少发生变化，而气胸形态则日渐变化，最后消失。如误对肺大疱抽气测压，易引起气胸，需认真鉴别。

2. 急性心肌梗死

有类似于气胸的临床表现，如急性胸痛、胸闷、呼吸困难、休克等临床表现，但患者常有冠心病、高血压病史，心音性质及节律改变，无气胸体征，心电图或胸部 X 射线检查、血清心肌酶学等有助于鉴别。

3. 肺栓塞

常有栓子形成的基础疾病，无气胸体征，胸部 X 射线检查或 CT 及血液检查有助于鉴别，急性肺栓塞时，血浆 D-二聚体升高，但特异性差，对 PTE 无诊断价值，若其含量低于 500 μg/L，肺栓塞的可能性较小。

4. COPD 和支气管哮喘

COPD 呼吸困难是长期缓慢加重的，支气管哮喘有多年哮喘反复发作史。当 COPD 和支气管哮喘患者呼吸困难突然加重且有胸痛时，应考虑并发气胸的可能，胸部 X 射线检查或 CT 可助鉴别。

六、治疗原则与主要方案

尘肺并发气胸是职业病临床急诊之一，尤其是张力性气胸、持续性或复发性气胸诊疗不及时或不恰当，常损害患者肺功能，甚至威胁生命。故积极治疗，预防复发是十分重要的。在确定治疗方案时，应考虑患者尘肺病严重程度、目前症状、体征、胸部 X 射线或 CT 变化（肺压缩的程度、有无分隔、纵隔移位）、胸膜腔内压力、有无胸腔积液、气胸发生的速度及动脉血气、原有肺功能状态，首次发病还是复发等因素。

一般来说影响肺复张的因素包括：年龄、营养状态、基础肺疾病、气胸类型、肺萎陷时间长短以及治疗措施等。

基本治疗原则，包括卧床休息、吸氧、排气疗法、防止复发、手术疗法及原发病和并发症防治等；张力性气胸等情况需要紧急排气治疗。

（一）一般治疗

尘肺病并发气胸患者应绝对卧床休息，吸氧，避免剧咳，使肺活动减少，有利于气体吸收和肺的复张。对于多数患者而言，营养不良状态常见，故加强营养支持治疗对气胸破口的愈合是很重要的。

保守治疗主要适用于稳定型小量气胸，首次发生的症状较轻的闭合性气胸。一般肺压缩在20%以下，不伴有呼吸困难、动脉血气正常者可保守治疗，但必须严密观察，必要时心电及血氧饱和度监测。如无明显二氧化碳潴留，经鼻导管或面罩给高浓度氧(10L/min)，可加快气胸气体吸收，使肺尽早复张。

（二）排气疗法

适用于呼吸困难明显、肺压缩程度超过20%～30%的患者，尤其是张力性气胸等需要紧急排气者。

1. 胸膜腔穿刺抽气法

常选择患侧胸部锁骨中线第二肋间为穿刺点，如为局限性气胸可结合胸部CT等检查确定穿刺点，一般首次抽气不超过600～100mL，根据肺复张情况每日或隔日抽气一次。张力性气胸时病情危急，抢救患者生命为第一要务，应立即胸腔穿刺排气，紧急时可用粗针头迅速刺入胸膜腔排气减压；也可用粗注射针头，在其尾部扎上橡皮指套，指套末端剪一小裂缝，插入胸腔做临时排气用，高压气体从小裂缝排出，待胸腔内压减至负压时，套囊的小裂缝关闭，外界空气不能进入胸膜腔。随后行胸腔闭式引流术。

2. 胸腔闭式引流术

尘肺病并发气胸患者往往病情较重、治疗时间较长，故大部分需行胸腔闭式引流术。对于不稳定型气胸，呼吸困难明显、肺压缩程度较重的气胸或者交通性气胸，张力性气胸，反复发生的气胸更需要行胸腔闭式引流术持续置管引流。一般选用16～22F的硅胶管引流，如有支气管胸膜瘘或机械通气的患者，应选择24～28F

的大导管。外接水封瓶，导管另端置于水封瓶水面下 1～2cm，插管成功则可见气泡持续逸出。对肺压缩严重、时间较长的患者，插管后应夹住引流管分次引流，以免引起胸腔内压力骤降产生肺复张后肺水肿。如水封瓶未见气泡冒出 1～2 天，患者无气急，经影像学检查见肺已全部复张时，可拔除导管。也可在水封瓶 24h 以上没见气泡逸出后夹管，夹管 24h 后，患者若无明显症状，复查胸片或 CT，肺复张良好，予以拔管。液气胸需排气排液者，多在上胸部置管引流，一般肺复张后，液体亦可随之排出，必要时需要置上、下两根引流管。局限性包裹性气胸或有胸膜粘连者，应根据 X 射线透视或胸部 CT 定位置管。如单纯持续置管引流较久肺仍未复张者，可考虑持续负压引流。一般负压为 10～20cmH_2O，闭式负压吸引宜连续开动吸引机，如 12h 后仍未复张，应查找原因。如无气泡冒出，表示肺已复张，停止负压吸引，观察 2～3 天，经影像学检查证实气胸未再复发后，即可拔除引流管，用凡士林纱布覆盖手术切口。

（三）化学性胸膜固定术

由于尘肺并气胸复发率高，为了预防复发，用硬化剂等引入胸膜腔，产生无菌性胸膜炎症，使脏层和壁层两层胸膜粘连从而消灭胸膜腔间隙，使空气无处积存，即所谓“胸膜固定术”。

（1）主要适应证不宜手术或拒绝手术的下列患者：

① 持续性、慢性或复发性气胸；

② 双侧气胸；

③ 合并肺大疱；

④ 已有肺功能不全，不能承受手术者。

（2）粘连剂类型　常用硬化剂有医用滑石粉、多西环素等，用生理盐水 60～100mL 稀释后经胸腔导管注入，夹管 1～2h 后引流；或经胸腔镜直视下喷洒粉剂。为提高粘连的成功率，胸腔注入硬化剂前，尽可能使肺完全复张，为避免药物引起的局部剧痛，先注入适量利多卡因，15～20min 后注入硬化剂，监督患者充分转动体位，以使硬化剂和各处胸膜充分接触。若一次无效，可重复注药。观察1～3天，经X射线透视等检查证实气胸已吸收，可拔除引流管。此法成功率高，主要不良反应为胸痛、发热等，有报道滑石粉可引起急性呼吸窘迫综合征，应用时应密切观察。

（3）其他胸膜粘连剂使用纤维蛋白类如自体血、血浆、纤维蛋白原加凝血酶，氨甲苯酸（止血芳酸、PAMBA）等，其作用是增加纤维蛋白生成，使胸膜粘连；高渗葡萄糖也可试用。

（四）肺或大疱破口闭合法

尘肺并气胸患者，如气胸破口长期不闭合，可在不开胸的情况下经内镜使用激光或黏合剂直接黏合胸膜裂口使裂口闭合。

在常规胸腔闭式引流基础上，采用支气管镜下气囊探查及选择性支气管封堵术，封堵住通往破损肺的支气管达到治疗的目的。

（五）手术治疗

近年来由于胸腔外科的发展，尤其是电视胸腔镜器械和技术的进步，手术处理自发性气胸已成为安全可靠的方法。外科手术可以消除肺的破口，又可以从根本上处理原发病灶，如肺大疱、支气管胸膜瘘、结核穿孔等，或通过手术确保胸膜固定。手术治疗可分为电视辅助胸腔镜手术和开胸手术。电视胸腔镜技术在临床上得到广泛的应用，完全胸腔镜肺大疱切除术，胸壁仅需2个或3个1.5cm的小孔，就可切除肺大疱，根治气胸不再复发 ，费用低、效果好。一般来说，无论肺大疱多么复杂，无论胸腔内粘连程度多么严重，只要开胸能够处理的，完全胸腔镜基本上都能够处理。

以下情况均可考虑手术治疗：

（1）张力性气胸引流失败者；

（2）慢性气胸所致肺不张者；

（3）血气胸患者；

（4）双侧气胸，尤其双侧同时发生者；

（5）胸膜增厚致肺膨胀不全者；

（6）伴巨型肺大疱者；

(7) 复发性气胸者。

若影像学见到多发性肺大疱者则更是手术指征。

(六) 特殊情况的处理

1. 双侧同时自发性气胸

一般来说尘肺并发双侧气胸患者病情极为严重，死亡率较高，必须及时明确诊断，评估病情，紧急处理。

(1) 若双侧均为少量气胸且病情稳定者，可严格监护、高浓度吸氧、动态观察，随时做好胸腔穿刺抽气的准备。

(2) 气胸量较多时行双侧胸腔闭式引流，解除气胸所造成的危急状态。

(3) 若双侧胸腔闭式引流效果差或长期不愈合可考虑手术治疗，对暂时不能手术者宜创造条件至少先作一侧根治手术，肺部病灶或大疱明显者多选择大疱缝扎或肺部分切除加胸膜固定术。双侧气胸患者治疗过程中，应注意积极预防和控制感染。

2. 自发性血气胸

主要是气胸时脏层和壁层胸膜之间粘连带撕裂导致血管断裂引起的，临床上表现为气胸和血胸的症状（即液气胸和内出血）与体征及 X 射线表现。

(1) 保守治疗抽气排液，解除压迫症状，改善通气功能。一般抽液量在 1000mL 左右，必要时可重复抽吸。

(2) 胸腔闭式引流用大孔径胸腔引流管作持续负压吸引，压力为-0.98kPa（-10cmH_2O），抽气排液，促使肺复张，肺完全复张后，出血多能自行停止；补充血容量，积极抗休克治疗。

(3) 保守治疗无效，胸膜腔内持续出血者，抗休克治疗同时外科手术治疗。可胸腔镜术或开胸手术。胸腔镜术主要具有清除血凝块、烧灼止血、修补裂口等作用；开胸手术治疗主要用于胸腔镜手术失败者或凝血致胸膜增厚者。

3. 脓气胸

由金黄色葡萄球菌、肺炎克雷伯杆菌、结核分枝杆菌、厌氧菌等引起的坏死性肺炎及肺脓肿、干酪性肺炎可并发脓气胸，常有支气管胸膜瘘形成，应进行插管排脓和排气，脓液培养＋药敏，选择有效的抗菌药物治疗。有包裹出现时需要胸腔内冲洗疗法，支气管胸膜瘘持续存在者需手术治疗。

4. 纵隔气肿和皮下气肿

张力性气胸抽气或行闭式引流术后，可沿针孔或切口出现胸壁皮下气肿。部分高压的气体进入肺间质，循血管鞘经肺门进入纵隔，继沿筋膜进入颈部皮下组织及胸腹部皮下。因纵隔内大血管受压，可出现胸骨后疼痛、气急、紫绀、血压下降、心浊音界缩小或消失、心音遥远，纵隔区可闻及与心跳一致的破裂音。X 射线胸片纵隔旁或心缘旁出现透明带。皮下气肿及纵隔气肿多能随胸膜腔内气体排出减压而自行吸收，吸入高浓度氧气有利于气肿吸收，如纵隔气肿张力过高而影响呼吸和循环时，可作胸骨上窝穿刺或切开排气。

第五节　尘肺病并发呼吸衰竭

一、概述

呼吸衰竭是由于各种原因引起的肺不能完成有效的气体交换，导致缺氧和二氧化碳潴留，从而产生一系列的病理生理改变的临床综合征。呼吸衰竭是尘肺病常见的并发症，也是导致尘肺病死亡的主要原因之一。尘肺病患者由于肺结节、纤维化等病变，肺通气功能下降，且不能进行有效的气体交换，导致缺氧，伴或者不伴二氧化碳潴留，即呼吸衰竭，并引起一系列生理和代谢功能紊乱临床综合征。呼吸衰竭是一种功能障碍状态，而不是一种疾病，可因肺部疾病引起也可能是其他各种疾病的并发症。呼吸衰竭分为急性呼吸衰竭和慢性呼吸衰竭，尘肺病并发呼吸衰竭以慢性呼吸衰竭为主，若出现气胸、肺部重症感染等并发症时出现急性呼吸衰竭也比较多见。

二、病因、病理生理及发病机制

（一）病因

损害呼吸功能的各种因素都会导致呼衰，尘肺病并发呼吸衰竭临床上常见的病因有如下几方面。

（1）呼吸道病变支气管炎症痉挛分泌物等阻塞气道，引起通气不足，气体分布不匀导致通气/血流比例失调，发生缺氧和二氧化碳潴留。

（2）尘肺本身肺组织病变，或者合并肺炎、重度肺结核、肺气肿、弥散性肺纤维化等，可引起肺容量、通气量、有效弥散面积减少，通气/血流比例失调导致肺动脉样分流，引起缺氧和（或）二氧化碳潴留。

（3）气胸和胸腔积液等，影响胸廓活动和肺脏扩张，导致通气减少吸入气体不匀影响换气功能。

（二）病理生理

呼吸衰竭时发生的缺氧和二氧化碳潴留可影响全身各系统器官的代谢和功能，其对机体的损害程度取决于缺氧和二氧化碳潴留发生的速度、程度和持续时间。若缺氧和二氧化碳潴留同时存在时，对机体的损害更为明显，其中缺氧对机体损害显得更为重要。慢性呼吸衰竭病人，因原有肺部疾病存在着呼吸系统症状，但缺氧和二氧化碳潴留又可进一步影响呼吸功能，有时两者难以分辨出来。缺氧时，位于颈动脉体和主动脉弓的外周化学感受器可产生兴奋，并刺激呼吸中枢，反射性增强呼吸运动，具有代偿意义，此反应在 PaO_2 低于 60mmHg 时才明显。临床上可表现为呼吸频率增加和肺通气量增加。但此种保护性反射作用是有一定限度，当 PaO_2 低于 30mmHg 时，缺氧对呼吸中枢有直接的抑制作用，此作用可大于反射性兴奋作用，而使呼吸抑制。表现为呼吸频率和肺通气量均明显降低或减少，以至呼吸节律变慢、幅度变浅、最终呼吸完全停止。另外，长时间增强的呼吸运动可使呼吸肌耗氧量剧增，加上血氧供应不足，可导致呼吸肌疲劳，使呼吸肌收缩减弱，呼吸变浅而快，肺泡通气量减少，可加重呼吸衰竭。

（三）发病机制

（1）肺泡通气功能不足由于尘肺病患者肺组织的广泛纤维化和代偿性肺气肿在肺间质、肺血管壁和小支气管周围以及胸膜均有大量的纤维组织增生，使肺组织弹性减弱、肺扩张受限肺和胸廓的顺应性降低，单位时间内进入肺泡的新鲜气体量减少，导致体内缺氧和二氧化碳潴留。尘肺病早期肺功能相对正常，呼吸衰竭不出现，随着肺部病变的发展，肺功能损害加重，缺氧逐渐明显，即使未出现弥散功能障碍也可有低氧血症，此时 CO_2 可不出现潴留，表现为低氧性呼吸衰竭，接着逐步出现 CO_2 潴留。正常肺可通过增加呼吸来补偿无效腔或无效通气，但尘肺患者功能受损却难以充分补偿，尤其是尘肺病变严重的病例，生理无效腔占的比例大为增加，呼吸衰竭更加明显且难以恢复。

（2）通气/血流灌注比例失调通气/血流灌注比例因肺组织的损害，致吸入气体和血流的分布不均匀导致通气血流比例失调，而引起组织缺氧和二氧化碳的潴留，造成呼吸功能衰竭，若尘肺肺气毛细血管床受压和肺泡破坏，通气在数量上超过血流，故通气/血流比值增大时，进入肺泡的部分气体仍没有机会与血流进行充分交换，造成无效通气，从而导致缺氧，PaO_2 下降，发生低氧性呼吸衰竭为主；若肺泡交换气体极低，接着便会产生 CO_2 潴留，继而发生通气性呼吸衰竭。

（3）弥散功能障碍尘肺时由于肺泡壁粉尘沉着纤维组织增生及毛细血管壁粉尘沉着，管壁增厚等病理改变均可致弥散距离增加，影响氧的弥散功能。当尘肺肺气肿、肺泡扩大破裂和毛细血管受挤压，影响了气体在肺泡与毛细血管膜的溶解度，弥散面积减小，氧的弥散降低。

三、临床特点

尘肺病并发呼吸衰竭的临床表现主要是由于缺氧和二氧化碳潴

留造成的一系列临床表现，并在尘肺病原有的临床症状基础上加重。

（一）症状

（1）呼吸困难是尘肺病并发呼吸衰竭的首发症状。病情较轻时表现为呼吸费力伴呼气延长，严重时发展成浅快呼吸、端坐呼吸或者张口呼吸，辅助呼吸肌参与时可出现“三凹症”。若并发 CO_2 潴留，$PaCO_2$ 升高过快或者显著升高以致发生 CO_2 麻醉时，患者可由呼吸过速转为浅慢性呼吸或潮式呼吸。

（2）神经、精神症状急性呼吸衰竭的神经精神症状较慢性呼吸衰竭明显，缺氧严重时可出现头痛、烦躁不安、神志恍惚、意识不清；慢性呼吸衰竭伴 CO_2 潴留时，随 $PaCO_2$ 升高可表现为兴奋后抑制现象。兴奋症状包括失眠、烦躁、躁动、夜间失眠而白天嗜睡（昼夜颠倒现象）。但此时切忌用镇静或催眠药，以免加重 CO_2 潴留，发生肺脑病。

（3）心血管系统症状早期由于缺氧和二氧化碳的潴留刺激化学感受器，使心率增快，心排血量增加而血压升高，心律失常。晚期由于长期缺氧，心搏量减少，导致休克。CO_2 潴留时使血管扩张，皮肤温暖、红润、多汗。

（4）其他呼吸衰竭可引起多个系统或器官的功能异常，电解质失调、胃肠缺氧出现应激性溃疡而引起上消化道出血、肝肾功能异常出现黄疸、转氨酶升高以及营养障碍等。

（二）体征

（1）呼吸频率加快、端坐呼吸、“三凹征”、耸肩等呼吸困难的表现。胸腹矛盾呼吸节律提示呼吸肌疲劳。

（2）紫绀发绀是机体组织缺氧的典型症状。主要在口唇、面部及指甲出现紫绀，应注意红细胞增多者发绀更明显，贫血者则发绀不明显。

（3）如果是肺部感染诱发的呼吸衰竭，在肺部听诊时可闻及湿性啰音，气胸时有一侧胸廓饱满、叩诊为鼓音伴呼吸音低下或消失的体征。

(4) 出现肺性脑病时可观察到神志的改变。

四、辅助检查

1. 动脉血气

呼吸衰竭患者都有低氧血症和或高二氧化碳血症，出现呼吸性酸中毒和代谢性碱中毒，$PaO_2 < 60mmHg$ 和或 $PaCO_2 > 50mmHg$，$pH < 7.35$ 或 $pH > 7.45$ 时，则提示酸碱失调。pH 值为血液中氢离子浓度的负对数值。正常范围为 7.35～7.45，低于 7.35 为失代偿性酸中毒，高于 7.45 为失代偿性碱中毒，但不能说明是何种性质的酸碱中毒。

动脉血气分析能客观反映呼衰的性质和程度，对指导氧疗、机械通气各种参数的调节，以及纠正酸碱平衡和电解质均有重要价值。

2. 血常规

血常规检查为红细胞计数增多，但大多数尘肺病患者是由于感染导致呼吸衰竭，血常规检查时可见白细胞和中性比值增高。

3. 凝血功能

慢性呼吸衰竭者由于缺氧等因素刺激常并发继发性红细胞增高症，血液处于高黏稠状态，D-二聚体对肺栓塞的诊断有着一定的意义。

4. 电解质

呼吸衰竭患者常出现电解质紊乱，如低钠血症、高钾血症、低氯血症等。

5. 痰液检查

痰涂片与细菌培养检查，其结果有利于指导用药。

6. 其他检查

呼吸衰竭可引起心、脑、肝、肾、胃肠、血液、营养、代谢等多个系统或器官的功能异常，应对其相应的症状及时作出相应的检查。

7. 胸部X片和肺部CT

肺部影像学检查对呼吸衰竭是否由气胸、肺部感染等导致的确诊意义极大。

五、诊断与鉴别诊断

1. 诊断

慢性呼吸衰竭失代偿期，根据患者呼吸系统慢性疾病或其他导致呼吸功能障碍的病史，有缺 O_2 和（或）CO_2 潴留的临床表现，结合有关体征，诊断并不困难。

在尘肺病诊断基础上，患者出现呼吸困难 $PaO_2<60mmHg$ 即可诊断为尘肺病并呼吸衰竭。根据有无二氧化碳潴留将呼吸衰竭分为两型，$PaO_2<60mmHg$、$PaCO_2<50mmHg$，为Ⅰ型呼吸衰竭，$PaO_2<60mmHg$ 且 $PaCO_2>50mmHg$，为Ⅱ型呼吸衰竭。

2. 鉴别诊断

（1）自发性气胸　尘肺病患者因广泛的肺气肿、肺大泡、纤维化的肺组织牵拉等因素容易导致气胸，患者出现不同程度的呼吸困难症状，尘肺病患者本身就有呼吸困难，如果气胸压缩程度不严重，患者呼吸困难逐渐加重，缺氧症状也是逐渐明显，但如果肺压缩较严重，则出现急性呼吸衰竭，患者胸痛、大汗、烦躁不安、呼吸窘迫等，胸部X射线片可以确诊予以鉴别。

（2）心源性肺水肿　心源性肺水肿时的呼吸困难与体位有关，患者卧床时呼吸困难加重，咯粉红色泡沫样血痰，用强心利尿剂等治疗效果较好，肺水肿的啰音多在肺底部。而呼吸衰竭引起的呼吸困难多与体位关系不大，血气分析有低氧血症和 CO_2 潴留的表现，可通过测定脑钠肽、肺动脉楔压（PAWP）、超声心动图检查来鉴别。

呼吸衰竭还要与肺不张、上呼吸道阻塞、急性肺栓塞等鉴别。

通过询问病史、体检和胸部 X 射线检查等可作出鉴别。

六、治疗原则与主要治疗方案

（一）治疗原则

呼吸衰竭的治疗在尘肺病的治疗中占据着重要的位置，及时纠正呼吸衰竭，能够延缓尘肺的病情进展，提高患者的生活质量，延长患者的生存期。呼吸衰竭的治疗原则，首先是对病因和诱因的治疗，对症处理和一般支持治疗，在此基础上予以呼吸支持，纠正呼吸衰竭，积极预防和治疗各种并发症。

（二）主要治疗方案

1. 保持呼吸道通畅

在氧疗和改善通气之前，必须采取各种措施，使呼吸道保持通畅。如用多孔导管通过口腔、咽喉部，将分泌物或胃内反流物吸出。痰黏稠不易咳出，用雾化或者化痰剂稀释痰液，支气管痉挛时使用支气管解痉剂扩张支气管，必要时可给予肾上腺皮质激素吸入缓解支气管痉挛；还可用纤支镜吸出分泌物。

祛痰、清除呼吸道分泌物：当患者促进痰液分泌，便于患者咳出或吸出，利于支气管腔通畅，多鼓励患者咳嗽，有效的呼吸道湿化、体位翻动、拍背、清醒患者鼓励咳嗽，行气管插管的患者，积极吸引均为解除分泌物潴留的有效方法。

2. 氧疗

（1）缺氧不伴二氧化碳潴留的氧疗可给予吸较高氧浓度，纠正缺氧，通气随之改善。对合并肺炎所致的实变、肺水肿和肺不张引起的通气/血流比例失调性缺氧，因氧疗并不能增加分流静脉血的氧合，如分流量小于 20%，吸入高浓度氧（>50%）可纠正缺氧；若超过 30%，其疗效差，如长期吸入高浓度氧会引起氧中毒。

（2）缺氧伴明显二氧化碳潴留的氧疗其氧疗原则应给予低浓度（<35%）持续给氧。若吸入高浓度氧，PaO_2 迅速上升，使外周化学感受器失去低氧血症的刺激，患者的呼吸变慢而浅，$PaCO_2$

随之上升，严重时可陷入 CO_2 麻醉状态，吸入高浓度的氧，加重通气与血流比例失调，引起生理死腔（VD）与潮气量（VT）之比的增加，从而使肺泡通气量减少，$PaCO_2$ 进一步升高。

3. 氧疗方法

（1）鼻塞给氧法常用的给氧方法，它简单、舒适，不存在呼出气的重复呼吸，易为患者接受，但不太容易固定，给氧在高流速吸氧时可能导致黏膜干燥。

（2）鼻导管给氧法这种给氧方法采用导管插入，一般是双鼻导管，患者稍感不适，可以耐受，容易固定，是临床较常用的给氧方法。但鼻塞给氧和鼻导管给氧在高流速吸氧时可能导致黏膜干燥。

（3）面罩给氧法能提供较好的湿化，适用于缺氧严重而无 CO_2 潴留的患者，主要用于换气功能障碍伴严重低氧血症患者，但影响喝水、进食、咳痰，有时还可能增加呕吐及误吸的风险。

4. 呼吸衰竭患者进行氧疗时的注意事项

（1）注意掌握氧疗的一般原则，除紧急情况外，给氧气前和治疗中进行动脉血气分析，这对于选择给氧浓度、流量，维持预期的 PaO_2 水平，防止并发症及氧气中毒。

（2）注意控制高浓度给氧及低浓度给氧，避免二氧化碳潴留。

（3）注意氧疗法的持续时间，尤其是高浓度吸氧的时间。

（4）注意出现氧疗并发症，由于长时间高浓度吸氧，在纠正缺氧时间的同时诱发二氧化碳潴留、氧中毒。因此，在吸氧时应严格掌握吸氧适应症、吸氧浓度和吸氧时间，加强氧疗的监护，及时监测动脉血气，以防止并发症的发生。

（5）当清理呼吸道无效、支气管痉挛导致气道阻塞，代谢性酸中毒、呼吸性酸中毒、代谢性碱中毒等血液酸碱度失衡，难以纠正的心功能不全者不能很好地将氧合后的血液运送到组织，贫血使机体携氧能力下降等情况时，将会影响氧疗效果。

5. 长期氧疗

尘肺病并呼吸衰竭患者存在长期慢性低氧血症，需要每日较长时间吸氧并长期维持，即长期氧疗（LTOT）。LTOT 在提高治疗效果、改善肺功能及生活质量等方面具有重要意义。LTOT 应用于接受最佳治疗后临床症状稳定但仍持续低氧的患者，一般是使用鼻导管吸氧，氧流量 1.0～2.0L/min，氧疗每天至少 15h。LTOT 指征：

（1）PaO_2≤55mmHg，SaO_2≤88%，有或没有高碳酸血症；

（2）PaO_2 44～60mmHg，或 SaO_2＜89%，并有肺动脉高压、心力衰竭水肿或红细胞增多症（血细胞比容＞55%）。

研究表明，大多数 COPD 患者经 LTDOT 以后血细胞比容降低，肺动脉压和肺血管阻力下降，运动耐力提高，住院天数和住院次数均减少。经几年观察和治疗，患者的死亡率下降，寿命延长。近年来观察到，LTDOT 对 COPD 患者的血流动力学也有影响，随着肺动脉压的降低，心排出量和心脏指数增加，右心衰竭改善。

（三）药物治疗

1. 抗感染治疗

支气管和肺部感染是呼吸衰竭最常见的诱发因素，又因分泌物的积滞使感染加重，积极抗感染治疗是治疗呼吸衰竭的根本措施，先经验性选用抗菌谱广、疗效强的抗生素，待痰培养及其药敏结果出来后再根据敏感抗生素及时更换抗生素。尘肺病患者，尤其是合并慢阻肺和肺心病患者反复感染，且往往无发热，血白细胞增高等中毒症状，仅感气急加重，如不及时处理，轻度感染也可导致失代偿性呼衰发生。

2. 解痉平喘

有茶碱、抗胆碱能药物和受体激动剂类，其作用是扩张支气管，促进纤毛运动、增加膈肌收缩力，从而改善通气功能，但使用茶碱类药物治疗时注意监测血药浓度。

3. 糖皮质激素

COPD、支气管哮喘等因小气道病变所致呼吸衰竭者，支气管平滑肌痉挛、黏膜水肿是影响通气的病理基础，糖皮质激素的应用对上述变化是针对性治疗。患者出现肺性脑病、顽固行支气管痉挛、顽固性右心衰以及严重感染患者，可适当短期使用激素，病情好转后2～3天停用或者减量，但是因呼吸衰竭，胃肠道缺氧缺血，防止消化道出血，所以使用激素时保护好胃肠黏膜。

4. 呼吸兴奋剂的应用

呼吸兴奋剂刺激呼吸中枢或周围化学感受器，通过增强呼吸中枢兴奋性，增加呼吸频率和潮气量以改善通气。但因通气量不足引起的呼吸衰竭，对以肺炎、肺水肿和尘肺病等肺广泛间质纤维化等引起的肺换气功能障碍为主所导致的呼吸衰竭患者不宜使用，有时甚至有害，即使因条件限制而需要使用呼吸兴奋剂时，必须保持气道通畅，否则会促发呼吸肌疲劳，进而加重 CO_2 潴留。

5. 抗凝治疗

慢性呼吸衰竭者由于缺氧等因素刺激常并发继发性红细胞增高症，血液处于高黏稠状态，易发生静脉血栓，且肺栓塞本身就是诱发呼吸衰竭的一个重要因素，如无禁忌证，经静脉或肌肉给肝素，有利于换气功能的改善，应用时应检测凝血指标，低分子肝素0.4～0.6mL，皮下注射，每日1次或每12h 1次，较普通肝素安全。

6. 营养治疗

慢性呼吸衰竭者，因能量代谢增高、蛋白质分解加速、摄入不足，多合并营养不良。使机体防御机能降低、感染不易控制，呼吸肌易疲劳，以致发生呼吸泵功能衰竭，使抢救失败或病程延长。方法有肠内营养和肠外营养支持治疗，胃肠外营养适用于病情危重不能进食者，或胃肠功能欠佳者。一旦病情许可，应及时给予胃肠营养，可经口活鼻饲给予。注意碳水化合物的给予应占热量的50%以下，以降低呼吸商，减少 CO_2 的产生，支链氨基酸的给予有利于呼吸肌疲劳的恢复。研究表明，胃肠营养对保存胃肠黏膜的屏障功能及防止肠道菌群失调具有十分重要的作用，而且可增强患者免疫功能，提高生存率。合理的营养支持对改善患者呼吸肌的力量、提高免疫能力、增强临床疗效、疾病转归和提高生活质量无疑十分重要的。

7. 纠正水电解质及酸碱失衡

（1）呼吸性酸中毒是慢性呼吸衰竭中最常见的一种酸碱失衡。主要因通气不足，CO_2 在体内潴留产生高碳酸血症所致。对于呼吸性酸中毒失代偿患者，补充碱剂常引起通气量减少，加重 CO_2 潴留，所以原则上不应常规补充碱剂。仅当 pH＜7.20 时，可少量补充 5% $NaHCO_3$。然后复查血气，再酌情处理。保持呼吸道通畅，增加肺泡通气量是纠正此型失衡的关键。

（2）呼吸性酸中毒合并代谢性碱中毒常见于呼吸性酸中毒的治疗过程中医源性因素所致。如补充碱剂过量；应用利尿剂、糖皮质激素等药物致排钾增多，出现低血钾；呕吐或利尿剂使用引起低血氯；应用机械通气致 CO_2 排出过快等。处理原则为纠正呼吸性酸中毒的同时，只要每日尿量在 500mL 以上，可常规补充氯化钾。若 pH 值过高，可静脉滴注盐酸精氨酸等。

（3）呼吸性酸中毒合并代谢性酸中毒　由于严重缺氧、休克、感染、肾功能障碍，出现体内大量有机酸、磷酸盐、硫酸盐增加，肾脏保留 HCO_3^- 能力下降。发生此型失衡者常提示病情危重、预后差。处理方法包括增加肺泡通气量、纠正 CO_2 潴留；治疗引起代谢性酸中毒的病因；适当使用碱剂，补碱的原则同单纯性呼吸性酸中毒，一次可补充 5% $NaHCO_3$（80～100mL），以后根据血气，再酌情处理。

（4）呼吸性碱中毒　多见于Ⅰ型呼吸衰竭患者因缺氧引起 CO_2 排出过多所致。一般不需特殊处理，以治疗原发病为主。

（四）机械辅助通气

通过增加通气量和提供适当的氧浓度，可在一定程度上改善换气功能和减少呼吸功的消耗，使呼衰患者缺氧、CO_2 潴留和酸碱平衡失调能得到不同程度的改善和纠正，一般不致死于呼衰。还应注意防治可能致死的气道感染、分泌物阻塞气道、高压肺创伤等并发症。

1. 无创正压辅助通气（NIPPV）**双水平气道正压通气**（BiPAP）

呼吸机辅助呼吸治疗是呼吸衰竭患者目前临床上常用的治疗手段，工作模式为压力支持通气，它是指自主呼吸时，交替给予两种不同水平的气道正压。在吸气时，可提供一个较高的吸气压（IPAP），以减少气道阻力，使肺泡通气量增加，改善肺内气体分布不均，促使肺泡内氧分子弥散到血液，从而使无效死腔气量减少，在呼气时，提供气道正压（EPAP），通过呼气末正压（PEEP，Positive end-expiratory pressure）对抗患者的内源性呼气末正压（PEEPi），避免小气道闭陷，从而使患者的功能残气量得以提高，最终使肺的顺应性得到改善。应用无创辅助通气能够保留患者的咳嗽、咳痰能力，不会影响日常生活，并提高了舒适度。大量实践研究都证实，BiPAP 能帮助尘肺病并发呼吸衰竭患者克服气道阻力，有效改善患者的氧合功能，通过提供外加的 PEEP 对抗 PEEPi 而减少吸气做功，降低氧耗及呼吸功能，从而缓解呼吸机疲劳，纠正二氧化碳潴留、低氧血症。

使用无创通气的患者应具备以下基本条件：

① 患者清醒并能够合作；

② 血流动力学稳定；

③ 患者无误吸、无气道分泌物过多且排痰不畅、严重消化道出血等情况；

④ 无影响使用鼻面罩的面部创伤；

⑤ 能够配合和耐受无创呼吸机。

无创通气的禁忌症：

① 呼吸微弱或停止、无力排痰；

② 意识障碍；

③ 严重腹胀；

④ 未经引流的气胸或纵隔气肿；

⑤ 严重的脏器功能不全（上消化道大出血、血流动力学不稳定等）；

⑥ 上气道或面颌部损伤，术后，畸形。

其中，⑤不能配合 NPPV 或面罩不适等。而在治疗过程中需要注意以下几个问题。

① 由于尘肺合并呼吸衰竭患者多为老年人，且病情危重、并发症较多，所以在做无创通气前，应做好患者及其家属的解释工作，提高其配合度。同时，还要根据患者的实际情况选择合适的面罩，并固定稳妥，及时向患者及其家属讲解注意事项，防止治疗过程中患者采取不正确的行为。

② 鼓励患者自行有效咳痰。

③ 根据血气检测结果，要严格按照规范调整各项参数。EPAP、IPAP 等参数的设置应遵循“由小到大”的原则，直至调整到合适水平，让 $PaCO_2$ 保持在 60mmHg 左右，或者保持患者基础水平，治疗期间要密切观察患者的反应情况，比如患者出现严重心律失常时应考虑停机。

④ 患者有严重的肺大泡时，压力参数不宜过大。

⑤ 对于呼吸衰竭严重，且神志不清，无法配合无创通气治疗者，以及无创通气 2h 后，通气功能仍无显著改善者，应尽快安排做有创通气治疗。

2. 建立人工气道和有创呼吸机辅助通气

经过氧疗、一般治疗以及无创呼吸机辅助通气治疗后，血气分析未见好转，且进行性恶化者、突发昏迷者应尽快建立人工气道，进行有创呼吸机辅助通气治疗。建立人工气道可采用经鼻或经口气管内插管和气管切开三种方法，根据医院的设备、技术条件和患者气道阻塞的部位及病情，选择不同的人工气道方法。呼吸衰竭患者应该根据其基础病变、肺功能、血气分析结果及重要脏器的功能来选择何种机械通气模式。临床上常用的通气模式如下。

（1）间歇正压通气 IPPV（Intermittent positive pressure ventilation)，通过设定潮气量和频率，呼吸机用固定的指令进行容量控制通气，这个模式适用于无自主呼吸的患者。为避免病人对抗，常用呼吸抑制剂。IPPV Assist 模式则是用于有自主呼吸的患者，当病人吸气需求达到触发灵敏度时，则可触发一次强制的通气。而在其他时间，则维持所设定的持续 PEEP，病人可进行自主呼吸。

（2）同步间歇指令通气 SIMV（Synchronized intermittent mandatory ventilation）这是一种将指令通气和自主呼吸相结合的通气模式。可以设定潮气量和 SIMV 的频率，保证病人由机器获得最小的通气量。而指令通气是在设定的时间窗口中，由病人的吸气需求（负压或流量）来触发的，故而可以和病人呼吸同步，增加病人的舒适感。除指令通气期间外机器则以所设定的 PEEP 支持病人的自主呼吸。可以根据病情的好转，逐渐将频率从高调到低，当频率较高时，能完全满足病人的通气需求，病人就可以顺利脱机，进行自主呼吸。临床上普遍应用。这种模式适用于自主呼吸不足，或需要逐步减少分钟通气量中指令通气部分准备撤机的患者。

（3）持续气道正压力通气 CPAP（Continuous positive airway pressure)，这种模式适用于吸气困难或交换不足的病人，也可用于准备撤机的患者。持续气道正压力加辅助自主呼吸 CPAP＋ASB (ASB，一种压力支持的辅助通气)。除了 PEEP 外，还要设置 ΔPASB（Setting for pressure support ASB above PEEP)。在适当的 PEEP 水平下（如 2～10cmH_2O）进行呼气，增加了功能残气量 FRC（Functional residual capacit)，当病人的吸气需求达到触发灵敏度要求后，则呼吸机提高到设置的压力支持水平 ΔPASB，对病人送气，帮助病人吸气。在此模式下，根据病情、逐渐减少 ΔPASB 和 PEEP，则患者必须为自主呼吸做更多的功，从而使呼吸肌得到锻炼，有利于逐渐脱机。

3. 呼吸机通气模式主要如下。

（1）容量控制通气（VCV)，即控制通气。潮气量、呼吸频率、呼吸比完全由呼吸机控制。其压力变化为间歇正压，现多加用吸气末正压，可为容量或时间转移式。

（2）压力控制通气（PCV），分两种基本类型。一是传统意义上的通气模式，即压力转换式；二是时间转换式，压力为梯形波，流量为递减波。后者已取代前者。

机械通气是治疗呼吸衰竭和危重患者呼吸支持最为有效手段，禁忌证只是相对的：a. 张力性气胸或纵隔气肿（未引流前）；b. 肺大泡和肺囊肿；c. 活动性大咯血（已有呼吸衰竭或窒息表现者除外）；d. 低血压（未经治疗前）；f. 食管-气管瘘等。

近年来认为减少机械通气的并发症应着眼于实际治疗效果，主张低通气量机械通气，即低潮气量、低频率的机械通气，这样的通气方式往往形成高碳酸血症或缓慢降低高碳酸血症，故此时也称为容许性高碳酸血症。呼吸频率、潮气量、每分通气量、吸/呼时比应根据病人身高、年龄、性别计算出潮气量、每分通气量的一般数值，还要结合 $PaCO_2$、血压、心功能、肺顺应性及气道阻力等进行调节。

PaO_2 过低时：a. 提高吸氧浓度；b. 增加 PEEP 值；c. 如通气不足可增加每分钟通气量、延长吸气时间、吸气末停留等。

PaO_2 过高时：a. 降低吸氧浓度；b. 逐渐降低 PEEP。

$PaCO_2$ 过高时：a. 增加呼吸频率；b. 增加吸气压力，减少呼气压力，增加通气量。

$PaCO_2$ 过低时：a. 减慢呼吸频率，可同时延长呼气和吸气时间，但应以延长呼气时间为主，否则将起相反作用。必要时可改成 IMV（自主呼吸与控制机械通气混合的呼吸模式）方式；b. 减小潮气量，定容型可直接调节，定压型可降低预调压力，定时型可减少流量、降低压力限制。

4. 呼吸机辅助通气的并发症如下。

（1）气压性损伤在用呼吸机时由于压力过高或持续时间较长，可因肺泡破裂致不同程度气压伤，如间质性气肿，纵隔气肿，自发性或张力性气胸。预防办法为尽量以较低压力维持血气在正常范围，流量不要过大。

（2）持续的高气道压尤其高 PEEP 可影响回心血量。使心搏出量减少，内脏血流量灌注减少。

（3）呼吸道感染气管插管本身可将上气道的正常菌群带入下气道造成感染，污染的吸痰管、器械，不清洁的手等均可将病原菌带入下呼吸道。病原菌多是耐药性和毒性非常强的杆菌、链球菌或其他革兰阴性杆菌。当发生感染时应使用抗生素。

（4）喉损伤最重要的并发症，插管超过 72h 即可发生轻度水肿，可静脉滴注或局部雾化吸入皮质激素，重者拔管困难时可行气管切开。

5. 评估患者能否成功脱机前，应分析和考虑以下几点。

（1）导致呼吸衰竭的原发病因是否解除或正在解除之中。此点是撤离呼吸机很重要的指征，倘若导致呼吸衰竭的原发病因尚未解除，即使暂时能脱离呼吸机，原发病因还会导致患者出现代偿性呼吸衰竭而再次插管。

（2）通气能力与氧合状况，通气能力包括患者的呼吸力量或幅度、VT、VC 或 MV（分钟通气量）水平等，氧合状况是肺内气体交换的情况。通气和氧合能力，均可通过客观检查数据或指标进行评价，如床边肺功能可以测定通气功能，动脉血气分析可以检测氧合能力。

（3）咳嗽和主动排痰能力主动咳嗽和排痰能力是排出呼吸道分泌物、保持呼吸道通畅的主要保障，影响因素很多，应该分别评价。

6. 呼吸机撤离方法

（1）直接撤离主要针对没有慢性心肺功能不全、因为某种急性疾病或突发因素造成缺氧或呼吸衰竭、需要应用呼吸机治疗的患者；治疗过程中，呼吸功能恢复良好，基本达到撤离呼吸机的指征和具体指标；这些患者在被确定脱机前，就基本具有脱机成功地把握，可采用直接撤离方法。

① 逐渐降低呼吸机条件，如逐步降低 PEEP 和 PSV（压力支持模式）水平，直至完全去除；同时也逐渐降低吸入氧浓度（FiO_2）水平，一般以将 FiO_2 降低至＜40％～50％水平为宜，因为终止呼吸机治疗后，经鼻导管或鼻塞给氧，FiO_2 完全能达到＜40％～50％。

② 撤除呼吸机，当降低呼吸机条件至上述水平后，患者的氧合水平仍能保持在较好的水平（PaO_2＞60mmHg，SaO_2＞90％），可以考虑撤除呼吸机。

③ 拔除人工气道，撤除呼吸机 30min～2h 后，生命体征稳定，呼吸平稳、通气和氧合水平符合上述标准，预示脱机已经成功，可以拔除人工气道，并继续严密观察，以防不测。

④ 鼓励咳嗽和排痰，对脱机和拔管后的患者，需要通过多种方法，加强和鼓励主动咳嗽和排痰，以保持呼吸道通畅、预防肺感染，如雾化吸入、拍背、刺激咽喉部产生咳嗽，以防脱机失败。

（2）分次或间断撤离主要是针对原有慢性心肺功能不全、因某种原发病对肺功能损害严重或者是并发肺部感染等并发症，预计呼吸机撤离困难的患者；这些患者呼吸机撤离的指征和具体指标可能已经勉强达到，但无足够把握保证脱机成功，为避免脱机、拔管失败导致的危及生命的并发症，采用分次或间断呼吸机撤离方法，可能更加安全有效。

间断脱机或 SBTs，是指将脱机的时间分开，先是逐小时，即每日分次脱机数小时；以后视情况逐渐增加每日脱机的次数或延长每次脱机的时间；最后还可以改成逐日或白天脱机、夜间上机等，直至完全停用。

间断脱机主要适用于脱机非常困难、即使应用特殊的通气模式或功能，仍无法脱机的患者；间断脱机需要的时间，依脱机难易程度而异，有的仅需数天，有的却可能需要数周、数月，甚至更长。

目前国外学者主张应用最多、最普遍的脱机方法就是 SBTs，这也是一种间断脱机的方法，但对脱机时间的掌握更加规范，通常每天测试 1～2 次或更多，经 T 管给氧或低水平压力支持（5～7cmH_2O）或 CPAP（5cmH_2O），实施 SBTs 至少 30～120min，如果该过程中无焦虑或大汗、无辅助呼吸肌参与呼吸动作、心率（HR）＜120/min，无需血管活性药物支持下血流动力学稳定、FiO_2＜40%～50%时 PaO_2＞8kPa（60mmHg）或 SaO_2＞90%～95%，即判断脱机成功；相反，如果呼吸频率＞35/min 持续＞5min、SaO_2＜90%，HR＞140/min、收缩压＞24kPa（180mmHg）或＜12kPa（90mmHg），出现焦虑和大汗，等上述表现中任意一项，及判断为脱机失败，中断 SBTs，次日继续上述试验，直至达到上述标准后，才认为脱机成功，可以拔管。

在机械通气期间要加强呼吸道和呼吸机管理。如做好呼吸道的湿化、分泌物的吸引，保持呼吸道通畅；呼吸机的清洁消毒和维修，避免交叉感染等。特别要强调的是必须加强呼吸和心血管的监护，及早发现问题，分析问题，并妥善给予解决，从而充分发挥机械通气治疗呼衰的积极作用，做到合理而又有效的应用机械通气，提高其疗效，减少并发症的发生。

第六节　尘肺病并发肺结核

一、概述

肺结核是尘肺病常见并发症，尘肺病与肺结核之间的关系早在 19 世纪就已被证实。各地报道尘肺病合并肺结核的发病率各不相同，但大致可见尘肺病合并肺结核率随尘肺病期别的升高有增加的趋势，表明尘肺病合并肺结核的发病率随尘肺病期别升高而增加。近年据相关统计显示，矽肺合并肺结核疾病的比例约为 30%，不同期别尘肺病患者合并肺结核的 meta 分析结果显示，尘肺病与肺结核合并率：Ⅲ期（45.1%）＞Ⅱ期（19.3%）＞Ⅰ期（13.8%）。有文献报道Ⅲ期尘肺病合并肺结核发生率高达 45.1%，是尘肺病患者肺结核总合并率的 3 倍。尘肺病并发结核后，可加速尘肺病进展，促使尘肺病结节融合和肺纤维化，使肺功能明显减退，而尘肺病又可加重肺结核病情，两种疾病互为因果，促使疾病恶化，20世纪70～80年代肺结核在我国就已经位居尘肺病死亡原因的首位。

有学者认为，不论是先患尘肺病后并发肺结核或是原先肺部已有结核病灶（活动性结核）而后诊断尘肺病，统称为尘肺结核——是尘肺病与肺结核两种病同时存在的一种特殊类型的疾病。

二、病因、病理及发病机制

（一）病因

结核分枝杆菌，简称结核杆菌，是人类结核病的病原菌。结核分枝杆菌的形态为细长直或稍弯曲、两端圆钝的杆菌，长1～4μm，宽0.3～0.6μm。尘肺患者肺内沉积着大量粉尘，使肺部毛细血管床和淋巴系统严重受损，肺纤维化破坏了大量巨噬细胞，削弱了巨噬细胞吞噬、消化、杀菌能力。同时结核免疫的效应细胞也受到影响，使入侵的结核菌不能被及时消灭而继续繁殖、生长、散播，阻碍了结核获得性免疫的建立，因此尘肺患者易于合并肺结核。已知尘肺结核可促进尘肺病发展，尘肺又可促进结核病病情恶化，使尘肺结核的死亡发生率显著增高。

（二）发病机制及病理特点

尘肺病与肺结核二者常常并存，其可能原因如下。

（1）造成尘肺的“罪魁祸首”二氧化硅可以增加结核杆菌的毒性，加快肺结核的发展进程。

（2）尘肺发生过程中的矽结节可能会破坏患者结核病的获得性免疫力，促使结核杆菌的恶性增殖。

（3）尘肺会破坏肺部正常的血液和淋巴循环，导致具有自身免疫力的淋巴系统不能充分发挥免疫功能，不能抵挡侵袭机体的结核杆菌，易造成原有的潜在的结核杆菌或者肺结核的陈旧病灶“死灰复燃”。尘肺并发肺结核的发病及转归受如下诸多因素的影响：

① 尘肺的病期和类型；

② 人群中结核感染率；

③ 患者的年龄、营养状况；

④ 结核的防治措施及诊断、治疗水平。

尘肺与结核这两种病变相互促进“加速恶化”，肺结核病灶促进尘肺结节融合和肺纤维化进程，甚至出现尘肺的“跳期”现象。尘肺结核患者痰结核杆菌阳性率要比单纯肺结核低。尘肺并发结核后，尘肺结核病灶四周有纤维瘢痕组织，特别是成病变中心的血管也被尘肺的纤维化包围，管腔变窄，甚至闭塞，使抗结核药物不能很好渗入到病灶中心发挥作用，另外药物疗效需要药物与机体巨噬细胞的共同作用，但由于尘肺患者体内巨噬细胞功能受损，因此抗结核药不可能在体内发挥更好的作用，使得尘肺结核的抗结核效果较差，易复发、肺内空洞难以闭合，病灶吸收转慢。

为了在临床上容易描述和区分，有学者对其进行了分型。1931年 Husten 根据病理形态学将尘肺结核分为两型的方法是目前公认的分类方法。

① 分离型 尘肺和结核独立发展，为两种不同的病变；

② 结合型 尘肺和结核共存于同一个病灶中，不能截然分开，称尘肺结核结节。

三、主要临床特征

尘肺合并肺结核患者的主要临床表现如下。

(1) 咳嗽、咳痰≥2 周，或痰中带血或咯血为肺结核可疑症状。

(2) 尘肺常有的气促、咳嗽、咳痰和胸痛等基础症状加重，早期可以有低热、乏力、咯血等结核中毒症状。

(3) 咳嗽、咳墨汁样脓性痰，伴发热常是合并空洞征象。

(4) 与其他致病菌感染并存时，常忽视肺结核的诊断，在积极的治疗肺部感染疗效欠佳时，要针对尘肺结核进一步检查。

(5) 尘肺合并活动性肺结核时亦可有结核中毒。

四、实验室检查

目前研究最多的主要包括痰细菌学检测，血清学检测、免疫学检测以及分子生物学检测等。

（一）细菌学检查

结核病细菌学检查不仅是发现传染源的最主要途径和手段，也是确定尘肺是否合并结核病的诊断和采用有效化疗方案的重要依据和考核疗效、评价防治效果的标准。检查结果如下：

（1）涂片显微镜检查阳性；

（2）分枝杆菌培养阳性，菌种鉴定为结核分枝杆菌复合群。

（二）分子生物学检查

结核分枝杆菌核酸检测阳性。

（三）结核病病理学检查

病理学改变表现为上皮细胞样肉芽肿性炎，光学显微镜下可见大小不等和数量不同的坏死性和非坏死性的肉芽肿。典型的结核病变由融合的上皮样细胞结节组成，中心为干酪样坏死，周边可见郎罕多核巨细胞，外层为淋巴细胞浸润和增生的纤维结缔组织。证明结核性病变，需要在病变区找到病原菌。组织病理学通常可采用抗酸染色方法。

1. 穿刺物涂片检查

穿刺物涂片检查是利用细针穿刺，吸取病变部位的少量体液及细胞标本，通过对穿刺物涂片行萋-尼（Ziehl-Neelsen）氏抗酸染色法染色、镜检查找抗酸阳性杆菌，方法简便易行，结果较为可靠，广泛应用于临床。

2. 活检组织病理学诊断

结核分枝杆菌引起慢性感染属于特殊性炎症，可引起细胞免疫反应和Ⅳ型变态反应，具备一般炎症的渗出、坏死和增生三种基本变化，亦有其特殊性。

① 渗出性病变；

② 增生性病变；

③ 变质性病变 干酪样坏死对结核病病理诊断具有一定的意义。

典型结核（结核结节）的病理诊断较容易，而不具备典型结核病理变化的病例则常需借助抗酸染色找到结核杆菌从而明确诊断。

（四）免疫学检查

1. 结核菌素皮肤试验，中度阳性或强阳性

在左前臂掌侧前 1/3 中央皮内注射 5IU PPD，以局部出现 7～8mm 大小的圆形橘皮样皮丘为宜。

查验反应：72h（48～96h）检查反应。以皮肤硬结为准。阴性（－）：硬结平均直径＜5mm 或无反应者为阴性。阳性（＋）：硬结平均直径≥5mm 者为阳性。硬结平均直径≥5mm，＜10mm 为一般阳性；硬结平均直径≥10mm 且＜15mm 为中度阳性；硬结平均直径≥15mm 或局部出现双圈、水泡、坏死及淋巴管炎者为强阳性。

结核感染判断标准如下：

（1）一般情况下，在没有卡介苗接种和非结核分枝杆菌干扰时，PPD 反应硬结≥5mm 应视为已受结核菌感染；

（2）在卡介苗接种地区和或非结核分枝杆菌感染流行地区，以 PPD 反应≥10mm 为结核感染标准；

（3）在卡介苗接种地区和或非结核分枝杆菌流行地区，对 HIV 阳性、接受免疫抑制剂＞1 个月，PPD 反应≥5mm 为结核感染；

（4）与涂片阳性肺结核有密切接触的 5 岁以下儿童，PPD 反应≥5mm 为结核感染；

（5）PPD 反应≥15mm 及以上或存在水泡、坏死、淋巴管炎等为结核感染强反应。

2. γ-干扰素释放试验阳性

γ-干扰素释放试验对于结核潜伏感染患者的诊断具有很高的价值，有报道称它的特异度及敏感度均可达到90%以上，但在临床上的分歧较大，需要更进一步的大样本量的研究来证实。

3. 结核分枝杆菌抗体阳性。

（五）支气管镜检查

支气管镜检查可直接观察气管和支气管病变，也可抽吸分泌物、刷检及活检。

五、诊断与鉴别诊断要点

尘肺病并发肺结核是生产性矿物粉尘与结核杆菌协同作用引起的肺组织病理反应，临床症状常缺乏特异性，临床诊断需多种临床资料综合分析。

（一）尘肺病的诊断标准

参照GBZ 70—2015《职业性尘肺病的诊断》，具体内容见本书专节。

（二）肺结核的诊断标准

参照WS 288—2017《肺结核诊断》。

（三）尘肺合并肺结核的诊断原则

以病原学（包括细菌学、分子生物学）检查为主，结合流行病史（肺结核患者接触史）、临床表现、胸部影像相关的辅助检查及鉴别诊断等，进行综合分析做出诊断。以病原学、病理学结果作为确诊依据。

（四）尘肺病并发肺结核鉴别诊断

1. 肺结核与非结核分枝杆菌肺病

非结核分枝杆菌肺病临床表现酷似肺结核病，多继发于支气管扩张、矽肺和肺结核病等慢性肺病，也是人类免疫缺陷病毒（HIV）感染或获得性免疫缺陷综合征（AIDS）的常见并发症。常见临床症状有咳嗽、咳痰、咯血、发热等。胸片可表现为炎性病灶及单发或多发薄壁空洞，纤维硬结灶、球形病变及胸膜渗出相对少见。病变多累及上叶的尖段和前段。但亦约有20％～50％的病人无明显症状。痰抗酸染色涂片检查阳性，无法区别结核分枝杆菌与非结核分枝杆菌，只有通过分枝杆菌培养菌型鉴别方可鉴别。其病理组织学基本改变类似于结核病，但非结核分枝杆菌肺病的组织学上改变以类上皮细胞肉芽肿改变多见，无明显干酪样坏死。胶原纤维增生且多呈现玻璃样变，这是与结核病的组织学改变区别的主要特点。

2. 亚急性血行播散型肺结核

亚急性血行播散性肺结核表现为，均匀分布于全肺野和肺内中外带及全小叶粟粒状、小结节状阴影，由于结核病灶在肺内反复发生播散，粟粒状阴影常大小不一，有时与播散型尘肺结核难以鉴别。但是血行播散型肺结核有明显的临床症状，如发热、倦怠、乏力、失眠、盗汗、食欲不振等；呼吸道症状有咳嗽、咳痰、咯血等。

3. 周围性肺癌

周围型肺癌主要是与团块结节型尘肺结核相鉴别，肺癌块影常为单个，多发生在肺上、中叶，呈类圆形或不规则团块状，边缘有分叶、毛刺，块影内钙化较少见，病灶内部可有小泡征或小管征，可有集束征。常规CT增强扫描呈显著完全强化，动态增强病灶可见缓升缓降征象，而尘肺结节团块一般不强化或轻度强化。

4. 肺部感染

肺部感染多是由细菌或病毒引起的炎症反应，其典型的病理变化分为四期：早期主要为水肿液和浆液析出，中期为红细胞渗出，后期有大量白细胞和吞噬细胞集积，肺组织实变，最后为肺炎吸收消散；在X片上表现为一个或多个肺段、肺叶的片状、小片状模糊影，边缘欠清，需与浸润型尘肺结核相鉴别，不过通过临床及实验室检查，还是比较容易区分。

5. 尘肺结核空洞与尘肺空洞、肺结核空洞的鉴别

尘肺结核空洞的 X 射线特征为空洞巨大，内壁凹凸不平，往往有乳头状凸出，这是由于肺组织干酪坏死和尘肺纤维组织液化速度不一致的结果；洞腔也可呈多房性，空洞侧或对侧肺野常有支气管播散灶。单纯尘肺引起的缺血性空洞一般较少见，尘肺空洞洞腔很小，内壁很厚，有时空腔仅隐约可见，无支气管播散灶。单纯肺结核的空洞一般洞壁较薄，内壁光滑，空洞周围常有卫星灶，空洞的同侧或对侧肺野有支气管播散灶，合并肺不张的机会较多；慢性纤维空洞性肺结核可出现肺门上提，两肺中下肺纹理呈垂柳状。

六、治疗原则与主要治疗方法

尘肺病并发肺结核的治疗应该包括尘肺病和肺结核两个方面的治疗，由于当前尘肺病尚无根治药物，而肺结核有特效治疗药物，肺结核临床疗效一般比较好。若活动性结核病不及时控制，不仅成为结核病的传染源，而且也会促进尘肺病的快速恶化，因此尘肺病并发肺结核的治疗，其肺结核病的治疗就成为了焦点和重点，必须优先考虑。尘肺病并发肺结核虽然不同于单纯肺结核，但抗结核化疗原则是一致的。尘肺病并发肺结核的化疗原则与单纯肺结核的化疗治疗原则相同，即早期、规律、全程、适量、联合五项原则。因尘肺合并结核病人在抗痨治疗方面效果较差于单纯结核者，所以在抗结核方面应尽可能早期治疗、药物联合治并掌握好用药剂量，根据病人实际病情表现来适当延长治疗时间。

参考文献

［1］ 朱元珏，陈文彬．呼吸病学［M］．北京：人民卫生出版社，2002：1158.

［2］ 陈灏珠，林果为．实用内科学［M］．第 13 版．北京：人民卫生出版社，2009：867-874.

［3］ 杨宝峰．药理学．第 7 版．北京：人民卫生出版社，2008：305.

［4］ 李强，白冲．呼吸内镜学［M］．上海：上海科学技术出版社，2003：317-318.

[5] 齐慧生，秦吉祥，沈福海．尘肺病并发肺部感染 245 例临床分析 [J]．现代预防医学，2009，36 (19)：3633-3634.

[6] 岳同玉，李学义，冯翠玲等．206 例尘肺病肺感染痰培养及药敏结果分析 [J]．中国临床医药，2004，9 (5)：43-44.

[7] 王辉，陈民军，孙宏莉等．革兰氏阴性杆菌耐药情况调查——2008 中国美罗培南敏感性监测 (CMSS)报告 [J]．中国实用内科杂志，2010，1 (30)：44-48.

[8] 陈安群，田德英，孙自镛等．湖北地区 2000—2007 年铜绿假单胞菌临床分离珠的耐药性分析 [J]．中国实用内科杂志，2010，2 (27)：1179-1184.

[9] 喻任国，华源．超声雾化吸入法治疗支气管哮喘疗效观察．实用中西医结合临床，2004，4 (1)：40.

[10] 张建芳，王雪涛，胡世平等．雾化吸入在煤工尘肺病并发肺感染治疗中的作用 [J]．工业卫生与职业病，2006，32 (3)：178-1790.

[11] 赖国祥，柳德灵，陈学香等．支气管肺泡灌洗后注药辅助治疗难治性肺部感染 45 例 [J]．中国临床医学，2003，10 (1)：82-83.

[12] 刘清毅，韦杰，杨印楼等．纤支镜肺泡灌洗加肺导管注药治疗肺脓肿 28 例 [J]. 临床肺科杂志，2006，11 (5)：610-611.

[13] Vander Steey AFW，De Vries J，Roukema JA. Anxious personality and breast cancer：possible negative impact on quality of life after breast-conserving therapy [J]．World J Surg，2010，34 (7)：1453-1460.

[14] 吕建宁，牛小媛．煤工尘肺病患者轻度认知障碍及其相关因素的研究 [J]．中西医结合心脑血管病，2009，7 (7)：873-874.

[15] 黄进，易俊，陈凤琼等．煤工尘肺病患者心理与自我和谐和社会支持关系 [J]．中国公共卫生，2012，28 (5)：668-669.

[16] 唐艾华．超敏 C 反应蛋白检测在尘肺病肺感染中的应用 [J]．职业与健康，2012，28 (20)：2462-2463.

[17] 甄惠君，李亚东．煤工尘肺病并发肺部感染对肺功能的影响 [J]．中国职业医学，2002，29 (5)：39-40.

[18] 国家卫生计生委办公厅．职业性尘肺病合并社区获得性肺炎临床路径．2016.

[19] Stang P，Lydick E，SilbennanC，et al. The prevalenc of COPD：using smoking rates to estimate disease frequency in the general population [J]．Chest，2000，117：354s-359s.

[20] KimWD，Ling SH，Coxson HO，et al. The association between small airwayobstruction and emphysema phenotypes in OPD [J]．Chest，2007，31：1372-1378.

[21] Kanner RE，Anthonisen NR，Connett JE. Lower respiratory Illnesses promote-FEV1 decline in current smokers but not exsmokers with mild chronic obstructive-

pulmonary disease. Results from the Lung Health Study [J] . Am J Respir Crit Care Med，2001，164：358-364.

[22] 李欣 . 尘肺并发慢性阻塞性肺疾病及其影响因素研究 [D] . 中南大学，2012.

[23] 常家庆，乔惠平 . 慢性粉尘性支气管炎的研究进展 [J] . 职业与健康，2002 (03)：5-6.

[24] Anthony Newman Taylor，Paul Cullian，Paul Blanc，et al. Occupational Lung Disorders，2017.

[25] GBZ 70—2015. 职业性尘肺病的诊断 [S] . 北京:人民卫生出版社，2015.

[26] 马骏 . 实用尘肺病临床学 [M] . 北京:煤炭工业出版社，2007：339.

[27] 刘春云等 . 前列地尔对尘肺肺心病患者血液流变学及呼吸功能影响的临床研究 [J] . 中华劳动卫生职业病杂志，2012，30 (09)：694-696.

[28] 鲍颖 . RV6 > RV5 对煤工尘肺肺心病并发左心室肥大的诊断价值 [J] . 中华劳动卫生职业病杂志，2012，30 (09)：688-690.

[29] 王丽丽 . 心电图和超声心动图检查对煤工尘肺并发肺心病患者的诊断和治疗的价值 [J] . 职业与健康，2015，(31)：7.

[30] 吴棘，郭盛兰，何云等 . Tei 指数在超声诊断肺源性心脏病中的价值 [J] . 中国超声医学杂志，2005，21 (2)：113-115.

[31] 沈节艳，孙灵跃 . 右心衰竭诊断和治疗中国专家共识的补充说明 [J] . 中华临床医师杂志（电子版)，2013，(7)：11.

[32] 陈灏珠，林果为，王吉耀 . 实用内科学 . 第 14 版 [M] . 人民卫生出版社，2015.

[33] 葛均波，徐永健 . 内科学 . 第 8 版 [M] . 北京：人民卫生出版社，2015.

[34] 高劲松，李凤 . 煤工尘肺并发自发性气胸 58 例临床分析 [J] . 中国工业医学杂志，2011，24 (2)：102-103.

[35] 蔡际萍，赵丽莎等 . 尘肺病合并自发性气胸 28 例临床分析 . 职业卫生与应急救援 [J] . 2005，23 (1)：52.

[36] 吴萍，刘惠萍等 . 尘肺患者并发自发性气胸 54 例临床分析 [J] . 临床医学工程，2008，15 (12)：38-43.

[37] 林锦芬，李和林，黄小林等 . 改良式胸腔置管引流用于尘肺并发气胸的效果分析 [J] . 中国职业医学，2010，7 (2)：145-147.

[38] 郑玉英 . 煤工尘肺并发气胸的临床特点分析 [J] . 中国职业医学，2003，30 (1)：57-58.

[39] 高伟，魏桂霞，高劲松 . 煤工尘肺并发自发性气胸 36 例临床分析 [J] . 职业卫生与病伤，2005，20 (2)：120-121.

[40] 高鸿，曹守明，余春晓 . 煤工尘肺合并气胸 42 例临床分析 [J] . 中国职业医学，

2011，38（1）：45-46.

[41] 王新军，杨景祥，寇彪．矽肺并发自发性气胸 76 例临床分析［J］．Chinese Journal of Coal Industry Madicine Dec，2009，12（12）：1924.

[42] 杨力，张钊，左云．尘肺合并肺结核的诊治研究进展概述［J］．职业卫生与病伤，2015，30（06）：381-383.

[43] 王一丹，唐浩，陈卉，徐京军，李宝平．尘肺病合并肺结核发生情况的 meta 分析［J］．职业与健康，2015，31（01）：16-19.

[44] 黄登花，张守才，马建设．尘肺合并肺结核 377 例临床和影像学分析［J］．职业与健康，2010，26（3）：267-268.

[45] 陈安启，韩素敏等．尘肺结核的治疗［J］．中国疗养医学，2004，13（6）：339.

[46] 肺结核诊断［J］．传染病信息，2017，30（06）：309-320.

[47] 肺结核诊断．国家卫健委，中华人民共和国卫生行业标准，2018.

[48] 钟南山，姚婉贞，徐永健．慢性阻塞性肺疾病［M］．北京：北京大学医学出版社，2007.

[49] Kim WD，Ling SH，Coxson HO’ et al．The association between small airway Obstruction and emphysema phenotypes in COPD. Chest，2007，131：1372-1378.

[50] Kanner R E，Anthonisen N R，Connett J E. Lower respiratory Illnesses promote FEV1 decline in current smokers but not exsmokers with mild chronic obstructive pulmonary disease. Results from the Lung Health Study. Am J Respir Crit Care Med，2001，164：358-364.

[51] 常家庆，乔惠平．慢性粉尘支气管炎的研究进展．职业与健康［J］．2002，3（18）：5-6.

[52] Anthony Newman Taylor，Paul Cullian，Paul Blanc，et al. Occupational Lung Disorders. 2017.

[53] 2018 版 GOLD COPD（慢性阻塞性肺疾病全球倡议）报告．

第七章

尘肺病康复治疗

尘肺病是以肺组织弥漫性纤维化为主的全身性疾病，多学科综合性康复治疗可以改善尘肺病患者部分受损功能，帮助恢复日常生活、社会活动能力以及心理、认知等功能，在一定程度上控制尘肺病的进一步恶化，提高患者的生活质量。

第一节　肺康复治疗

一、肺康复概述

（一）肺康复的概念

肺康复也称呼吸康复，主要研究慢性呼吸系统疾病给患者带来的因呼吸功能受损而产生的呼吸困难、运动耐力下降、生活质量下降、心理-行为的异常等。2013 年美国胸科学会欧洲呼吸病学会对肺康复做了新的定义："肺康复是基于患者全面评估的为患者量身定做的一个综合干预治疗方案，包括但不仅限于运动训练、教育、行为改变，目标是改善慢性呼吸病患者的身心状况，并且长期坚持改善健康的行为"。

（二）肺康复的目标

通过一系列的肺康复治疗缓解患者的呼吸困难症状、减轻呼吸残疾，帮助患者恢复体能，提高运动耐力，从而改善慢性肺病患者的生活质量和健康状况。

(三) 肺康复的适应症与禁忌症

1. 适应症

肺康复适应于使用药物治疗后，仍然存在呼吸困难、运动耐力减退、活动受限等慢性呼吸功能残损或继发性呼吸障碍的患者。

2. 禁忌症

出现以下情形时不适合进行肺康复训练：近期严重咯血、高血压；近期发生过心肌梗死和不稳定型心绞痛；肺水肿、气胸；重度肺动脉高压、影响运动的骨关节病、精神疾病等。

(四) 肺康复的形式

肺康复的形式有住院康复、门诊康复、社区康复及家庭康复等形式。

(1) 住院康复适合于病情较重或伴随有各种严重并发症的患者。住院康复可以得到完善的心肺功能监护及辅助通气治疗、血氧监测等，同时如果患者病情发生变化可及时得到处理。

(2) 门诊康复适应于需要长期康复的患者。既可以节约住院费用，又能得到医生的监督和专业指导，康复训练的质量能够得到保证。但是对于离医院距离较远、无家属陪伴的患者存在一定的客观困难因素。

(3) 社区康复是介于门诊康复和家庭康复之间的一种形式。开展康复训练的社区需具备相应的基础设施、训练有素的医生与护士，有完整的康复流程和康复方案，如能够具备这些条件，且能规律开展康复训练，则几乎可以取得与门诊康复同样的效果。

(4) 家庭康复适合于病程较长、病情不重且自我控制能力强的患者，能起到延续住院康复的效果，而且节约经费、方便患者。但是相比较而言，家庭康复在运动耐力和生活质量上的改善，都比不上门诊康复及住院康复的患者。

肺康复治疗可以改善患者运动耐力和生活质量，住院康复与门诊康复因有医务人员的及时指导与监督，执行更为到位，效果也更明显。但对于一些病程长，条件限制不能坚持到医院进行康复治疗的患者，坚持社区康复和家庭康复仍不失为肺功能锻炼的重要手段。

（五）尘肺患者肺康复的意义

英国曾开展一项最初针对 COPD 患者及其照顾者的肺功能康复项目（PRPS），结合多学科知识的锻炼和教育从生理和心理两方面实施康复训练，取得了很好的效果。患者每周定时参加锻炼和教育课程，坚持家庭锻炼，根据患者需要来改变其生活方式，适当增加有氧运动量，疗程 6～8 周。PRPS 结束后，患者健康状态的改善并没有随之消失，而是成为了一种持久的变化，此项目已进入临床指南，越来越多的证据认为慢性呼吸系统疾患者都应该进行肺康复。尘肺病属于慢性呼吸系统疾病范畴，肺康复治疗对尘肺患者呼吸功能的恢复及症状的改善有很大的帮助，且不受患者年龄的限制，不论住院期间还是出院回家后均可开展，长期坚持可改善患者肺部的通气功能，提高呼吸效率，促进肺残存功能最大限度的利用，增强患者抵抗力，预防或减少并发症发生，维持和改善患者的运动耐力，改善患者生活质量。

二、肺康复中的物理治疗技术

（一）呼吸训练

1. 缩唇呼吸法

缩唇呼吸的技巧是通过缩唇形成的微弱阻力来延长呼气时间，增加气道压力，延缓气道塌陷。方法：端坐位，肩部放松，吸气时嘴唇闭拢，经鼻缓慢吸气，稍微屏气片刻，然后双唇合起呈吹口哨样，收缩腹部，将气体从唇间轻轻呼出，动作要慢，尽量把气体全部呼出，吸气和呼气的时间比例为 1∶2 或 1∶3（吸气时心数 1-2，呼气时心数 1-2-3-4，图 2.7.1）。

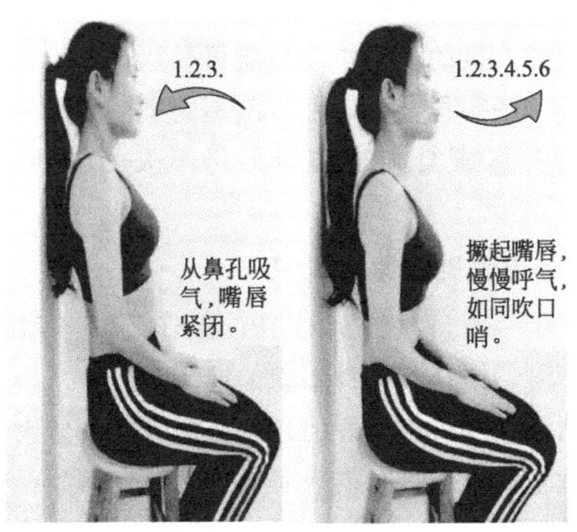

图 2.7.1 吸气和呼气的时间比例

2. 腹式呼吸法

亦称膈式呼吸法（图 2.7.2），练习腹式呼吸法可提高呼吸效率，减轻气促。目的：使横膈膜的活动变大，胸锁乳突肌、斜方肌等呼吸辅助肌的活动减少，使呼吸效率、动脉氧分压上升，使呼吸时换气量减少。病人可在立位、卧位、坐位或步行时训练。

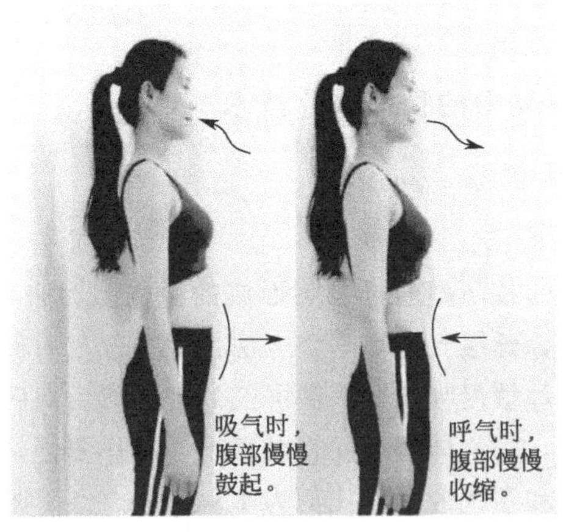

图 2.7.2 腹式呼吸法

（1）立位的腹式呼吸　取站立位，全身放松，肩膀放平，两手分别放于前胸部和上腹部，用鼻缓慢吸气时，膈肌最大程度下降，腹肌松弛，腹部凸出，手感到腹部向上抬起。呼气时用口呼出，腹肌收缩，膈肌松弛，随腹腔内压增加而上抬，推动肺部气体排出。手感到腹部下降，自然放松回到原位，注意呼吸时不要刻意隆起腹部。

（2）仰卧位的腹式呼吸　患者仰卧放松，髋关节和膝关节稍弯曲，一手放在腹部，另一只手放在上胸部，治疗师将手平放在患者手上，指导患者做缩唇呼吸，感觉吸气与呼气时手的变化，吸气时放置于腹部的手轻轻上抬，在呼气结束时，治疗师快速地徒手震动并对横膈膜进行伸张以促进呼吸肌的收缩。此训练是呼吸系统屋里治疗的基础，患者应充分正确掌握，每次训练5～10min。

操作要点：把握患者的呼吸节律，训练开始时，顺应患者的呼吸节律进行呼吸指导，避免患者呼吸节律被打乱导致呼吸训练失败，加重呼吸困难；告知患者腹式呼吸不是腹式深呼吸，开始训练时不要进行深呼吸，应在肺活量三分之一到三分之二通气量的程度上进行练习；吸气时横膈向下方运动，腹部上升，患者应了解横膈的运动，掌握腹式呼吸的方法；指导者应把握患者的呼吸类型；掌握方法后患者可使用姿势镜等进行自我训练。

（3）坐位的腹式呼吸　以仰卧位的腹式呼吸为基础，患者坐在床上或椅子上，足跟着地，脊柱伸展保持前倾位，一手放在膝盖外侧支撑体重，另一手放在腹部。治疗师一手放在患者的颈部，触摸斜角肌的收缩，另一手放在患者的腹部，感受横膈的收缩。吸气时横膈膜收缩，斜角肌等呼吸辅助肌使收缩扩大，呼气时吸气肌放松。

操作要点：患者在可能的最大限度内取前倾位，并保持平衡；条件许可时在座位前面放置一面镜子，让患者观察并理解自身呼吸辅助肌的活动。

（4）平地步行时的腹式呼吸　把呼吸与行走步数协调起来进行训练，使患者在行走时不出现呼吸急促现象。保持行走时吸气与呼气的比例为 1∶2，也就是两部吸气、四步呼气。也可根据患者个体情况调整吸呼比例为 3∶2 或 1∶1 进行训练，以患者不出现呼吸急促加重为标准。

操作要点：先从短距离开始，行走速度不要过快，避免加重呼吸困难；可以利用计步器进行有目的规律的行走训练。病情较轻者，在平地步行训练的基础上可以在上下台阶、坡道时进行腹式呼吸的训练。

腹式呼吸锻炼的关键在于协调膈肌和腹肌在呼吸运动中的活动。呼气时，腹肌收缩帮助膈肌松弛，随腹腔内压增加而上抬，增加呼吸潮气量；吸气时，膈肌收缩下降，腹肌松弛，保证最大吸气量。腹式呼吸运动时，尽可能减少肋间肌等辅助呼吸肌的无效劳动，使之保持松弛休息。因此腹式呼吸可增加潮气量，减少功能残气量，提高肺泡通气，降低呼吸功耗，缓解呼吸困难症状，改善换气功能。

3. 协调呼吸法

以适当控制呼吸节奏来配合身体动作，达到减轻气促的目的。步行时，第一步吸气，第二三步呼气；上下楼梯时，第一级吸气，第二三级呼气；提举物件时，先吸气屈膝、蹲下时呼气，再吸气提起物件，站起时呼气。

4. 强化呼吸肌的锻炼

目的是改善通气功能，改善呼吸急促状态，改善运动能力。

（1）腹部重锤负荷法　在仰卧位腹式呼吸基础上，吸气时在腹部加以重物抵抗腹部膨隆，促进横膈膜的运动。患者仰卧位，膝盖立起，上腹部置一沙袋，沙袋的重量以能够完整做完 10 次腹式呼吸的负重量作为标准，也是横膈膜 10 次反复最大的收缩。可设置不同的标准分别锻炼呼吸肌的肌力与耐力。

（2）肺功能锻炼器训练法　利用肺功能锻炼器，在吸气时施加抵抗，锻炼肺泡功能，加速毛细血管扩张，进行二氧化碳的排放和氧气的吸入。患者可通过视觉反馈观察吸气气流量的大小，增强训练的信心。

① 取出肺功能锻炼器，将连接管与外壳的接口、咬嘴连接，垂直摆放，保持正常呼吸（图 2.7.3）。

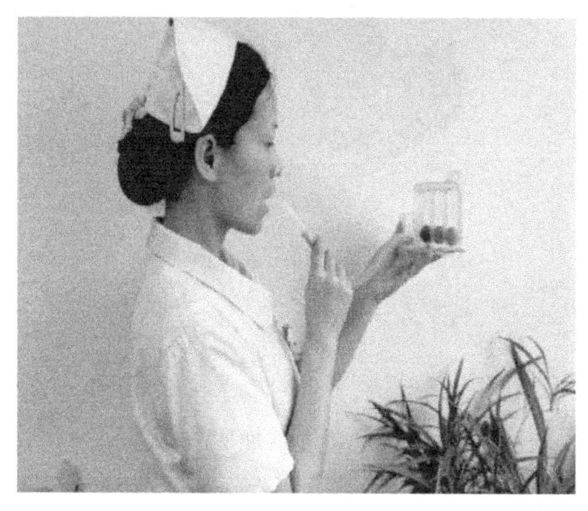

图 2.7.3　正常呼吸

② 含住咬嘴吸气，保持一个低额吸气流，让第一个球升起来尽可能保持该球上升所处的位置，第二三球处于原来的初始位置（图 2.7.4）。

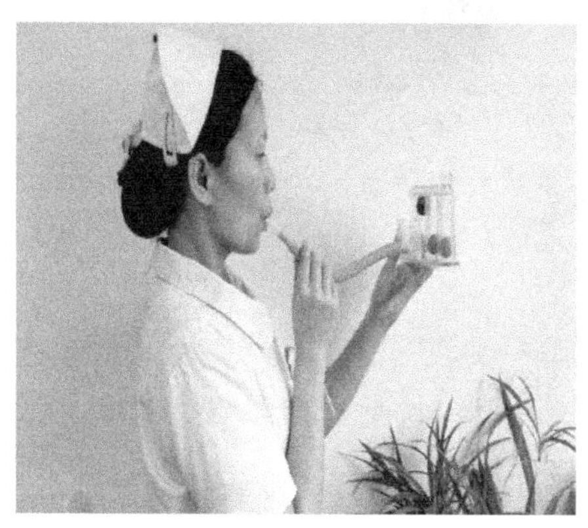

图 2.7.4　咬嘴吸气

③ 增加吸气流速，使第一二球升到最高位置，第三球处于原

来初始位置（图 2.7.5）。

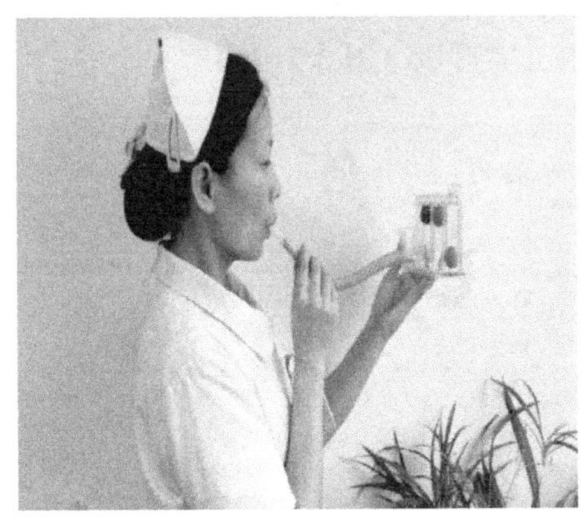

图 2.7.5 增加吸气流

④ 最后尽力达到最大吸气流速，使三个球全部完全升到最高位置（图 2.7.6）。

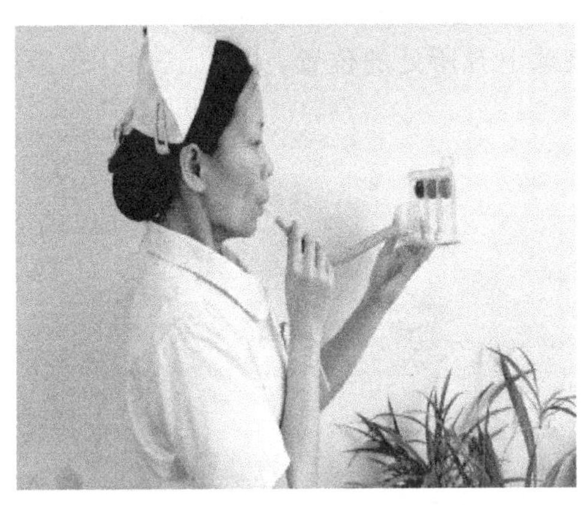

图 2.7.6 达到最大吸气流速

⑤ 移去呼吸训练器，松开咬嘴缓缓将气排出。并恢复正常呼吸，每组 10～15 次（图 2.7.7）。

每天 4～6 次，每次 15min，从 500mL 开始，循序渐进地进行练习。

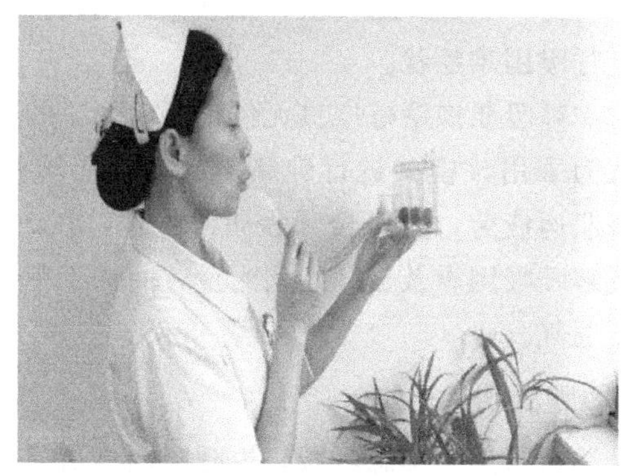

图 2.7.7 移去呼吸训练器

(3) 呼吸肌群康复锻炼——体外膈肌起搏

呼吸肌群是指围绕胸腔的肌肉群，主要包括肋间肌和膈肌，其收缩舒张引起胸腔负压变化，是空气进出人体的源动力，膈肌是最主要的呼吸肌，故提高膈肌功能可以达到改善呼吸运动的目的。临床上利用体外膈肌起搏器（EDP），通过电极对膈神经进行间歇性电刺激，使膈神经支配下的膈肌有规律地自主收缩，显著增加每次吸气所吸入的气体量，提高氧气供给，并能促进肺内二氧化碳的排除。尘肺患者多合并 COPD、肺气肿，膈肌水平降低，活动幅度减少，通气量下降，造成缺氧、二氧化碳潴留，呼吸肌长期处于疲劳状态，通气功能不全容易引起呼吸衰竭。体外膈肌起搏治疗可增强膈肌收缩力，改善呼吸肌疲劳状况，增加肺通气量，进而提高患者 PaO_2，降低 $PaCO_2$，减轻气促症状。另外体外膈肌起搏治疗还可通过提高膈肌活动度及膈肌肌力，加强咳嗽咳痰动作的强度，改善呼吸道纤毛运动功能，促进痰液的排出。故体外膈肌起搏是尘肺患者有效的治疗与康复手段之一。

(4) 无创呼吸机的应用

随着病情进展，尘肺患者呼吸功能逐步下降，运动量增加呼吸做功也相应增加，呼吸肌容易疲劳。使用无创呼吸机给予正压通气，可以起到扩张支气管的作用，防止呼吸时细支气管的塌陷，有效缓解呼吸肌疲劳，增加肺通气量，促进二氧化碳排出，提高氧分压，改善患者呼吸困难症状。

有学者对“呼吸肌肉锻炼序贯无创正压通气”的肺康复模式进行了研究，认为采用该模式进行肺康复锻炼既能增强呼吸肌肉力量，又能缓解肌肉疲劳，更符合呼吸肌肉生理，在改善生活质量、呼吸肌力、缓解呼吸困难及提高运动耐量方面优于单用呼吸肌肉锻炼及无创正压通气。

（二）辅助呼吸法

辅助呼吸法可帮助尘肺患者减轻由呼吸困难引起的呼吸急促症状。常用的有上部胸廓辅助法、下部胸廓辅助法和一侧胸廓辅助法三类，通过对胸廓适当施压辅助，可以减轻患者的呼吸急促，增强胸廓的活动性，有利于排痰。

1. 上部胸廓辅助法

患者平卧，治疗师站在患者的床头，双手放在患者锁骨下方，两拇指放在胸骨上，其余四指张开放在两侧上胸部，先随着患者的呼吸移动几次顺应其呼吸节奏，然后在患者呼气时顺势对胸廓轻轻地施加压迫。此方法主要适应于上胸廓活动性差的患者以及横膈膜运动受抑制需要辅助呼吸的患者。

2. 下部胸廓辅助法

患者平卧，治疗师站在患者一侧，肘部稍屈曲，双手放在患者的两侧肋弓上，在患者呼气时轻轻向其胸廓下方压迫，辅助患者呼气。注意观察患者呼吸节奏与胸廓的运动，顺着患者的呼吸节奏在呼气时轻轻加压，如患者无不适症状，可慢慢增加压迫的力度，并观察患者是否有不适的感觉。呼气时施加压力，吸气时去除压迫让患者胸廓有弹性地自然活动，不影响患者吸气运动。

3. 一侧胸廓辅助法

患者取平卧位，治疗师站在患者一侧，一手放在患者上部胸廓上，另一手放在同侧下部胸廓，顺应患者的呼吸节奏后，在患者呼气时放在上部胸廓的手向前后方向压迫，放在下部胸廓的手向内下方压迫。此方法适应于一侧肺功能障碍需增强健侧肺通气功能的患者。

（三）胸廓的放松训练

通过肋间肌松动法、胸廓松动法、胸部放松法、呼吸体操等不同形式的运动方法有效维持和改善胸廓的活动度、改善呼吸肌的柔软性，以达到缓解呼吸肌紧张、改善呼吸、减轻疼痛的目的（图2.7.8）。

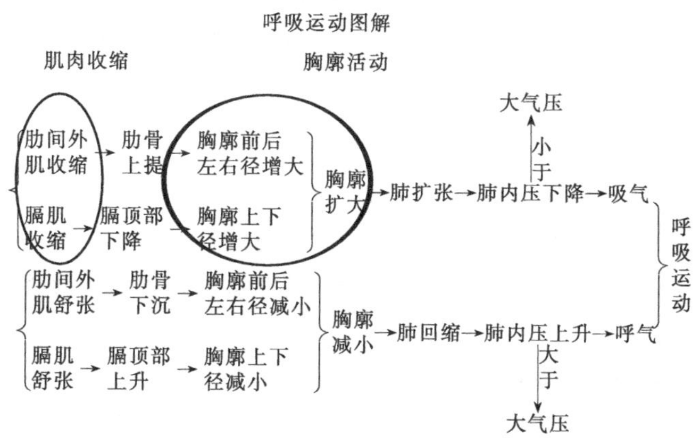

图 2.7.8　胸廓的放松训练

1. 肋间肌松动法

患者取仰卧位，治疗师站在患者一侧，一手沿对侧肋骨向下走行放置，另一手放在同侧相邻的肋骨处，在呼气时像拧毛巾一样的捏揉，吸气时放松不再施压。从下往上对所有肋间肌逐一进行松动，左右两侧分别进行，达到彻底放松肋间肌的效果。

2. 胸廓松动法

患者仰卧位，治疗师一手放在患者肩下，固定肩关节，另一手放在骨盆部位，对患者胸廓进行捻揉。还可以通过背部拉伸、胸廓侧屈等动作，达到胸廓松动的目的。

3. 放松训练

（1）四肢放松训练　轮流放松手指、上肢及下肢各个关节。

（2）腹部、背部活动　利手放在腰下，使肌肉收缩，让腰椎尽量前凸，头部和肩胛带用力靠床面。

（3）肩胛带活动　双侧肩胛骨一起向内侧用力；双侧肩胛骨一起用力做上举动作。

（4）颈部活动　仰卧位，头部用力压向床面；头部用力向右回旋，然后用力向左回旋；下颌骨用力向胸骨方向收缩。

（5）放松体位　让患者采用舒适的体位，放松全身的肌肉，对呼吸困难者可以采取前倾位，可以增大横膈的收缩，改善气促症状。

（四）康复运动

1. 运动方式

（1）肢体运动锻炼　尘肺患者由于呼吸困难加上疲劳乏力，活动能力下降，肢体活动随之减少，随着病情进展，肢体出现骨质疏松、肌肉萎缩、肌力下降等现象，直接影响患者的活动能力，降低生活质量。

哑铃是最简单实用的锻炼工具，可用来进行上肢各运动肌群的锻炼，具体动作如下。

① 胸肌　患者双手握哑铃，两肩侧伸至水平，屈肘 90°，双肘屈曲，然后返回到初始位置。

② 三角肌　两臂自然垂于身体两侧，手握哑铃，同时上举两手臂，使肩关节达到 100°，然后返回到初始位置。

③ 肱三头肌　右肩侧伸、内旋，肘完全屈曲，手握哑铃，肘慢慢向上伸直，然后恢复到完全屈曲位置；左手自然垂于体侧。待右手臂完成三组动作后，换左手完成相同的动作。

④ 斜方肌和肱三头肌　两肩侧伸，肘完全屈曲，手握哑铃，慢慢伸肘，然后返回至肘屈曲状态。

⑤ 肱二头肌　两手握哑铃，两臂自然下垂，屈曲两肘，保持肘部靠近身体，然后返回至初始位置。哑铃的重量根据患者的承受

能力随时调整，通过循序渐进的持续锻炼，可有效提高患者上肢的运动耐力，降低患者呼吸困难的程度，改善患者的生活质量。

（2）全身性呼吸体操　全身性呼吸操是将腹式呼吸、缩唇呼吸与扩胸、弯腰、下蹲等动作结合在一起的锻炼方式，既能改善肺通气、缓解气促、缺氧等症状，又能增强患者的体力和活动能力。有文献报道：长期坚持呼吸功能锻炼，包括腹式缩唇呼吸和全身性呼吸体操，可以提高间质性肺疾病（ILD）患者的生活质量，改善其呼吸困难症状，提高ILD患者的运动能力，降低ILD患者的焦虑情绪。在关风光等进行的“四字诀呼吸操对稳定期COPD患者生存质量的影响”研究中发现，慢性阻塞性肺部疾患患者坚持呼吸操期间，住院次数及住院天数显著减少，能节约医疗资源。尘肺患者呼吸功能减退，耗氧量增加，氧气摄入不足易引起呼吸困难，运动量下降，肌力、耐力都随之下降。康复运动是肺康复的核心，坚持一到两种适合自身身体状况的肺康复运动方式，可起到增强心肺功能、改善呼吸困难、平和焦虑心态、提高自身抵抗力与生活质量的作用。

全身呼吸操步骤图解如图2.7.9所示。

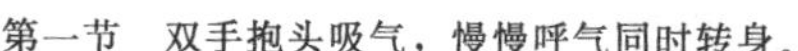
第一节　双手抱头吸气，慢慢呼气同时转身。

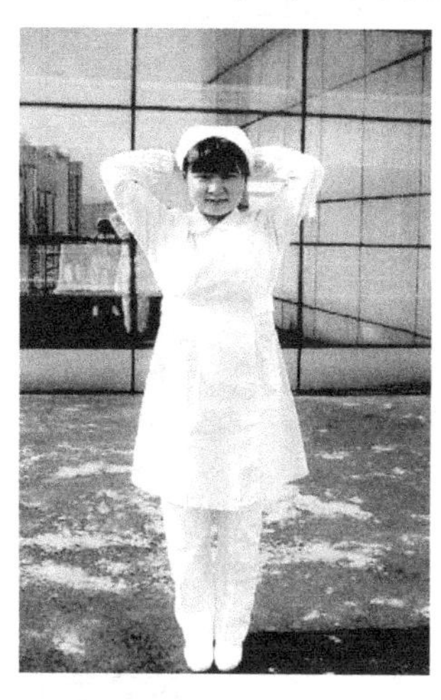

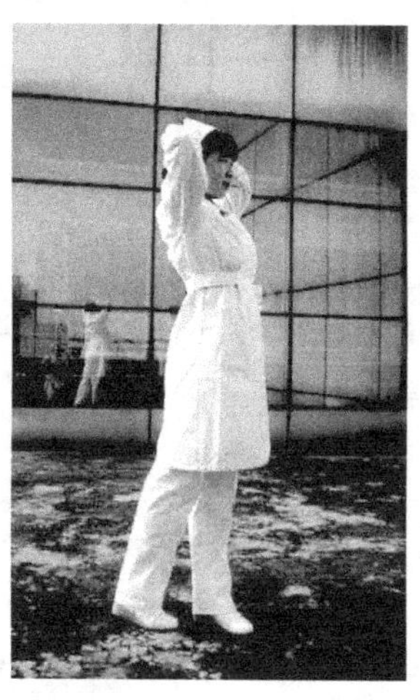

图2.7.9

第二节 双手上举时吸气，呼气时双手慢慢放下。

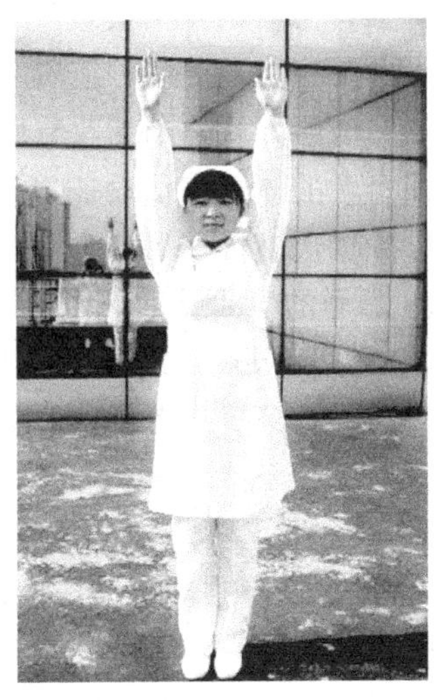

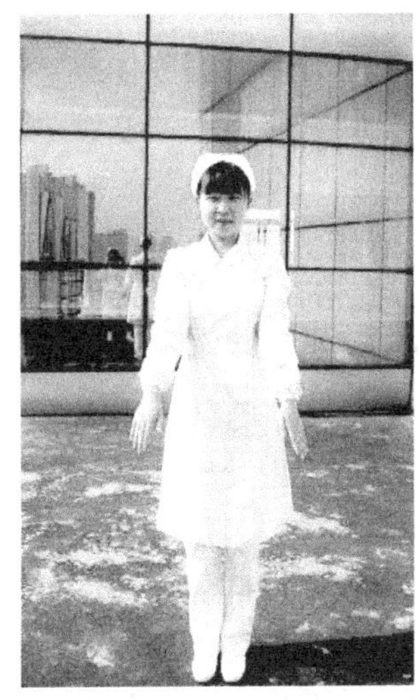

第三节 双手合拢时吸气，呼气时双手慢慢水平打开。

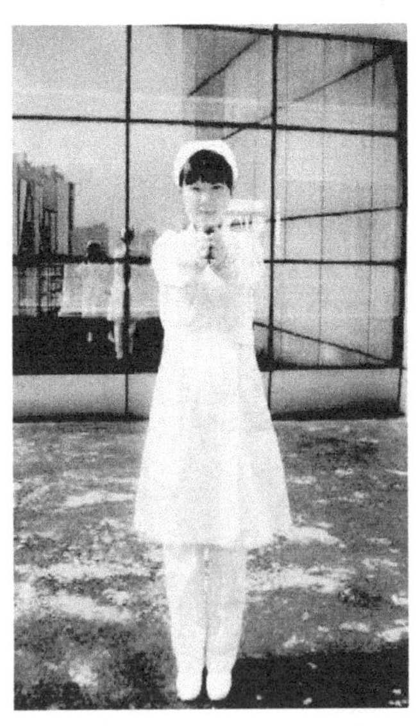

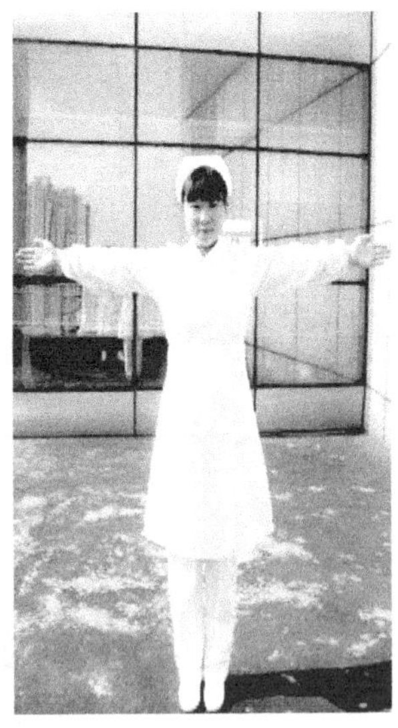

第四节 双手叉腰抬脚时吸气，呼气时慢慢放下还原。

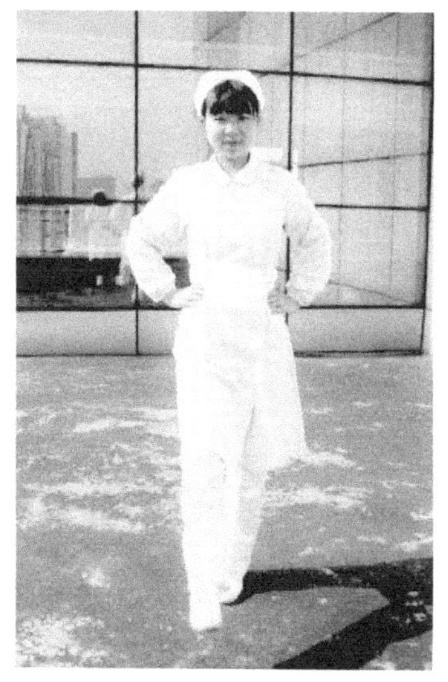

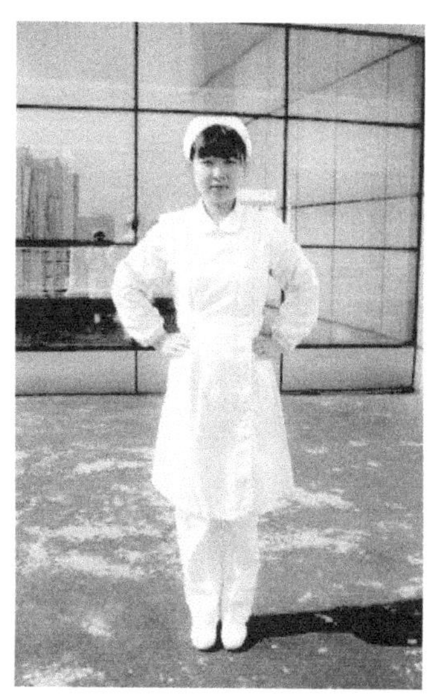

第五节 站立位吸气，呼气时向下慢慢弯腰。

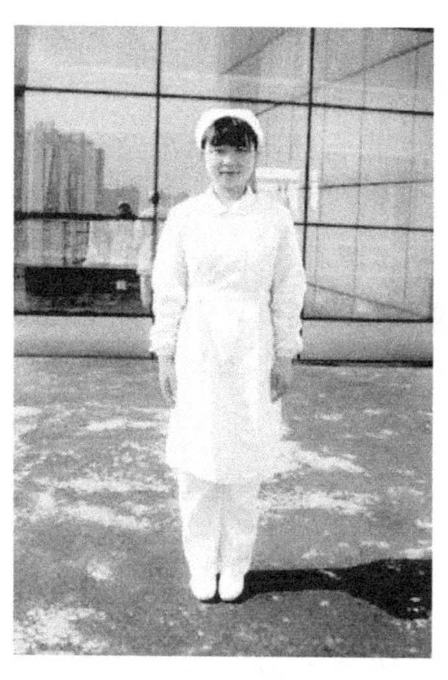

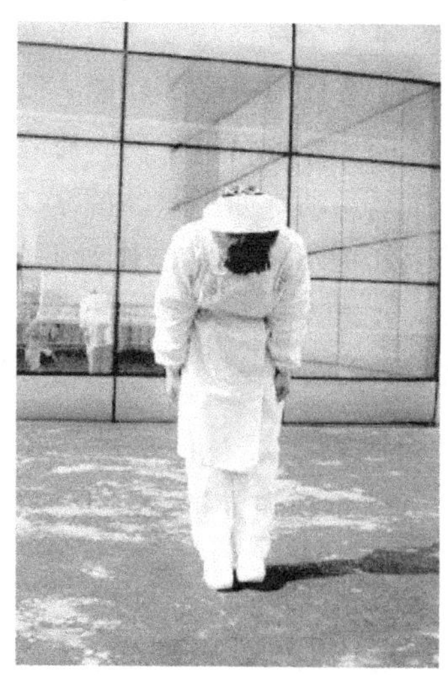

图 2.7.9

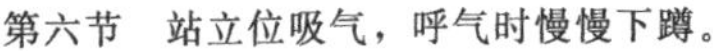
第六节 站立位吸气，呼气时慢慢下蹲。

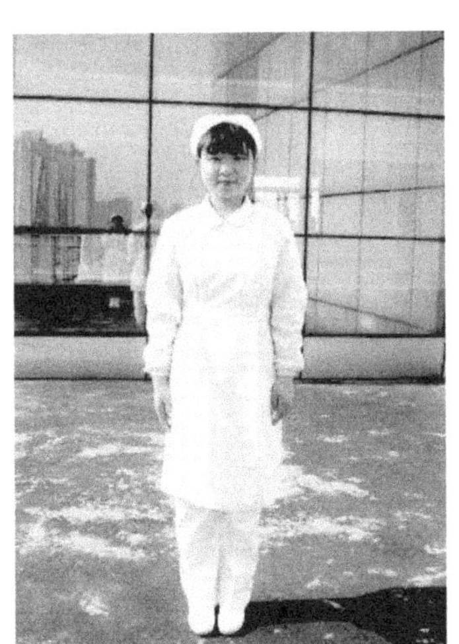

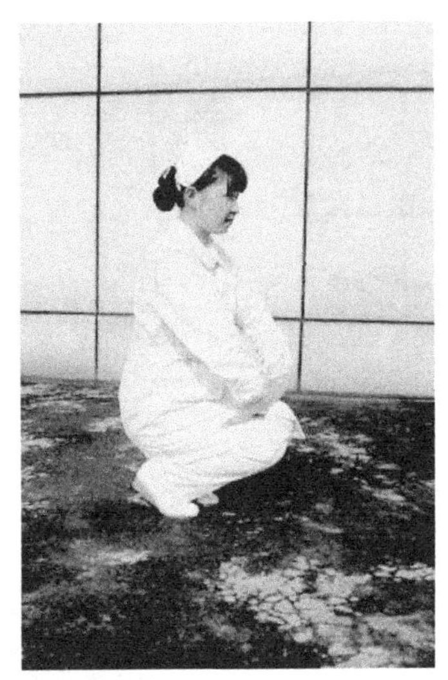

图 2.7.9 全身呼吸操步骤图解

本套全身性呼吸操动作简单易学，可操作性强，尘肺患者长期坚持可有效增强心肺功能，改善呼吸困难等症状。

(3) 其他有氧运动 患者还可以根据自己身体状况适当参与一些有氧运动，如步行、游泳、强身健体的气功等，我国传统的健身养生气功八段锦就是通过调身、调吸、调心等方法，在心理上调节、改善人的不良心理状态，在生理上疏通经络，运用特定的形体运动，配合呼吸，具有保精养气存神的作用，是尘肺患者适合的运动方式之一。

2. 运动强度指标

运动量大小根据个人情况而定，可参照以下指标来进行评估。

① 主观指标

气促的感觉 以“中度”或“普通”为标准，不应过于强烈

劳累的感觉 以“中度”或“普通”为标准，不应过于强烈

② 客观指标

目标心率 目标心率＝220－年龄×(0.80～0.60)

例如 某55岁患者，目标心率计算步骤：220－55＝165，165×0.80＝132（135），165×0.60＝99（100），则该患者目标心率为100～135次，运动量以心率在100～135次/分范围内的运动强度为标准。

血氧饱和度 运动前氧饱和度持续低于90％者，不宜进行运动训练；运动时保持血氧饱和度在90％或以上；运动后氧饱和度低于90％者，应适当减少运动量。

3. 运动频率与时间

建议每周运动3～5次，每次运动20～30min。

4. 运动锻炼的注意事项

（1）尘肺患者不适宜做剧烈运动，尤其是平时运动少者应从低强度的运动训练开始，逐渐增加运动量与运动时间，控制好运动强度。

（2）运动前应做适量的热身，尤其冬天寒冷季节，应该先活动一下四肢及各个关节，再做进一步的运动锻炼，避免意外受伤和感冒；运动以后适当做些缓和运动放松肌肉。

（3）运动前应更换舒适宽松的衣服及合适的运动鞋，运动时保持呼吸顺畅，协调好呼吸频率配合运动节奏，以不感到气促、吃力为宜。

（4）不要在饱餐或饥饿的情况下开始运动，也不要在太冷或太热的环境里运动，以方便、简单、安全、有效为前提。

（五）保持呼吸道通畅——气道廓清技术

气道廓清技术是指利用物理或机械方式作用于气流，改变气流而诱发咳嗽或类似于咳嗽样的效果，促进气管、支气管内的分泌物排出的技术。咳嗽、咳痰是尘肺患者一大主要临床表现，患者常因病程长、支气管反复感染而产生大量的脓性黏痰，加上患者久病体质虚弱，往往痰液无法咳出，加重呼吸困难，增加不适感。运用气道廓清技术，可以帮助患者排出气管及支气管内分泌物，保持呼吸道通畅，改善呼吸困难症状。

1. 自主呼吸循环技术（ACBT）

ACBT 技术周期分为三个部分：呼吸控制、胸廓扩张运动和用力呼气技术。

（1）呼吸控制　通过最小的用力来达到最大程度的有效呼吸，常通过运用腹式呼吸方法来达到这个目的。

（2）胸廓扩张运动　患者做深呼吸，强调吸气动作一定要到位，起到胸廓扩张的作用，吸气末屏气约 3s，然后完成被动呼气。胸廓扩张运动有助于扩张肺组织，并协助清理过量的支气管分泌物。

（3）用力呼气技术　用力呼气动作可引起等压点与口腔之间气道的动态压缩和坍陷，从而在咳嗽时起到清理分泌物的作用。通常 1～2 次用力呼气之后进行呼吸控制一段时间再重新开始。

2. 体位引流

利用重力作用使肺、支气管内分泌物排出体外，不同的病变部位采用不同的引流体位，引流的频率视分泌物的多少而定，一般每天 2 次，痰量特别多者每天可引流 3～4 次。体位引流宜在餐前进行，每个部位引流 5～10min，总时间不超过 40min，避免过于疲劳。禁用于呼吸衰竭、有明显呼吸困难和发绀者、严重心血管疾病或年老体弱不能耐受者。

3. 胸部叩击

适应于久病体弱、长期卧床、排痰无力者；禁用于未经引流的气胸、肋骨骨折、有病理性骨折史、咯血、低血压及肺水肿的病人。方法：病人侧卧或取坐位，叩击者两手手指弯曲并拢，使掌侧呈杯状，以腕部力量，从肺底自下而上、由外向内、迅速而有节律地叩击胸壁，震动气道，叩击时发出一种空而深的拍击音表明手法正确。每一肺叶叩击 1～3min，每分钟 120～180 次。注意叩击操作应安排在餐后 2h 至餐前 30min 完成，并密切注意患者的反应，询问病人感受，观察痰液排出情况，操作完成后复查肺部呼吸音及啰音情况。

4. 有效咳嗽

有助于气道远端分泌物的排出。病人采用坐位，先进行深而慢的呼吸 5～6 次，后深吸气至膈肌完全下降，屏气 3～5s，继而缩唇（噘嘴），缓慢地通过口腔将肺内气体呼出（胸廓下部和腹部应该下陷），再深吸一口气后屏气 3～5s，身体前倾，从胸腔进行 2～3 次短促有力的咳嗽，咳嗽同时收缩腹肌，或用手按压上腹部，帮助痰液咳出。可经常变换体位有利于痰液咳出。对因胸腔闭式引流胸部伤口疼痛不敢咳嗽的病人，用双手或枕头轻压伤口两侧，使伤口两侧的皮肤及软组织向伤口处皱起，可避免咳嗽时胸廓扩展牵拉伤口而引起疼痛。

5. 机械排痰

适用于无力咳出黏稠痰液、意识不清或排痰困难者。可分别经病人的口、鼻腔、气管插管或气管切开处进行负压吸痰。注意每次吸引时间少于 15s，两次抽吸间隔大于 3min；吸痰动作要迅速、轻柔，将不适感降到最低；在吸痰前、中、后提高吸入氧浓度，避免吸痰引起低氧血症；严格无菌操作，避免呼吸道交叉感染。

6. 吸入疗法

适应于痰液黏稠或排痰困难者，分为湿化治疗和雾化治疗，操作时应注意防止窒息，避免降低吸入氧浓度，避免湿化过度，控制好湿化温度，防止感染。超声雾化治疗每天一次，每次 20～30min，7～10 天为一个疗程。

7. 岩盐气溶胶疗法

岩盐气溶胶疗法是通过控制空气介质来模拟自然界中岩盐洞穴微气候环境的治疗方式，特定的环境中饱含干燥的 1～5μm 的岩盐气溶胶微粒，患者置身其中自然吸入，这些细小的微粒带有很高的负电荷，容易进入到患者呼吸道深部，沉积在带正电荷的呼吸道表面，均匀分布并滞留在肺内，使呼吸道上皮细胞的电生理功能活性增加、抗定植阻力增强，对于微生物的生长和毒力产生抑制作用；岩盐气溶胶微粒的高表面能量及负电荷能刺激呼吸道上皮纤毛的运动，促进纤毛的廓清作用；通过增加渗透压梯度，促进气管间隙组织液体的流动，改变支气管粘液的液体流变学特性，加速粘液及有害物质的清除；刺激肺泡巨噬因子吞噬活性增强，提高机体免疫力。

第二节　家庭氧疗

低氧血症是尘肺患者常见的血气改变，缺氧所导致的细胞代谢紊乱和器官功能障碍对患者危害极大，常成为威胁患者生命的重要原因。因为家庭条件、经济水平等方面的限制，大部分患者往往达到给氧的指征，却没办法长期在医院接受治疗。开设家庭氧疗是在院外治疗低氧血症的重要手段之一，可以延缓患者病程进展、改善生活质量，提高患者生存率，对于尘肺患者非常重要。

一、家庭氧疗的适应症

(1) 休息状态下存在低氧血症，动脉血氧分压（PaO_2）≤55mmHg 或动脉血氧饱和度（SaO_2）≤88%，是长期氧疗最主要的适应症。

(2) 动脉血氧分压（PaO_2）在 55～65mmHg，伴有以下情况者，应该长期氧疗。

① 继发性红细胞增多症（红细胞比积大于 55%）。

② 合并肺心病。

③ 出现肺动脉高压。

(3) 睡眠性低氧血症　出现了低氧血症的患者，夜间睡眠时低氧症状会更加明显，夜间低氧可能造成肺动脉高压、心功能障碍、心律失常等严重后果。

(4) 运动性低氧血症　运动可使缺氧加重，缺氧反过来又限制活动，所以大部分晚期尘肺患者丧失基本劳动力，严重者甚至生活都无法自理。

二、家庭氧疗的方法

(1) 鼻导管或鼻塞给氧，简便易行，适应于血氧分压中度下降的患者。

(2) 面罩给氧法，适应于病情较重，氧分压明显下降的患者。

(3) 头罩给氧，常用于婴幼儿。

三、操作方法及注意事项

(1) 吸氧前用棉签蘸清水清洁鼻孔，蘸水勿过多。

(2) 吸氧之前一定要调节好流量再使用，停止吸氧时先撤掉吸氧装置再关流量，避免突然氧气流量过大刺激气道及肺部黏膜。

(3) 长期家庭氧疗患者，每天吸氧时间至少需要 15h 以上，氧气流量以 1～2L/min 为宜，使患者氧饱和度达到 90%以上。

(4) 注意用氧安全。使用制氧机者使用前应详细阅读使用说明书，确保正确使用；使用氧气瓶者应远离烟火及易燃品，距暖气 1m，距明火至少 5m，做到“防热、防火、防震、防油”。

(5) 鼻塞、面罩及湿化瓶等用物应保持清洁、定期消毒。

四、氧气的来源

氧气来源包括氧气袋、高压氧气瓶、液氧瓶、制氧机等。尘肺患者家庭氧疗最适宜的氧气来源是制氧机。如患者合并有 COPD，有条件的家庭可以再配一个无创呼吸机，在长期家庭氧疗的基础上，使用无创正压通气，可以更好地改善患者的呼吸困难，提高生活质量。

第三节　戒烟指导

烟草中的化学成分非常复杂，吸烟者吸入香烟过程中，香烟不完全燃烧会产生大量有害物质，从烟雾中分离出的有害成分达3000余种，其中主要有害物质尼古丁、烟焦油等有剧毒、致癌作用，吸烟与心血管、呼吸、消化、内分泌及口腔等多个系统的发病有关。尘肺患者本身有不同程度的肺功能受损，吸烟会加重患者呼吸系统功能的恶化，应该积极劝导患者戒烟。

一、戒烟策略指导

(1) 加强健康宣教，通过各种方法让尘肺患者深刻认识到吸烟对自己身体的危害性，明确戒烟动机，强化戒烟意愿。

(2) 鼓励患者做出戒烟承诺，并确定戒烟起始日期，一旦开始戒烟就要尽力克服烟瘾，做到完全不吸，不能时断时续。

(3) 去除家里所有的烟草及与吸烟相关的用物，去除感官刺激。

(4) 取得亲人、同事及朋友的支持与鼓励，协助与监督患者时刻保持戒烟状态。

(5) 与医生保持联系，制定防止复吸的策略方案，必要时配合适当的药物治疗。

二、戒烟辅助疗法

1. 尼古丁替代疗法

很多戒烟者戒烟后会出现尼古丁戒断症状，如烦躁不安、头昏头痛、肌肉疼痛等浑身不适，因无法忍受而导致戒烟失败。这种情况下可以采用尼古丁替代疗法，即使用含有微量尼古丁的口香糖、鼻腔喷雾剂、外用膏药等产品，来帮助戒烟者缓解生理上的戒断症状，增加戒烟的成功率。

2. 药物辅助疗法

目前已知对戒烟有辅助作用的有安非他酮、伐尼克兰（Varenicline）等药物，另外美国科学家正在对一种可以对付尼古丁的疫苗进行动物测试研究。这些药物治疗都能对吸烟者戒烟过程起到一定的辅助治疗作用，但应考虑到患者本人身体健康状况等个人因素，在医生的指导下慎重使用。

三、针灸、合适的运动

针灸、合适的运动等对戒烟有一定的帮助，此外学会一些有用的技巧：如做操、冥想、深慢呼吸同时默数数字等也能对戒烟起到一定的作用。

第四节 心理康复治疗

心理康复是运用系统的心理学理论与方法，从生物-心理-社会角度出发，对因疾病或外伤造成身体损伤、功能障碍的患者进行心理干预，以提高患者的心理健康水平。尘肺患者大多没有特效药物治疗，病程长、显效慢，加之家庭、社会的矛盾，普遍存在各种心理负担与问题，故心理康复治疗非常重要，可以起到药物无法达到的作用。

一、尘肺患者普遍存在的心理问题

(1) 恐惧、焦虑、抑郁。

(2) 悲观、绝望、信心不足、孤独寂寞。

(3) 情绪不稳定、内心混乱、认知不良。

(4) 个性表现为精神衰弱型 失眠、多梦、意志减弱、对疾病充满不安和恐惧。

二、心理康复治疗方式

(1) 认知疗法 是根据认知过程，影响情感和行为的理论假设，通过认知和行为技术来改变患者不良认知的一类心理治疗方法的总称。常采用认知重建、心理应付、问题解决等技术进行心理辅导和治疗。不合理的认知和信念引起不良的情绪和行为反应，只有通过疏导谈论来改变和重建不合理的认知和信念，才能达到治疗目的。

(2) 行为疗法 也叫行为矫正法，其基本认识是：异常行为和正常行为一样，是通过学习、训练后天培养而获得的，自然也可以通过学习和训练来改变或消失。包括：系统脱敏法、满灌疗法、厌恶疗法、代币法、放松疗法。

放松疗法是指放松状态下大脑皮层的唤醒水平下降，兴奋性降低，全身肌肉放松，紧张情绪得到缓解，以增进身心健康。

（3）放松训练 选择一个安静整洁、光线柔和的房间，让患者舒服地躺在沙发上，闭上眼睛，体验紧张、放松的感觉，然后逐步进行主要肌肉的紧张和放松训练，每一部分肌肉群的训练过程为：集中注意—肌肉紧张—保持紧张—解除紧张—肌肉松弛。

三、心理康复具体措施

（1）建立良好的医患关系，重视语言交流，正确认识、对待疾病。

（2）培养积极的情绪体验与应对方式，提高面对挫折的应对能力及康复能力。

（3）从患者家属及用人单位等社会支持系统获得情感支持与帮助。

（4）掌握家庭康复技巧，早日回归家庭、回归社会，创造力所能及的社会财富与人生价值。

第五节 营养支持与日常保健

一、营养支持

尘肺患者大多体质消瘦、抵抗力低下，营养支持的目的在于减少患者体重的下降和机体蛋白质分解，逐步纠正患者的营养不良及机体负氮平衡，增加体重，改善肌肉蛋白质合成，减轻呼吸肌疲劳，改善营养不良引起的免疫功能低下，减少呼吸道感染发生的机会。通过调整饮食习惯和食谱，给予足够的热卡，并注意碳水化合物、脂肪、蛋白质的适当配比，同时给予足够的维生素和微量元素等。可以选择健脾开胃、有营养易吸收的饮食：如瘦肉、鸡蛋、牛奶、豆浆、豆腐、白木耳、香蕉等富含蛋白质和微量元素的食物，多吃新鲜蔬菜和水果，条件许可者可坚持服用冬虫夏草、人参、蛤蚧、核桃仁、党参、苡米，茯苓、山药等补益脾肺、止咳定喘的药膳。

二、尘肺患者日常自我防护

（1）脱离粉尘环境，保持心情舒畅，养成良好生活习惯，保证充分睡眠。

（2）保持室内空气新鲜，注意保暖，避免受寒，长期坚持适度体育锻炼，如坚持冷水洗脸、慢走、做呼吸操等，增强身体抵抗力，尽量避免呼吸道感染发生。

（3）戒烟戒酒，避免咖啡、浓茶等刺激性饮料，以减少对呼吸道黏膜的刺激，减缓肺功能的恶化，预防心血管疾病发生。

（4）根据体力情况，开展有针对性的心肺功能锻炼和有氧运动，提升体质。

（5）积极预防各种并发症。

（6）定期门诊复查，如出现胸闷、气短、胸痛等症状，应及时就诊。

第六节 康复治疗效果评价

一、呼吸功能评价

依据国家《劳动能力鉴定 职工工伤与职业病致残等级》（GB/T 16180—2006）标准（以下简称“标准”），标准附录 B. 2 分级表的“表 B. 5 职业病内科门”规定：尘肺病病人呼吸功能损伤的判定依据为肺功能测定结果和（或）血气测定结果。

1. 肺功能检查

FEV1 与 FVC%之比是评价气流受限的一项敏感指标，标准规定 FEV1 小于正常预计值 80%为肺功能损伤，FEV1 与 FVC%之比＜70%为肺功能损伤。第 1 秒用力呼吸容积占预计值百分比（FEV1%）是评估阻塞严重程度的良好指标；肺总量、功能残气量和残气量增高、肺活量减低，表明肺过度通气；一氧化碳弥散量及一氧化碳弥散量与肺泡通气量比值下降，对肺功能有参考价值。标准规定一氧化碳弥散量小于正常预计值80％为弥散功能障碍。

2. 血气分析

通过采集动脉血进行血气分析来判断机体是否存在酸碱平衡失调、缺氧以及缺氧的程度等。低氧血症的分级标准：氧分压（PO_2）80～100mmHg为正常；PO_2 60～79mmHg为轻度低氧血症；PO_2 40～59mmHg为中毒低氧血症；PO_2小于40mmHg为重度低氧血症。

二、呼吸困难程度评价

美国胸科学会曾这样定义呼吸困难：呼吸困难是以主观上有呼吸费力的感觉为特征的症状，强烈的程度有明显区别。这种呼吸费力的感觉可以是由于多学科因素相互作用所导致的，包括生理学的、精神心理学以及社会和环境因素，这些因素可能诱导发生继发的生理学和行为学反应。

国内外常用于呼吸困难评估的有英国医学研究协会呼吸困难量表（mMRC）、Borg量表、基线呼吸困难指数（BDI）、圣乔治呼吸问卷（SGRQ）及客观的肺功能检查等。由于尘肺病患者大多受教育水平有限，文化程度不高，对一些较为繁琐的量表配合较差，可视Analog评分是评定呼吸困难最简单直接的手段，重复性好，可靠性强，具有准确评估患者呼吸困难的作用。

三、六分钟步行试验

6min步行试验（6MWT）是让患者采用徒步运动方式，测试其在6min以内能够承受的最快速度行走的距离，易于操作，耐受性好，能有效反映患者日常生活能力，一般在各种干预措施前后进行，结束测试后的首要问题是患者是否有明显的改善。6min步行距离的有意义变化目前尚无明确的一致性认定，根据专家共识，步行距离的绝对值提高约30m为最小意义差值。一个6min步行距离的减少不具有特异性和诊断性，但当其减少时应进行全面检查以明确原因，如心肺功能、踝-肱比值、肌力、营养状态、骨关节功能等。

康复治疗后的6min步行距离的改善与患者呼吸困难等主观症状的改善具有很好的相关性，比问卷调查更能准确反映患者具体功能状态的短期变化，可作为评价尘肺患者肺康复治疗效果的重要测试指标。

四、患者心理评定

心理评定测试工具和评定量表包括很多方面，临床上尘肺患者心理问题主要表现为焦虑或抑郁两个方面，通常可采用焦虑自评量表（SAS）和抑郁自评量表（SDS）两个量表来了解患者焦虑、抑郁症状康复程度。

参考文献

[1] 邱卓英，卓大宏，王亚玲．中国康复医学：国际功能、残疾和健康分类［M］．第2版．北京：华夏出版社，2003：57-65.

[2] 罗光明，李颖，王臬冶．尘肺病防治知识百问百答［M］．北京：化学工业出版社，2017：5.

[3] 封继宏，孙增涛，付敏，王玉珍，钱红玉．呼吸保健操的创制与初步应用研究［J］．时珍国医国药，2011，22（08）：2025-2026.

[4] 李晓梅．体外膈肌起搏器治疗尘肺并慢性阻塞性肺病的疗效观察［J］．中国厂矿医学，1994，（04）：54-55.

[5] 侯秀兰．体外膈肌起搏器治疗促进排痰的临床研究［J］．医师进修杂志，1995，（11）：28-29.

[6] 周露茜，黎晓莹，李允，郭炳鹏，关力理，陈新，罗裕文，罗鹏，陈荣昌．呼吸肌肉锻炼加序贯无创正压通气在稳定期重度慢阻肺患者中的应用：临床随机对照试验［J］．南方医科大学学报，2016，36（08）：1069-1074.

[7] 李艳娇，史铁英，刘启贵．无支撑上肢锻炼对慢性阻塞性肺疾病患者的康复效果［J］中国康复理论与实践，2016，22（06）：719-723.

[8] 李春红．间质性肺疾病患者呼吸功能锻炼的效果评价［D］．北京协和医学院，2013.

[9] 关风光，王涛，刘雪珍．"呬"字诀呼吸操对稳定期 COPD 患者生存质量的影响[J]．光明中医，2014，29（06）：1190-1192.
[10] 王洋，姜鹏，马丽丽，金环宇，安娜，赵悦，刘实．岩盐气溶胶疗法在尘肺病复治疗中的临床疗效观察［J］．大家健康：学术版，2014，8（11）：134-135.
[11] 李德鸿，尘肺病［M］．北京：化学工业出版社，2010：122-125.
[12] 夏帮云，肖香佐．COPD 患者肺功能评价方法及研究进展［J］．实用临床医学，2014，15（08）：125-127.
[13] 孟申．肺康复［M］．北京：人民卫生出版社．2007：7.
[14] 毛玉巧，胡先纬，胡杰贵．呼吸困难可视模拟评分在 AECOPD 中指导激素使用的价值［J］．临床肺科杂志，2014，19（12）：2153-2156.
[15] 陈平，罗红．呼吸疾病临床流程及技术操作规范［M］．长沙：湖南科学技术出版社，2017.

第八章

尘肺病的护理

尘肺病由于肺功能出现不同程度的损害，常出现反复咳嗽、咯痰、胸闷、心慌、气短、呼吸困难等临床症状，且随着病情的发展而进行性加重。在实际护理中，要根据病人的个体情况，制定具体护理措施，有效地缓解病人的症状和减轻病人的痛苦。

第一节　尘肺病常见症状、体征的护理

（一）一般护理措施

（1）环境安静、清洁、舒适，保持病室内空气清新，温湿度适宜，室温最好保持在18～20℃，湿度为50%～60%为宜。避免尘埃及烟雾刺激。

（2）给予足够热量、富含蛋白质和维生素的食物，避免进食油腻、辛辣刺激性的食物，戒除烟酒。

（3）做好心理护理，由于尘肺病病人病程长，无特效治疗方法，只能对症治疗，病人容易产生消极情绪，应主动与病人沟通，进行有效的心理疏导，帮助病人正确认识疾病。进行各种健康指导，改变其不良的生活方式，提高自我保健能力，增强战胜疾病的信心。

（4）做好科学细致的康复指导，告知病人戒烟戒酒，避免接触

各类刺激性气体及粉尘。针对尘肺病的临床特点，经常进行呼吸道感染和呼吸道传染病的预防宣教。每天进行体育锻炼，增强身体抵抗力，及时增减衣物，避免上呼吸道感染，促进肺功能的康复。

(5) 加强职业病法规及卫生宣教，患者入院后及时进行职业病法律法规的宣传教育，以帮助维护劳动者的健康权益。

(二) 咳嗽咳痰护理

(1) 密切观察咳嗽咳痰情况，准确记录痰液的颜色、性状和量。

(2) 保持呼吸道通畅，指导病人正确咳咳嗽、咳痰。

① 痰液黏稠不易咳出者，给予雾化吸入，同时指导病人多饮水，每日饮水量超过 1500mL 以上，以利于痰液的稀释和排出。

② 体弱者予以叩背或机械辅助排痰；大量痰液排出不畅时可根据患者的耐受能力予以体位引流；痰液黏稠无力咳出。意识不清或建立人工气道者可进行负压吸痰。

(3) 指导患者按要求正确留取各类痰标本。

(三) 呼吸困难

(1) 根据呼吸困难类型、严重程度不同，给予合理氧疗或机械通气。并观察病人缺氧症状是否得到改善，口唇、指端末梢血液循环情况，监测血氧饱和度。

(2) 遵医嘱指导患者正确使用支气管舒张剂，以及时缓解支气管痉挛引起的呼吸困难，必要时建立人工气道以保证气道通畅。

(3) 保证充分的休息，治疗操作尽量集中进行。采取体位以病人自觉舒适为宜，对于因呼吸困难不能平卧者可采取半卧位或坐位，身体前倾。尽量减少说话，以减少耗氧量。

(4) 指导患者进行有效的呼吸训练，如腹式呼吸和缩唇呼吸。

(四) 咯血

(1) 密切观察患者咯血的颜色、性质和量及咯血的速度，观察生命体征变化及意识状态，有无胸闷、气促、呼吸困难、发绀、面色苍白、出冷汗、烦躁不安等窒息征象。

（2）对症处理，抢救措施见“尘肺病并发肺结核”的护理。

第二节　尘肺病常见并发症的护理

（一）尘肺病并发肺结核的护理

1. 合理休息

病情重者，有咯血、高热等严重结核病毒性症状，或结核性胸膜炎伴有大量胸腔积液者，应卧床休息。轻症者避免劳累和重体力劳动，注意劳逸结合。恢复期适当增加户外活动，调节身心，以增强体质，提高机体抵抗力。

2. 正确留取痰标本

痰结核分枝杆菌检查是诊断肺结核最特异的方法，也是制定化疗方案和考核疗效的主要依据。为提高检出率，应收集病人深部痰液并连续多次送检。通常留取 3 份痰标本（即时痰、清晨痰和夜间痰），夜间无痰者在留取清晨痰后 2～3h 再留 1 份。

3. 科学饮食

肺结核是慢性消耗性疾病，饮食和药物同等重要，根据病人全身营养情况和进食情况制定全面的膳食营养计划，鼓励少食多餐，进食高热量、高蛋白、多种维生素、易消化食物，如鱼、肉、蛋、牛奶、豆制品等，控制饮食量，搭配新鲜蔬菜、水果等，避免便秘。由于机体代谢增加，盗汗等使机体水分的消耗量增加，应鼓励多饮水。

4. 预防重复感染

患者因呼吸道防御功能和免疫力低下，以及肺部弥漫性纤维化易引起细菌和病毒的感染，应严格控制与呼吸道传染病患者接触。

（1）加强病区管理，减少探视及陪护人员，避免互串病房。有条件的患者应单居一室，涂阳患者需呼吸道隔离，病室定时开窗通风，每日用紫外线消毒。

（2）注意个人卫生，患者外出戴口罩，咳嗽或打喷嚏时用双层纸巾遮掩，严禁随地吐痰，痰液应吐入纸巾内焚烧，或吐入带盖的容器内经灭菌处理方可弃去。

（3）吸氧装置需消毒，每日更换湿化瓶，或使用一次性吸氧装置。

（4）餐具需煮沸消毒或消毒液浸泡，使用后的被褥、书籍等污染物可在烈日下暴晒 6h 以上。

5. 坚持用药

加强用药知识指导，强调坚持规律、全程、合理用药的重要性，督促患者按医嘱用药，按时治疗。指导患者观察药物疗效，密切观察服药后的不良反应，定期复查胸片和肝、肾功能，如出现巩膜黄染、肝区疼痛、胃肠道不适、眩晕、耳鸣等不良反应，及时联系医生，不可自行停药。

6. 咯血的护理

（1）病情观察　观察咯血的量、颜色、性质及出血的速度；严密观察有无突然呼吸困难、发绀、意识障碍等情况。

（2）小量咯血者宜进少量凉或温的流质饮食，多饮水，多食纤维素食物，以保持大便通畅，避免饮用浓茶、咖啡、酒等刺激性饮料。大量咯血暂时禁食。

（3）保持呼吸道通畅，小量咯血患者应卧床休息，给予心理安慰，消除紧张。大量咯血患者严格卧床休息，尽量避免搬动病人，减少肺活动度，协助患者平卧位，头偏向一侧，或者取患侧卧位，防止病灶向健侧扩散，同时有利于健侧肺的通气功能，鼓励患者尽量将血轻轻咳出，咯血量多时应密切观察有无窒息的发生，患者出现胸闷、憋气、唇甲发绀、面色苍白、冷汗淋漓、烦躁不安等表现应立即取头低足高位，轻拍背部，迅速清除气道和口咽部的血块，必要时行机械吸引。并做好气管插管和气管切开的准备。

（4）遵医嘱使用镇静剂、止咳药，年老体弱、肺功能不全者慎用镇咳药，以免引起呼吸抑制。若咯血量过多，应遵医嘱使用止血药物，配血备用，密切观察用药后不良反应。

(5) 在积极抢救的同时，及时为患者擦净血迹，保持口腔清洁、舒适，解除患者的恐惧心理。

(二) 尘肺病并发肺部感染的护理

1. 饮食护理

尘肺合并肺部感染患者发热较常见，应给予足够热量、富含蛋白质和维生素的易消化流质或半流质食物，少量多餐，以补充高热引起的营养物质消耗。无心肾功能不全情况下鼓励患者多饮水，每日饮水量为 1～2L/d，失水明显时可静脉补液、注意水电解质平衡。

2. 呼吸困难的护理

(1) 患者取半坐卧位或端坐位，必要时设置跨床小桌，以利患者伏桌休息，减轻体力消耗。

(2) 当严重呼吸困难缓解后指导患者利用缩唇呼吸、腹式呼吸，能有效增加呼吸运动的力量和效率，改善通气功能。

(3) 综合排痰护理　尘肺病患者并发感染后，咳嗽明显加重，痰的颜色改变，痰量增多，痰液黏稠不易咳出，应遵医嘱给予祛痰药物静脉滴注或雾化吸入，并实施综合排痰护理，具体方法如下。

① 有效咳嗽咳痰　取舒适卧位，指导患者经鼻深吸气 5～6 次 (收缩腹部)，在深吸气末屏气片刻适度用力进行两次短而有力的咳嗽，再用力咳嗽将痰液排出；或取坐位，两腿上垫一枕头顶住腹部，咳嗽时身体前倾，头颈屈曲，张口咳嗽，将淤积在肺深部的痰液向外咳出。

② 遵医嘱雾化吸入治疗，2 次/d，15min/次。同时指导患者深吸气，使药液充分到达支气管和肺内，呼气时用鼻缓慢呼出，药液可随深而慢的吸气沉降于终末支气管及肺泡，起到局部的治疗。

(4) 胸部物理疗法　指导患者侧卧位或坐位，由下而上，由外而内叩其背部、胸壁，最好在雾化吸入后进行；也可使用体外振动排痰机，根据胸片结果和胸部叩诊确定病变部位和范围，握住叩击头由周围到中央匀速移动，根据患者病情、体格、耐受度选择频率15～30Hz，每个叩击部位叩击30s左右，每次15～20min，2次/d，直至整个胸廓，避开胃和心脏。

3. 体温过高的护理

（1）高热时应卧床休息，以减少耗氧量，缓解头痛、肌肉酸痛等症状。低热者可酌情减少活动。

（2）体温超过39℃，采用温水擦浴、冰袋、冰帽等进行物理降温，以逐渐降温为宜，物理降温无效时遵医嘱使用退热药或静脉补液治疗，适当补充水分和电解质，注意补液速度，避免过快导致急性肺水肿。

（3）保持皮肤清洁，患者出汗时要及时协助擦汗、更换衣服、床单，防止受凉。

（4）口腔护理，指导患者晨起、餐后、睡前漱口，保持口腔清洁，减轻口唇干燥、口臭及舌苔等现象。

4. 感染多重耐药菌（MDRO）患者应做好如下隔离措施

（1）有条件的首选单间隔离，也可以将同类耐药菌感染者或定植者安置在同一房间；对患者居住的病房每天进行空气消毒2次。

（2）不能与有气管插管、深静脉留置导管、有开放伤口或者免疫功能低下患者安置在同一房间。

（3）当实施床旁隔离时，床栏上应有接触隔离标识，提醒医护人员应先诊疗护理其他患者，MDRO感染患者安排在最后。

（4）进行床边隔离时，床栏上应有接触隔离标识，以提醒医护人员及家属注意。当实施床旁隔离时，应先诊疗护理其他患者，MDRO感染患者安排在最后。

（5）患者解除隔离、转床或出院，应对房间所有物品进行彻底终末消毒。

5. 心理护理

经常与患者交流，了解其需求，及时提供帮助，稳定其情绪，避免不良刺激，以治疗成功的病例加以鼓励，树立其战胜疾病的信心。

（三）尘肺病并发 COPD 的护理

1. 休息指导

尘肺合并 COPD 急性加重期病人应卧床休息，呼吸困难明显者宜采取身体前倾位，适当活动，以不加重、不感到疲劳为度。保持室内适宜的温、湿度，戒烟，尽量避免暴露于二手烟环境防止粉尘、烟雾及有害气体吸入。

2. 饮食指导

科学的营养支持，给予足够热量和蛋白质饮食，少食多餐，避免在餐前和进餐时过多饮水。腹胀者进软食，避免产气食物和引起便秘的食物，减少摄入高碳水化合物和高热量饮食，以免产生过多二氧化碳。

3. 病情观察

（1）观察患者呼吸、体温、脉搏、血压、血氧饱和度，观察患者是否有呼吸困难、三凹征、鼻翼翕动等，注意呼吸节律的改变。

（2）观察皮肤、黏膜颜色及水肿部位、程度。

（3）观察咳嗽、咳痰及呼吸困难的程度，观察咳嗽的时间、节律、音色、性质、伴随症状、与体位改变的关系。

4. 合理氧疗

（1）呼吸困难伴低氧血症者，应予鼻导管持续低流量（1～2L/min）给氧，以免吸入氧浓度过高引起二氧化碳潴留。

（2）观察给氧反应，若呼吸困难减轻、呼吸频率及心率减慢、发绀减轻、活动耐力增加，表示氧疗有效；若呼吸过缓或意识障碍加深，须警惕二氧化碳潴留。

5. 有效清除呼吸道分泌物

保持呼吸道通畅，指导痰多黏稠、难咳的病人多饮水，并协助患者有效咳嗽排痰训练，指导患者取坐位或立位，卧床病人床头抬高 60°，嘱患者深吸气，屏气几秒钟，再张口连续咳嗽 3 声，咳嗽时发“啊哈”音，重在“哈”上。停止咳嗽时，缩唇将余气尽量排出，再缓慢深吸气重复上述动作，连做 2～3 次后，休息和正常呼吸几分钟再重新开始。

6. 康复锻炼

选择适合患者自身条件的锻炼方式，如呼吸锻炼，包括正确咳嗽、排痰方法和缩唇呼吸，肌肉训练包括全身性运动和呼吸肌锻炼，如步行、踏车和腹式呼吸锻炼等，锻炼强度以患者能耐受为宜。

7. 疾病知识指导

（1）避免诱发因素戒烟，告知吸烟的危害，避免烟雾刺激。气候变化时及时增减衣物，防止感冒，避免去人多拥挤的场所，潮湿、大风、严寒气候时避免室外活动。

（2）提高机体免疫力加强体育锻炼增强体质，建议选择散步、慢跑、太极拳等运动，注射免疫增强剂。

（3）家庭氧疗指导介绍家庭氧疗对 COPD 病人治疗的必要性，讲解家庭吸氧的方法及注意事项，一般采用鼻导管吸氧，氧流量为 1～2L/min，吸氧时间＞15h/天，使患者在静息状态下，达到 $PaO_2 \geqslant 60mmHg$ 或使 SaO_2 升至 90%以上。

（四）尘肺病并发肺心病的护理

1. 休息与活动

心肺功能失代偿期，应绝对卧床休息，协助患者采取舒适体位，仰卧位可增加静脉回流，促进利尿。呼吸困难者取半卧位或坐位，可减少回心血量，减轻心脏负荷，促进心肺功能的恢复。代偿期以量力而行、循序渐进为原则，鼓励病人进行适量活动，活动量以不疲倦、不加重症状为宜。卧床病人可进行缓慢的肌肉舒缩运动，定时翻身，更换姿势。有意识障碍者，予床档进行安全保护，必要时专人看护。

2. 饮食护理

给予高纤维素、易消化清淡饮食，防止因便秘、腹胀而加重呼吸困难。避免进食高糖食物，以免引起痰液黏稠。如病人出现水肿、腹水或尿少时，应限制钠、水摄入，每天钠盐摄入量<3g/d，水分<1500mL/d，尽量少食多餐，减少用餐时的疲劳，餐前餐后漱口，保持口腔清洁，促进食欲。

3. 吸氧护理

严密观察病人的呼吸、心率、发绀及意识改变情况等，定期监测动脉血气分析，出现头痛、烦躁不安，表情淡漠、神志淡漠、精神错乱、嗜睡和昏迷等症状时，及时通知医生。根据缺氧和二氧化碳潴留的程度不同，合理用氧。一般予持续、低流量、低浓度吸氧，氧流量1～2L/min，氧浓度25%～29%，每日吸氧12～16h，防止高浓度吸氧抑制呼吸，加重缺氧和二氧化碳潴留，待病情及缺氧症状缓解后可采用间断吸氧。

（1）湿化及吸入疗法的护理　保持呼吸道通畅，神志清醒患者鼓励自行咳痰，痰液黏稠难以咳出者，通过湿化治疗，吸入足量含水的气体，以湿润呼吸道黏膜，稀释痰液易于排出。痰液黏稠无力咳出、意识不清者或建立人工气道者，可经病人的口、鼻腔、气管插管或气管切开处进行负压吸痰。

（2）用药的护理

① 有二氧化碳潴留、呼吸道分泌物多的重症病人慎用镇静药、麻醉剂、催眠药等，必须使用时注意观察是否有抑制呼吸和咳嗽反射的情况出现。

② 应用利尿剂容易出现电解质紊乱，过度脱水可以引起血液浓缩，痰液黏稠不宜咳出，应注意观察和预防，尽可能白天给药，避免夜间频繁排尿而影响病人睡眠。

③ 慎用强心药物，并应严格掌握用量，观察药物毒性作用，防止洋地黄中毒反应。

④ 使用抗生素遵医嘱按时用药，现配现用，以有效提高药物

疗效。

⑤ 使用血管扩张剂时注意观察病人心率及血压情况。

(五) 尘肺病并发气胸的护理

1. 休息与卧位

急性自发性气胸病人应绝对卧床休息，避免用力、屏气、咳嗽等增加胸腔内压的活动。血压平稳者宜半坐位，有利于呼吸、咳嗽排痰及胸腔引流。

2. 给氧

根据病人缺氧的严重程度选择适当的吸氧方式和流量。保守治疗的病人需高浓度给氧，加快胸膜腔内气体的吸收。一般经面罩吸入 8～10L/min 的氧，每次 20～30min，每天 2～3 次，但应避免长时间高浓度吸氧，以免引起氧中毒。

3. 饮食护理

给予高蛋白、高维生素，易消化饮食。多食新鲜蔬菜和水果，保持大便通畅，必要时予以通便药物和灌肠。

4. 心理护理

病人由于病程长，出现呼吸困难和疼痛，病人容易出现焦虑、恐惧心理，应做好耐心、细致的解释工作，解释治疗的目的、方法、告知病人经治疗后呼吸困难可缓解，气胸可治愈。树立其战胜疾病的信心，取得配合。

5. 病情观察

密切观察病人生命体征及胸痛、紫绀、呼吸困难及意识情况，出现病情变化随时应急处理，协助医生行胸腔穿刺，准备好闭式引流装置。大量抽气或放置胸腔引流管后，如呼吸困难缓解后再次出现胸闷，呼吸困难加剧，应立即报告医生及时处理。

(1) 排气治疗病人的护理

① 严格无菌技术操作保持引流装置无菌，引流瓶的排气管外端应用 1～2 层纱布包扎好，避免空气中尘埃或脏物进入引流瓶内，

更换引流装置时应注意连接管和接头处的消毒，伤口敷料每 1～2 天更换 1 次，有分泌物渗湿或污染时随时更换。

② 保持引流管道密闭随时检查引流装置密闭情况和引流管是否有脱落，引流瓶应低于胸壁引流口平面 60～100cm，引流管应位于引流瓶液面下 2～3cm，并始终保持直立。更换引流瓶时，应勿漏气。

③ 保持有效的引流

a. 确保引流装置安全引流瓶应妥善固定于床旁，保持各管道连接处衔接牢固，更换体位时，避免引流管受压或扭曲，搬动病人时应将引流管双重夹紧，防滑脱、漏气或引流液反流等意外情况。

b. 观察引流管通畅情况密切观察引流管内水柱是否随呼吸上下波动及有无气体从水封瓶逸出。必要时嘱病人做深呼吸或咳嗽，如有波动表明引流通畅；如水柱波动不明显，液面无气体逸出，病人无胸闷、呼吸困难，则肺可能复张；如病人呼吸困难加重，出现发绀、大汗、胸闷、气管偏向健侧等症状，应立即通知医生紧急处理。

c. 防止胸腔积液或渗出物堵塞引流管观察引流液的颜色和量，并做好记录，引流液黏稠或引流血液时，应根据病情定时捏挤引流管，先用手捏住进入胸腔端引流管，另一手在其下方向向引流瓶方向挤压。

d. 肺功能锻炼鼓励病人自觉进行深呼吸，咳嗽和吹气球练习，协助经常更换体位，病情允许适当下床活动，已促进肺复张。

④ 拔管护理引流管无气体逸出 1～2 天后，夹闭管道 24h 病人无气急、呼吸困难。经 X 射线胸片或肺 CT 复查显示肺复张良好，可拔除引流管。拔管后应观察患者有无胸闷、呼吸困难、切口处漏气渗出、出血、皮下气肿等情况，发现异常及时处理。

（六）尘肺病并发呼吸衰竭的护理

1. 休息与活动

（1）严重呼吸困难的患者，嘱其绝对卧床休息，并保持舒适的体位，取半卧位或坐位，或趴伏于床桌上，促进肺膨胀，以利于呼吸。

（2）病情稳定、症状控制的患者指导其适当运动，如步行、慢跑、登梯、踏车。

（3）指导患者全身性呼吸体操锻炼，如腹式呼吸和扩胸、弯腰、下蹲等动作结合锻炼，进一步改善肺功能和增强体力。

2. 饮食护理

加强营养对患者的康复非常重要，选用高蛋白、高热量、高维生素、易消化的饮食，必要时给予肠内营养及静脉营养。

3. 病情观察

严密观察生命体征，观察患者呼吸类型、频率、节律、脉搏、血压、血气等。观察患者意识状态、皮肤颜色、指端温度、末梢循环等。

4. 呼吸道管理

呼吸衰竭患者咳嗽无力，分泌物不易排出，应及时清除呼吸道分泌物，保持呼吸道通畅。根据患者的不同情况及时给予排痰。

（1）清醒患者取半卧位或坐位，鼓励患者咳痰；痰液黏稠不易咳出者，多饮水，辅以超声雾化吸入，使痰液充分稀释，指导并协助病人进行有效的咳嗽、咳痰。有效咳嗽技巧：咳嗽前缓慢深呼气，吸气后稍屏息片刻，躯干略向前倾，然后两侧手臂屈曲。平放在两侧胸壁下部、内收并稍加压。咳嗽时腹肌用力收缩，腹壁内陷，一次吸气，可连续咳嗽 3 声。停止咳嗽并缩唇将余气尽量呼出。再缓慢吸气或平静呼吸片刻，准备再次咳嗽。

（2）对年老体弱、痰多、咳嗽无力患者，协助其变换体位、拍背，帮助患者有效排痰。

① 拍背技巧　由两胸外侧向内，由下向上轻轻拍击，于餐后 1h 和餐前 0.5h 进行。顺序：由两胸外侧向内，由下背部向上部轻轻拍击，促进痰液排出。手法：手成弓形，五指并拢，以腕部为支

点，惯性摇动手掌，固定双臂，屈曲肘部。

② 体位引流　实施时间宜在早、晚空腹时进行，以避免餐后大量排痰引起呕吐和误吸入气管引起不良后果，一般每日 1～3 次，每次 15～20min。引流过程过程中应有护士或家人协助，注意观察患者病情变化，如发现有脸色苍白、发绀、心悸、呼吸困难等异常，应立即停止体位引流。患有高血压、心力衰竭严重者、高龄患者禁止体位引流。体位的选择原则：引流的体位不宜刻板执行，如病变位于上叶者，取坐位或健侧卧位；病变部位位于中叶者，取仰卧位稍向左侧；病变部位位于下叶者，取仰卧位稍向右侧；病变位于下叶尖段者，取俯卧位。病变位于下叶各底段者，床脚抬高 30～50cm，如为前底段取仰卧位，外底段取侧卧位（患侧在上），在下叶、舌叶、或中叶者、取头低足高略向健侧卧位；如为上叶，则采取坐位或其他适当姿势，以利引流。引流后注意休息，给予清水或漱口剂漱口，去除痰液气味，保持口腔清洁，减少呼吸道感染机会。观察生命体征及痰液情况，记录排痰量及性质，必要时留取痰标本送检。

（3）如神志不清、痰液阻塞者应考虑气管插管或气管切开，进行呼吸机辅助呼吸，定时吸痰，防止误吸。一般吸痰频率是 1 次/2h。吸痰前充分给氧，取仰卧位，吸痰时操作轻柔，负压不宜过大，吸痰时间不宜过长，不超过 15s/次，吸出口、鼻、咽喉、气管内的分泌物。吸痰宜在进食 1h 后进行，以防刺激性呕吐。

5. 氧疗的护理

Ⅰ型呼吸衰竭可短时间内间歇高浓度吸氧（>50%）或高流量（4～6L/min）吸氧，持续时间不宜超过 4～6h。Ⅱ型呼吸衰竭采取低流量、低浓度给氧，氧流量 1～2L/min，浓度在 25%～29%。应根据患者的病情、年龄选择适当地给氧方法，一般采用鼻导管、鼻塞或面罩给氧，注意氧气的温度和湿度，妥善固定，保证患者舒适，严密观察用氧效果和血气分析，及时调整氧流量和浓度，防止发生氧中毒和二氧化碳麻醉。

6. 机械通气的护理

一般多采用无创呼吸机辅助呼吸，应设专人监护，根据血气分析结果调整呼吸机各项参数，经常检查各项参数，观察患者的神态、面色、胸廓起伏、末梢循环等临床表现是否适合，防止通气不足或通气过度，做好监护记录，做好呼吸机管路的消毒，预防感染的发生，及时处理并发症。

（1）腹胀　嘱患者戴上面罩后闭嘴用鼻呼吸，观察腹胀及肛门排气情况，经常听诊肠鸣音，观察并记录大便次数、量、颜色及性质，协助长期卧床的患者变换体位，勤翻身，热敷腹部或者手法按摩刺激肠蠕动，明显腹胀者可行肛管排气。

（2）漏气　不能闭口呼吸的患者，给患者使用提升下颌的固定带或在面罩贴合部位用纱布、海绵填充。

（3）面部损伤　调整好面罩的位置或固定带的松紧度，使之佩戴舒适及漏气量最小，对面部有压伤危险的患者在面罩的加压位置贴上水胶体敷料，防止损伤面部皮肤。

7. 心理护理

由于尘肺患者文化层次不高，对疾病的严重程度了解不够，知识缺乏，长期的疾病的痛苦及家庭社会的因素，并发呼吸衰竭后常担心病情和预后，治疗创伤的痛苦、陌生的环境及沟通障碍使患者易产生焦虑紧张及悲观心理。在护理中应给予必要的心理疏导，多使用鼓励性、解释性、安慰性、指导性语言，帮助患者克服不良情绪，树立战胜疾病的信心，有利于患者及早康复。

第三节　支气管镜检查及肺灌洗的护理

一、支气管镜检查的护理

1. 术前护理

（1）检查前向病人及家属说明检查目的、操作过程及有关配合注意事项，消除紧张情绪，指导患者禁饮食 4～6h，以免因插管时刺激咽喉部而引起患者恶心、呕吐，以致呕吐物误吸至气管而引起意外。

（2）检查前询问患者病史，不稳定型心绞痛、近期发生的心肌梗死、不能矫正的严重低氧血症、严重心律失常、严重心功能不全患者禁止做纤维支气管镜检查。

（3）指导患者正确的缩唇呼吸，即让患者用鼻吸气，然后通过半闭的嘴唇慢慢呼气。

（4）询问患者有无消毒剂、局麻药或术前用药过敏史，防止发生过敏反应。术前 30min 肌内注射阿托品 0.5mg 以减少支气管分泌物，防止迷走神经反射和减弱咳嗽反射。精神紧张者必要时给予地西泮 10mg 肌内注射。

（5）备齐急救药品和抢救器械，以防术中出现喉痉挛和呼吸窘迫。或因麻醉药物的作用抑制病人的咳嗽和呕吐反射，使分泌物不易咳出。

2. 术中护理

（1）做好心理护理，检查中护士应经常给予安慰，使患者全身放松，并随时提醒其注意配合。

（2）严密观察患者的呼吸、意识、心率及血氧饱和度（Spo2）的变化，一旦心率加快，＞150 次/min 或减慢＜60 次/min，或 Spo2 降至 80%，应立即停止操作或暂时退出纤支镜，待病情平稳、缺氧改善后再行插入。

（3）对于老年人以及有心肺疾病的患者，术中必须吸氧 3～5L/min，提高血氧分压，减少心脏并发症。

3. 术后护理

（1）检查完毕，术后严密观察病情变化，如呼吸频率。节律的变化和口唇的颜色，及时发现各种并发症，以便及时处理。如无特殊不适可协助患者回病房，或在家属陪同下回家，并指导患者如出现异常情况应及时就诊。

（2）检查术后应禁食禁水 2h，以免食物误吸入气管造成误吸，引起呼吸道感染，2h 以后进食温凉流质，如汤、牛奶等，忌辛辣刺激性食物。

(3) 指导患者少说话，并适当休息，一周内不要做较用力的动作，不可用力咳嗽咯痰，以免引起肺部不适。向患者说明术后可能出现鼻腔和咽部的不适、疼痛、声嘶、头晕、吞咽不畅等，休息后可逐渐好转。

(4) 行肺部活检术后出现少量咯血属正常现象，表现为痰中带血或少量的血痰，一般不需特殊处理，1～3 天症状可以自行消失，如一旦出现大咯血，应立即报告医生，及时治疗抢救，并采取有效的护理措施。

二、支气管肺泡灌洗术 (BAL) 护理要点

1. 术前护理

(1) 心理护理　患者因缺乏对治疗的了解，容易产生恐惧心理，应主动关心患者，向患者讲明支气管肺泡灌洗术的目的、意义，以及安全性和配合的重要性，详细交代灌洗中应注意的事项，消除患者不良情绪，以良好的心理状态接受治疗。

(2) 观察呼吸系统情况　如咳嗽、咳痰、气喘及体温变化，避免受凉感冒，吸烟者督促戒烟。

(3) 指导患者进行有效咳嗽、深呼吸及扩胸运动，每天 2～3 次，10～15min/次。

(4) 饮食护理　予高蛋白、高维生素、低盐、低脂，易消化食物，术前 4～6h 禁食禁饮。

(5) 语言指导　嘱患者术中不能讲话，指导患者用手势表示术中不适及要求。

(6) 根据医嘱执行术前用药　术前 30min 皮下注射阿托品 0.5mg，鲁米那 0.1mg 或安定 10mg 肌肉注射。

2. 术中护理

(1) 协助患者摆好体位　多采用仰卧位，头部稍后仰，使鼻腔、气道尽可能保持水平位，全身放松，正常呼吸。

（2）予高频氧气吸入 4～6L/min。

（3）术中使用心电监护仪监测患者心率、血压及血氧饱和度的变化，并严密观察患者呼吸，注意面色及口唇有无紫绀。患者有无呛咳等，指导患者正确咳出分泌物。

（4）准确记录灌洗夜的灌入、回收量及残留量，观察回收液的性状，随时留样送检。

3. 术后护理

（1）术后卧位　术后在观察室内平卧位观察 30min，如特殊部位用药者，应向患侧卧位，以利于药物充分到达治疗部位，无异常者即可送回病房休息。

（2）术后禁食禁饮 2～3h 方可正常进食。

（3）术后观察病情及生命体征变化，询问患者鼻咽部有无不适及疼痛，观察体温及氧疗效果。

（4）保持气道通畅，鼓励患者轻咳，将呼吸道分泌物及时咳出，多饮温开水以稀释痰液，并观察痰液的性质、颜色和量。向患者解释术后轻微的咳嗽、咳痰和短期低热属正常反应，无需紧张，积极配合医务人员治疗。

三、全肺灌洗术（WLL）护理要点

1. 术前护理

（1）心理护理　尘肺患者由于病程时间长，心理恐惧、焦虑，另外怕疼痛、手术出现意外，是否会影响日后生活，需要护理人员与患者及家属多沟通、交流，耐心讲解肺灌洗的治疗机制、治疗过程以及预后和术中可能会出现的不良反应，帮助患者树立信心，积极配合治疗，早期恢复健康。

（2）指导患者进行有效咳嗽和排痰法的训练以及呼吸操训练，促进术后支气管分泌物及肺泡灌洗液的排除，利于肺泡充分扩张，防止出现肺不张、肺部感染等并发症。

（3）术前戒烟戒酒，合理饮食，规律生活，提供舒适、安静的环境，保证充足的睡眠，术前禁食、禁水 12h。

（4）进行大容量灌洗术的认知度教育，介绍麻醉方式、手术的目的、程序、可能发生的不适；整个灌洗过程所需要的时间，麻醉后注意事项和患者如何配合等，积极为手术做好准备。

2. 术中护理

（1）协助患者取合适体位（平卧位或灌洗侧居上的斜卧位），固定四肢，注意保暖，预防感冒。

（2）灌洗液选择 37℃ 无菌生理盐水，灌入量每次 1000～1500mL，灌入时间 1～2min，引流时间每次 2～3min，一侧肺灌洗数量 15～20 次，灌洗总量 1～2L，直到灌洗回收液由灰黑色浑浊变成无色澄清为止，严格记录灌洗液的出入量、灌洗次数、残留量、灌洗引流液的颜色，并保留灌洗液便于查看，并及时送检。

（3）严密观察病人血压、呼吸、心率、SaO_2 等各项指标，发现异常及时报告医生及时处理。

（4）灌洗完毕，待生命体征平稳，自主呼吸形成等拔管，擦净鼻、脸、口部分泌物，护送患者回病房，做好交接记录。

3. 术后护理

（1）体位　术后予半卧位，床头摇高 45℃，绝对卧床休息 24h，定时更换卧位，间断为病人按摩活动四肢，严防静脉炎和深静脉血栓的发生，防止发生压疮。

（2）充分氧疗　根据病情调整吸氧浓度，常规吸氧 10～12h，持续心电监护 4～6h，密切观察患者病情变化，注意神志、面色、四肢、口唇、指甲颜色，鼓励患者深呼吸、咳嗽、咳痰，观察记录患者痰量、颜色，4～6h 内严禁患者睡觉。

（3）根据病情鼓励患者进食，术后 4h 无特殊不适可饮水，6h 后可进食易消化富有营养的饮食。

参考文献

[1]　杨秀兰,张淑红,张丽敏．尘肺病人的护理要点［J］．中国伤残医学，2012，20

(06)：122-123.
[2] 韦彩玲,卢雪梅,吴云萍．综合排痰护理在尘肺合并肺部感染中应用的效果观察[J]．内科，2014，9 (02)：247-248，217.
[3] 牛瑞云．慢性肺源性心脏病的临床护理体会 [J]．中国实用医药，2014，9 (24)：200-201.
[4] 刘琴．尘肺肺心病患者的临床护理体会 [J]．职业与健康，2003 (01)：152-153.
[5] 李学秀．尘肺病合并双侧气胸的急救和护理 [J]．职业卫生与病伤，2014，29 (01)：61-62.
[6] 杜慧莲,孙桂静．煤尘肺合并呼吸衰竭的护理体会 [J]．首都医药，2011，18 (18)：47-48.
[7] 高明杰,高明静．无创正压通气在尘肺合并呼吸衰竭病人中应用和护理体会 [J]．中国职业医学，2011，38 (05)：407-408.
[8] 刘莹,张会娟,刘丹丹．无创正压通气治疗尘肺呼吸衰竭疗效观察与护理 [J]．中国城乡企业卫生，2014，29 (03)：117-118.
[9] 尤黎明,吴瑛．内科护理学 [M]．北京．人民卫生出版社．2006.

第九章

尘肺病常见诊疗技术操作规范

第一节　支气管镜检查

一、适应症

(1) 不明原因的咳嗽、痰中带血或咯血或者不明原因的声音嘶哑。

(2) 肺部不明原因的哮鸣音，支气管镜有助于查明气道狭窄的部位及性质。

(3) 怀疑有基础疾病的肺炎或与其他疾病鉴别诊断。

(4) 肺部弥漫性病变、肺不张、肺部肿块影、阻塞性肺炎、肺门和（或）纵隔淋巴结肿大等。

(5) 胸外伤、怀疑有气管支气管裂伤或断裂，支气管镜检查常可明确诊断。

(6) 食管-气管瘘的确诊。

(7) 选择性支气管造影。

(8) 取出支气管异物，清除气道内异常分泌物等。

二、禁忌症

(1) 活动性大咯血。

(2) 严重心肺功能障碍。

(3) 严重心律失常。

(4) 全身情况极度衰竭。

(5) 不能纠正的出血倾向。

(6) 严重的上腔静脉阻塞综合征。

(7) 新近发生的心肌梗死、不稳定心绞痛。

(8) 疑有主动脉瘤。

(9) 气管部分狭窄，估计纤维支气管镜不能通过。

(10) 严重的肺动脉高压，活检时可能发生严重的出血等。

三、检查步骤

1. 支气管镜消毒

将2%戊二醛溶液注入足够长度的容器内，将支气管镜放入容器内浸泡15min后用无菌蒸馏水彻底冲洗干净。

2. 术前准备

(1) 向患者详细说明检查的目的、意义、大致过程、并发症和配合检查的方法等，书面告知相关风险，征得家属和患者本人同意并签署知情同意书。检查过程中须有家属陪同，以便于在不良事件发生时能及时进行医患间的沟通。

(2) 拍摄X射线正位和（或）侧位胸片，必要时拍摄CT以确定病变部位。

(3) 检查前需详细询问病史，了解药物过敏史，测量血压，常规进行出凝血时间、血小板计数、血清有关病毒抗原或抗体及心、肺功能检查。

(4) 术前禁食、禁水4h。

(5) 麻醉　利多卡因较丁卡因安全。用2%利多卡因咽喉部麻醉后，支气管镜引导下用利多卡因在气管内麻醉。

3. 术中监护

(1) 所有受检者术中均应监测患者的氧饱和度，通过鼻、口或人工气道给予吸氧，使氧饱和度维持在90%以上，以减少操作中及术后恢复期严重心律失常的发生。

(2) 心电监护无须常规应用，但对于有严重心脏病史的患者以及持续给氧仍不能纠正低氧血症的患者，应常规进行心电监护。

(3) 支气管镜检查过程中至少要有两位助手配合，其中一位必须是专职护士。

4. 支气管镜检查

(1) 患者多选用仰卧位，一般经鼻或经口插入，应按顺序全面直视观察可见范围的鼻、咽、气管、隆突和支气管，然后再对可疑部位进行重点观察。

(2) 经支气管镜活检（Trans bronchial biopsy，TBB）狭义指单纯针对支气管腔内直视下进行的活检术，如支气管黏膜活检和支气管内病灶活检，主要用于各种支气管腔内和黏膜病变。

(3) 经支气管镜透壁肺活检（Trans bronchial lung biopsy，TBLB），主要用于肺部弥漫性病变性质不明者及周围型肺内局灶性病变。分为无X射线引导和经X射线引导两种方法。

通常采用无X射线引导的TBLB，多用于肺部弥漫性病变（如尘肺），根据影像学表现挑选病变较密集的部位进行，应尽量避开纤维化严重的区域，因易发生气胸，一般不在右肺中叶或左肺舌叶进行活检。操作方法：将活检钳插至所选择段支气管内，至遇阻力时将活检钳后撤1～50px（分辨率1024×768时，1px＝0.028cm），此时张开活检钳，嘱患者深吸气，同时活检钳再向前推进1～50px至遇到阻力，再嘱患者深呼气，于深呼气末将活检钳夹闭并缓慢退出。在操作过程中，如患者感到胸痛，应退出活检钳，更换部位另行活检。

X射线引导下的TBLB多用于周围型肺内局灶性病变，支气管镜达到病变所在的肺段或亚段后，在X射线透视下，将活检钳经支气管镜的活检孔插入送到预定的外周肺病灶进行活检。该技术克服了常规支气管镜只能对3～4级支气管内的组织取材的缺点，可对支气管镜直视范围难以见到的外周肺病变进行取材，X 射线引导下的 TBLB 比无 X 射线引导的诊断阳性率高。

（4）经支气管镜针吸活检（Trans bronchial needle aspiration，TBNA)，对于纵隔淋巴结肿大或黏膜下病变等情况，常规方法不能明确诊断时，该技术主要是在气道内对腔外某一病灶或淋巴结进行穿刺，透过气道壁后进入纵隔或肺门，通过穿刺针获取纵隔或肺门区贴近气道壁的病变组织。通常采用 WANG 氏穿刺定位法进行纵隔淋巴结的盲穿。目前超声内镜引导的经支气管针吸活检（Endo bronchial ultra soundguided trans bronchial needle aspiration，EBUS-TBNA）已广泛应用于临床，其穿刺后标本获取率优于普通盲法 TBNA。

5. 术后处理

术后患者应安静休息，一般 2h 之后才可进食饮水，以免因咽喉仍处于麻醉状态而导致误吸。应注意观察有无咯血、呼吸困难、发热等症状。

四、常见的并发症及其预防和处理措施

（1）麻醉药过敏或过量、鼻出血、咯血、发热、感染等。

（2）喉痉挛或喉头水肿　多建于插管不顺利或麻醉不充分的患者，大多在拔出支气管镜后可缓解，严重者应立即吸氧，给予组胺药或静脉给予糖皮质激素，必要时需即行气管切开急救。

（3）低氧血症　检查过程中动脉血氧分压下降十分常见，一般下降 10～20mmHg 左右，对静息动脉血氧分压等于或小于 60～70mmHg 的患者，在行气管镜检查前，应予吸氧并持续到检查结束。

（4）喘息及气道痉挛，支气管镜的刺激可能发生广泛的支气管痉挛，故对有支气管哮喘者，无论有无症状，均宜氨茶碱预防治疗。

（5）窒息　肺功能不全的患者可能在活检后发生少量出血或继发性支气管痉挛，在检查后数分钟内发生窒息。

(6) 心跳骤停 多见于原有严重的器质性心脏病患者，或麻醉不充分、强行气管插入者，强烈的刺激可能引起反射性心跳骤停，一旦发生应立即拔出支气管镜，就地施行人工心肺复苏。

(7) 肿瘤气管、支气管内种植转移。

(8) 出血 施行组织活检者均有出血，少量出血经吸引后可自行止血，或灌入冰盐水、注入凝血酶溶液或稀释的肾上腺素溶液等，出血量大于50mL须高度重视，要积极采取措施。

(9) 自发性气胸、纵隔气肿。

第二节 胸膜腔穿刺术

一、适应症

1. 诊断性

原因未明的胸腔积液，可作诊断性穿刺，作胸水涂片、培养、细胞学和生化学检查以明确病因，并可检查肺部情况。

2. 治疗性

通过抽液、抽气或胸腔减压治疗单侧或双侧胸腔大量积液、积气产生的压迫、呼吸困难等症状；向胸腔内注射药物（抗肿瘤药或促进胸膜粘连药物等）。

二、禁忌证

(1) 体质衰弱、病情危重难以耐受穿刺术者。

(2) 对麻醉药过敏。

(3) 凝血功能障碍，严重出血倾向，患者在未纠正前不宜穿刺。

(4) 有精神疾病或不合作者。

(5) 疑为胸腔包虫病患者，穿刺可引起感染扩散，不宜穿刺。

(6) 穿刺部位或附近有感染。

三、操作步骤

1. 术前准备

(1) 了解、熟悉病人病情，阅片，初步确定穿刺位置。

（2）与病人家属谈话，交代检查目的、大致过程、可能出现的并发症等并签字。

（3）器械准备胸腔穿刺包、无菌胸腔引流管及引流瓶、皮肤消毒剂、麻醉药、无菌棉球、手套、洞巾、注射器、纱布及胶布。

（4）体位　患者取坐位面向背椅，两前臂置于椅背上，前额伏于前臂上。不能起床患者可取半坐位，患者前臂上举抱于枕部。

2. 选择穿刺点

抽气时通常选择患侧胸部锁骨中线第二肋间为穿刺点，如为局限性气胸可结合胸部 X 射线或 CT 等检查确定。

抽液时选在胸部叩诊实音最明显部位进行，胸液较多时一般常取肩胛线或腋后线第 7～8 肋间；有时也选腋中线第 6、7 肋间或腋前线第 5 肋间为穿刺点。包裹性积液可结合 X 射线或超声检查确定，穿刺点用蘸甲紫（龙胆紫）的棉签或其他标记笔在皮肤上标记。

3. 操作程序

（1）常规消毒皮肤　以穿刺点为中心进行消毒，直径 15cm 左右，两次。

（2）打开一次性使用胸腔穿刺包，戴无菌手套，覆盖消毒洞巾，检查胸腔穿刺包内物品，注意胸穿针与抽液用注射器连接后检查是否通畅，同时检查是否有漏气情况。

（3）助手协助检查并打开 2%利多卡因安瓿，术者以 5mL，注射器抽取 2%利多卡因 2～3mL，在穿刺部位由表皮至胸膜壁层进行局部浸润麻醉。如穿刺点为肩胛线或腋后线，肋间沿下一肋骨上缘进麻醉针，如穿刺点位腋中线或腋前线则取两肋之间进针。

（4）术者以一手食指与中指固定穿刺部位皮肤，另一只手将穿刺针后的胶皮管用止血钳夹住，将穿刺针沿局部麻醉处缓缓刺入，当针锋抵抗感突感消失时，再接上注射器，松开止血钳，进行抽液。助手用止血钳（或胸穿包的备用钳）协助固定穿刺针，以防刺入过深损伤肺组织。注射器抽满后，用止血钳夹闭胶管，然后取下注射器，将液体注入弯盘或标本容器中，并记录总量和送检。也可排出液体至引流袋内，记录总液量。根据需要抽液完毕后可注入相应药物。

（5）抽液结束后拔出穿刺针，局部消毒，覆盖无菌纱布，稍用力压迫片刻，用胶布固定。并嘱患者静卧休息，伤口不要沾水等。

四、注意事项

（1）操作前应向患者说明穿刺目的，消除顾虑，同时签好知情同意书；对精神紧张者，可于术前半小时给地西泮 10mg，或可待因 30mg 以镇静止痛。

（2）操作中应密切观察患者的反应，患者如有头晕、面色苍白、出汗、心悸、胸部压迫感或剧痛、晕厥等胸膜过敏反应；或出现连续性咳嗽、气短、咳泡沫痰等现象时，立即停止抽液，并皮下注射 0.1%肾上腺素 0.3～0.5mL，或进行其他对症处理。

（3）一次抽气或液不应过多、过快。一次抽气不宜超过 1000mL，张力性气胸时应立即胸腔穿刺排气，紧急时可用粗针头迅速刺入胸膜腔排气减压；诊断性抽液，50～100mL 即可。减压抽液，首次不超过 600mL，以后每次不超过 1000mL。如为脓胸，每次尽量抽尽。疑有化脓性感染时，助手用无菌试管留取标本，行涂片革兰氏染色镜检、细菌培养及药敏试验。如检查瘤细胞，至少抽取 100mL，并应立即送检，以免细胞自溶。

（4）严格无菌操作，操作中要始终保持胸膜负压，防止空气进入胸腔。

（5）应避免在第 9 肋间以下穿刺，以免穿透膈肌损伤腹腔脏器。

（6）操作前、后测量患者生命体征，操作后嘱患者卧位休息 30min。

（7）对于恶性胸腔积液，可注射抗肿瘤药物或硬化剂诱发化学性胸膜炎，促使脏层与壁层胸膜粘连，闭合胸腔，防止胸液重新积聚。

第三节　胸腔闭式引流术

一、适应症

（1）开放性气胸，张力性气胸。

（2）经胸腔穿刺抽气肺无法复张者或反复发生的气胸。

（3）心肺功能较差，自觉症状严重的闭合性气胸。

（4）需使用机械通气或人工通气的气胸或血气胸者。

（5）拔除胸腔引流管后血胸复发者。

（6）脓胸或支气管胸膜瘘、乳糜胸。

（7）开胸手术后。

二、禁忌症

（1）凝血功能障碍有出血倾向者。

（2）肝性胸水，持续引流可导致大量蛋白质和电解质丢失。

三、术前准备

（1）认真了解病史，根据X射线胸片、CT等影像学资料以及超声检查协助定位，尤其是局限性或包裹性积液的引流。

（2）准备好直径合适的引流管，一般以16～22F的硅胶管为好，如有支气管胸膜瘘或机械通气的患者，应选择24～28F的大导管。外接闭式引流袋或水封瓶。

（3）张力性气胸应先穿刺抽气减压。

四、麻醉和体位

（1）麻醉1%～2%利多卡因或普鲁卡因局部浸润麻醉，包括皮肤、皮下、肌层以及肋骨骨膜，麻醉至壁层胸膜后，再稍进针试验性抽吸，待抽出液体或气体后即可确诊。

（2）患者取半卧位。气胸插管位置多选在患侧胸部锁骨中线外侧第2肋间，或腋前线第4、5肋间；引流液体选在第7、8肋间腋中线附近；若为局限性气胸或积液应依据胸片、CT或B超等影像学资料定位。多发性肺大泡反复气胸导致胸壁粘连的，必须根据影像学资料确定穿刺点，防止误穿肺大泡导致张力性气胸。

五、手术步骤

（一）中心静脉导管行闭式引流术

（1）穿刺部位局部消毒，铺洞巾。

（2）1%利多卡因局部浸润麻醉，包括皮肤、皮下、肌层，麻醉至壁层胸膜后，再稍进针试验性抽吸，待抽出液体或气体后退出注射针，并估计穿刺深度。

（3）将穿刺针从麻醉处进入胸腔，可抽出气体后将导丝从穿刺针插入到胸膜腔，退出穿刺针。

（4）扩皮器扩皮后退出扩皮器，将穿刺软管顺着导丝进入胸膜腔约 10～12cm，退出导丝并夹闭软管。

（5）连接引流袋或者引流瓶，打开夹闭见引流出液体或可见气泡从水封瓶逸出。

（6）局部固定。

（二）胸腔闭式引流术

（1）患者取半坐卧位，穿刺部位局部消毒，铺洞巾。

（2）1%利多卡因从穿刺点进针局部浸润麻醉，包括皮肤、皮下、肌层，麻醉至壁层胸膜后，再稍进针试验性抽吸，待抽出液体或气体后退出注射针，并估计穿刺深度。

（3）沿肋间做 2～3cm 的切口。

（4）将金属套管针（trocar）从切口沿着肋间隙插入胸腔后，此时有明显的突破感，拔出针芯，从套管内送入引流管，连接水封瓶，可见气泡冒出。

（5）用手固定胶管然后拔出金属套管，进一步用缝线固定胶管，消毒后无菌纱布覆盖，远端接水封瓶或闭式引流袋，打开夹闭见引流出液体或可见气泡从水封瓶逸出。

（6）固定引流管于胸壁皮肤上。

六、注意事项

（1）对肺压缩严重、时间较长的患者，插管后应夹住引流管分次开放引流，待患者适应后再完全开放持续引流，以免胸腔内压力骤降产生肺复张后肺水肿。

如未见气泡溢出 1～2 天，患者气急症状消失，经胸部透视或摄片等见肺已全部复张时可以夹管，观察 1～2 天后，再次复查透视或摄片，仍无气体漏出，肺复张良好，可以拔除导管。

（2）有时虽未见气泡冒出水面，但患者症状缓解不明显，应考虑为导管不通畅，或部分滑出胸膜腔，需及时更换导管或做其他处理。术后保持管腔通畅，记录每小时或 24h 引流液量。肺膨胀良好，无气体和液体排出后，可在病人深吸气屏气时拔除引流管，并封闭伤口。

（3）术后嘱病人卧位或半卧位休息半小时，测血压并观察病情有无变化。

（4）术前应向病人说明胸穿的目的，消除顾虑。操作过程中应密切观察患者的反应，如出现头晕、面色苍白、出汗、心悸、胸闷、昏厥等胸膜变态反应等，或者出现连续咳嗽、气短、咳泡沫痰等，应立即停止操作，并皮下注射 0.1%肾上腺素 0.3～05mL，并给予其他对症治疗。

（5）严格无菌操作，水封瓶应放在低于患者胸部的地方（如患者床下），以免瓶内的水反流进入胸腔。应用各式插管引流排气过程中，应注意严格消毒，防止发生感染。伤口敷料 1～2 日更换一次，如分泌物浸湿或污染应及时换药。

第四节　内科胸腔镜检查

一、适应证

（1）不明病因的胸腔积液。

（2）胸膜占位性病变的诊断。

(3) 胸腔积液的胸膜固定术。

(4) 自发性气胸的诊断及治疗。

(5) 肺活检。

二、禁忌证

(1) 胸膜腔闭塞和严重胸膜粘连是绝对禁忌证。

(2) 相对禁忌证包括：出血性疾病，以血小板低于4万为临界值；低氧血症；严重心血管疾病；持续不能控制的咳嗽；极度虚弱者。

三、操作方法

1. 术前准备

(1) 向家属及患者详细说明并签署知情同意书，取得患者配合和家属理解。

(2) 电子支气管镜及其光源和图像系统、静脉切开包、胸壁穿刺器套管、活检钳、抽吸管、胸腔闭式引流瓶、胸腔引流管、局麻药物等物品。

(3) 穿刺点及切开部位的选择与定位　通常患者取健侧卧位，切口选择在患侧腋部胸壁第4～8肋间，常用第6、7肋间胸腔B超定位点处。自发性气胸，第3、4肋间；胸腔积液，第5～7肋间；肺组织活检，第4、5肋间。

2. 操作步骤

(1) 局部麻醉　穿刺点处给予1%利多卡因局部麻醉，并进行心、电、血压、血氧饱和度监测。

(2) 在穿刺点行1～2cm的切口，置入穿刺套管，此时有明显的突破感，拔出针芯，将胸腔镜经套管送入胸膜腔，按照内、前、上、后、侧、下的顺序观察脏层、壁层、膈胸膜和切口周围胸膜。可疑病变可进行活检。遇到胸腔粘连，可采用电凝或电切进行粘连带的松懈。

(3) 操作完成后，经套管置入胸腔闭式引流管，术后行X射线胸片了解置管位置及胸腔变化。

参考文献

[1] 荣福,萧淑华,刘静等. 常规经支气管镜针吸活检与超声引导下经支气管镜针吸活检对纵隔病变诊断的比较 [J]. 中华结核和呼吸杂志, 2011, 34 (2): 120-122.
[2] 王洪武. 电子支气管镜的临床应用 [M]. 北京:中国医药科技出版社. 2009.
[3] 王洪武,金发光,柯明耀. 支气管镜介入治疗 [M]. 北京:人民卫生出版社. 2012.
[4] 赵玉沛. 北京协和医院医疗诊疗常规 [M]. 北京:人民卫生出版社. 2004.

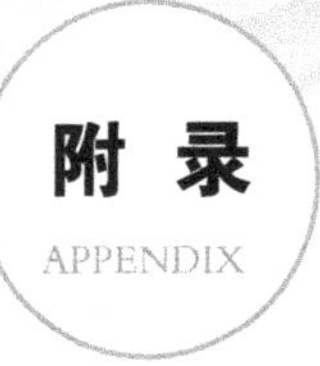

附录一　职业病分类和目录（2013年版）国卫疾控发［2013］48号

一、职业性尘肺病及其他呼吸系统疾病

（一）尘肺病

1. 矽肺

2. 煤工尘肺

3. 石墨尘肺

4. 碳黑尘肺

5. 石棉肺

6. 滑石尘肺

7. 水泥尘肺

8. 云母尘肺

9. 陶工尘肺

10. 铝尘肺

11. 电焊工尘肺

12. 铸工尘肺

13. 根据《尘肺病诊断标准》和《尘肺病理诊断标准》可以诊断的其他尘肺病

（二）其他呼吸系统疾病

1. 过敏性肺炎

2. 棉尘病

3. 哮喘

4. 金属及其化合物粉尘肺沉着病（锡、铁、锑、钡及其化合物等）
5. 刺激性化学物所致 COPD
6. 硬金属肺病
二、职业性皮肤病
1. 接触性皮炎
2. 光接触性皮炎
3. 电光性皮炎
4. 黑变病
5. 痤疮
6. 溃疡
7. 化学性皮肤灼伤
8. 白斑
9. 根据《职业性皮肤病的诊断总则》可以诊断的其他职业性皮肤病
三、职业性眼病
1. 化学性眼部灼伤
2. 电光性眼炎
3. 白内障（含放射性白内障、三硝基甲苯白内障）
四、职业性耳鼻喉口腔疾病
1. 噪声聋
2. 铬鼻病
3. 牙酸蚀病
4. 爆震聋
五、职业性化学中毒
1. 铅及其化合物中毒（不包括四乙基铅）
2. 汞及其化合物中毒
3. 锰及其化合物中毒
4. 镉及其化合物中毒
5. 铍病
6. 铊及其化合物中毒
7. 钡及其化合物中毒
8. 钒及其化合物中毒
9. 磷及其化合物中毒
10. 砷及其化合物中毒

11. 铀及其化合物中毒
12. 砷化氢中毒
13. 氯气中毒
14. 二氧化硫中毒
15. 光气中毒
16. 氨中毒
17. 偏二甲基肼中毒
18. 氮氧化合物中毒
19. 一氧化碳中毒
20. 二硫化碳中毒
21. 硫化氢中毒
22. 磷化氢、磷化锌、磷化铝中毒
23. 氟及其无机化合物中毒
24. 氰及腈类化合物中毒
25. 四乙基铅中毒
26. 有机锡中毒
27. 羰基镍中毒
28. 苯中毒
29. 甲苯中毒
30. 二甲苯中毒
31. 正己烷中毒
32. 汽油中毒
33. 一甲胺中毒
34. 有机氟聚合物单体及其热裂解物中毒
35. 二氯乙烷中毒
36. 四氯化碳中毒
37. 氯乙烯中毒
38. 三氯乙烯中毒
39. 氯丙烯中毒
40. 氯丁二烯中毒
41. 苯的氨基及硝基化合物（不包括三硝基甲苯）中毒
42. 三硝基甲苯中毒
43. 甲醇中毒

44. 酚中毒

45. 五氯酚（钠）中毒

46. 甲醛中毒

47. 硫酸二甲酯中毒

48. 丙烯酰胺中毒

49. 二甲基甲酰胺中毒

50. 有机磷中毒

51. 氨基甲酸酯类中毒

52. 杀虫脒中毒

53. 溴甲烷中毒

54. 拟除虫菊酯类中毒

55. 铟及其化合物中毒

56. 溴丙烷中毒

57. 碘甲烷中毒

58. 氯乙酸中毒

59. 环氧乙烷中毒

60. 上述条目未提及的与职业有害因素接触之间存在直接因果联系的其他化学中毒

六、物理因素所致职业病

1. 中暑

2. 减压病

3. 高原病

4. 航空病

5. 手臂振动病

6. 激光所致眼（角膜、晶状体、视网膜）损伤

7. 冻伤

七、职业性放射性疾病

1. 外照射急性放射病

2. 外照射亚急性放射病

3. 外照射慢性放射病

4. 内照射放射病

5. 放射性皮肤疾病

6. 放射性肿瘤（含矿工高氡暴露所致肺癌）

7. 放射性骨损伤

8. 放射性甲状腺疾病

9. 放射性性腺疾病

10. 放射复合伤

11. 根据《职业性放射性疾病诊断标准（总则）》可以诊断的其他放射性损伤

八、职业性传染病

1. 炭疽

2. 森林脑炎

3. 布鲁氏菌病

4. 艾滋病（限于医疗卫生人员及人民警察）

5. 莱姆病

九、职业性肿瘤

1. 石棉所致肺癌、间皮瘤

2. 联苯胺所致膀胱癌

3. 苯所致白血病

4. 氯甲醚、双氯甲醚所致肺癌

5. 砷及其化合物所致肺癌、皮肤癌

6. 氯乙烯所致肝血管肉瘤

7. 焦炉逸散物所致肺癌

8. 六价铬化合物所致肺癌

9. 毛沸石所致肺癌、胸膜间皮瘤

10. 煤焦油、煤焦油沥青、石油沥青所致皮肤癌

11. β-萘胺所致膀胱癌

十、其他职业病

1. 金属烟热

2. 滑囊炎（限于井下工人）

3. 股静脉血栓综合征、股动脉闭塞症或淋巴管闭塞症（限于刮研作业人员）

附录二　职业性尘肺病的诊断（2015年版）GBZ 70—2015

1　范围

本标准规定了职业性尘肺病（以下简称尘肺病）的诊断原则、尘肺病X射线胸片诊断分期及处理原则。

本标准适用于国家颁布的《职业病分类和目录》中所列的各种尘肺病的诊断，即矽肺、煤工尘肺、石墨尘肺、炭黑尘肺、石棉肺、滑石尘肺、水泥尘肺、云母尘肺、陶工尘肺、铝尘肺、电焊工尘肺、铸工尘肺及其他尘肺。

2 规范性引用文件

下列文件对于本文件的应用是必不可少的。凡是注日期的引用文件，仅注日期的版本适用于本文件。凡是不注日期的引用文件，其最新版本（包括所有的修改单）适用于本文件。

GB/T 16180 劳动能力鉴定职工工伤与职业病致残等级

3 术语和定义

下列术语和定义适用于本文件。

3.1

尘肺病 pneumoconiosis

在职业活动中长期吸入生产性矿物性粉尘并在肺内潴留而引起的以肺组织弥漫性纤维化为主的疾病。

3.2

小阴影 small opacity

在X射线胸片上，肺野内直径或宽度不超过10mm的阴影。小阴影按其形态分为网形和不规则形两类。

3.3

密集度 profusion

一定范围内小阴影的数量。密集度划分为4大级，每大级再划分为3小级，即4大级12小级分类法。

3.4

大阴影 large opacity

在X射线胸片上，肺野内直径或宽度大于10mm的阴影。

3.5

小阴影聚集 small opacity aggregation

在X射线胸片上，肺野内出现局部小阴影明显增多聚集成簇的状态，但尚未形成大阴影。

3.6

胸膜斑 pleural plague

在X射线胸片上，肺野内除肺尖部和肋膈角区以外出现的厚度大于5mm的局限性胸膜增厚，或局限性钙化胸膜斑块。一般由于长期接触石棉粉尘而引起。

3.7

肺区 zone of lung

在X射线胸片上，将肺尖至膈顶的垂直距离等分为三，用等分点的水平线将左右肺野各分为上、中、下三个肺区，左右共6个肺区。

4 诊断原则

根据可靠的生产性矿物性粉尘接触史，以技术质量合格的X射线高千伏或数字化摄影（DR）后前位胸片表现为主要依据，结合工作场所职业卫生学、尘肺流行病学调查资料和职业健康监护资料，参考临床表现和实验室检查，排除其他类似肺部疾病后，对照尘肺病诊断标准片，方可诊断。

劳动者临床表现和实验室检查符合尘肺病的特征，没有证据否定其与接触粉尘之间必然联系的，应当诊断为尘肺病。

5 诊断分期

5.1 尘肺壹期

有下列表现之一者：

a）有总体密集度1级的小阴影，分布范围至少达到2个肺区；

b）接触石棉粉尘，有总体密集度1级的小阴影，分布范围只有1个肺区，同时出现胸膜斑；

c）接触石棉粉尘，小阴影总体密集度为0，但至少有两个肺区小阴影密集度为0/1，同时出现胸膜斑。

5.2 尘肺贰期

有下列表现之一者：

a）有总体密集度2级的小阴影，分布范围超过4个肺区；

b）有总体密集度3级的小阴影，分布范围达到4个肺区；

c）接触石棉粉尘，有总体密集度1级的小阴影，分布范围超过4个肺区，同时出现胸膜斑并已累及部分心缘或膈面；

d）接触石棉粉尘，有总体密集度2级的小阴影，分布范围达到4个肺区，同时出现胸膜斑并已累及部分心缘或膈面。

5.3 尘肺叁期

有下列表现之一者：

a）有大阴影出现，其长径不小于20mm，短径大于10mm；

b）有总体密集度 3 级的小阴影，分布范围超过 4 个肺区并有小阴影聚集；

c）有总体密集度 3 级的小阴影，分布范围超过 4 个肺区并有大阴影；

d）接触石棉粉尘，有总体密集度 3 级的小阴影，分布范围超过 4 个肺区，同时单个或两侧多个胸膜斑长度之和超过单侧胸壁长度的二分之一或累及心缘使其部分显示蓬乱。

6 处理原则

6.1 治疗原则

尘肺病患者应及时脱离粉尘作业，并根据病情需要进行综合治疗，积极预防和治疗肺结核及其他并发症，减轻临床症状、延缓病情进展、延长患者寿命、提高生活质量。

6.2 其他处理

如需劳动能力鉴定，按 GB/T 16180 处理。

7 正确使用本标准的说明

见附录 A。

8 小阴影形态、密集度、分布范围的判定及附加符号

见附录 B。

9 胸片质量与质量评定

见附录 C。

10 尘肺病 X 射线诊断标准片

见附录 D。

11 高千伏胸片 X 射线摄影的技术要求

见附录 E。

12 数字化摄影胸片的技术要求

见附录 F。

13 尘肺病诊断读片要求

见附录 G。

附录 A
（资料性附录）
正确使用本标准的说明

A.1 诊断要点说明

生产性矿物性粉尘接触史是诊断尘肺病的基本条件，包括工作单位、工

种、不同时间段接触生产性粉尘的起止时间、接触粉尘的名称等。对于经安全生产监管部门督促，用人单位仍不提供工作场所粉尘检测结果、职业健康监护档案等资料或者提供资料不全的，应当结合劳动者的临床表现、辅助检查结果和劳动者的职业史、粉尘接触史，并参考劳动者自述、安全生产监督管理部门提供的日常监督检查信息等，作出诊断结论。

X射线后前位胸片表现是诊断的主要依据，胸片质量与质量评定见附录C，高千伏胸片X射线摄影和数字X射线胸片摄影的技术要求分别见附录E和附录F。

工作场所职业卫生学调查内容主要包括接触粉尘的性质、粉尘中游离二氧化硅含量、粉尘分散度、粉尘浓度的检测和监测结果，工作场所防尘降尘设施、个体防护情况等，以判断接触程度和累计接触量。尘肺流行病学调查资料主要是指该企业既往尘肺病发病和患病情况。

尘肺病患者虽可有不同程度的呼吸系统症状和体征及某些实验室检查的异常，但均不具有特异性，因此只能作为尘肺病诊断的参考。临床检查和实验室检查的重点是进行鉴别诊断，以排除X射线胸片表现与尘肺病相类似的其他肺部疾病。

A.2　动态观察胸片

尘肺病X射线胸片的影像学改变是一个渐变的过程，动态系列胸片能系统的观察病变演变过程，更准确地判定小阴影的性质，能为诊断提供更为可靠的依据。因此，原则上两张以上间隔时间超过半年的动态胸片方可作出确诊。但特殊情况下，有可靠的生产性无机粉尘接触史和职业卫生学调查资料支持，有典型的尘肺病X射线胸片表现，并有明确的临床资料可排除其他疾病，亦可考虑作出诊断。

A.3　尘肺病诊断结论的表述

尘肺病诊断结论的表述为“职业性+具体尘肺病名称+期别”，如职业性矽肺壹期，职业性煤工尘肺贰期等。未能诊断为尘肺病者，应表述为“无尘肺”。

附录B

（规范性附录）

小阴影形态、密集度、分布范围的判定及附加符号

B.1　小阴影

B.1.1　形态和大小

B. 1. 1. 1　圆形小阴影

以英文字母 p、q、r 表示：

——p：直径最大不超过 1.5mm；

——q：直径大于 1.5mm，不超过 3mm；

——r：直径大于 3mm，不超过 10mm。

B. 1. 1. 2　不规则形小阴影

以英文字母 s、t、u 表示：

——s：宽度最大不超过 1.5mm；

——t：宽度大于 1.5mm，不超过 3mm；

——u：宽度大于 3mm，不超过 10mm。

B. 1. 1. 3　判定及记录方法

小阴影的形态及大小的判定以相应标准片所示为准。

阅读胸片时应记录小阴影的形态和大小。胸片上的小阴影几乎全部为同一形态和大小时，将其字母符号分别写在斜线的上面和下面，例如：p/p、s/s 等；胸片上出现两种以上形态和大小的小阴影时，将主要形态和大小的小阴影字母符号写在斜线上面，次要的且有相当数量的另一种写在斜线下面，例如：p/q、s/p、q/t 等。

B. 1. 2　密集度

B. 1. 2. 1　四大级分级

密集度可简单地划分为四级：

——0 级：无小阴影或甚少，不足 1 级的下限；

——1 级：有一定量的小阴影；

——2 级：有多量的小阴影；

——3 级：有很多量的小阴影。

B. 1. 2. 2　十二小级分级

小阴影密集度是一个连续的由少到多的渐变过程，为客观地反映这种改变，在四大级的基础上再把每级划分为三小级，即 0/—，0/0，0/1 为 0 级；1/0，1/1，1/2 为 1 级；2/1，2/2，2/3 为 2 级；3/2，3/3，3/＋为 3 级，目的在于提供更多的信息，更细致地反映病变情况，进行流行病学研究和医学监护。

B. 1. 2. 3　判定及记录方法

B. 1. 2. 3. 1　判定原则

小阴影密集度的判定应以相应的标准片为依据，文字部分只起说明作用。

B. 1. 2. 3. 2　肺区密集度判定

在小阴影形态判定的基础上，对照相应形态的密集度组合标准片判定各肺区小阴影密集度，以 12 小级分级表示。若小阴影密集度与标准片基本相同，可分别记录为 1/1，2/2，3/3。若小阴影密集度和标准片比较，认为较高一级或较低一级也应认真考虑，则同时记录下来，例如 2/1 或 2/3，前者含义是密集度属 2 级，但 1 级也要考虑；后者含义是密集度属 2 级，但 3 级也要考虑。

判定肺区密集度的原则是小阴影分布范围至少占该区面积的三分之二。

B. 1. 2. 3. 3　总体密集度判定

总体密集度是指全肺内密集度最高肺区的密集度，是在对小阴影密集度分肺区判定的基础上对全肺小阴影密集度的一个总体判定，以 4 大级分级表示。

B. 1. 2. 3. 4　分布范围判定

小阴影分布范围是指出现有密集度 1 级及以上小阴影的肺区数。

B. 2　附加符号

附加符号包括：

a）bu——肺大泡；

b）ca——肺癌和胸膜间皮瘤；

c）cn——小阴影钙化；

d）cp——肺心病；

e）cv——空洞；

f）ef——胸腔积液；

g）em——肺气肿；

h）es——淋巴结蛋壳样钙化；

i）ho——蜂窝肺；

j）pc——胸膜钙化；

k）pt——胸膜增厚；

l）px——气胸；

m）rp——类风湿性尘肺；

n）tb——活动性肺结核。

附录 C
（规范性附录）
胸片质量与质量评定

C. 1　胸片质量

C.1.1 基本要求

C.1.1.1 应包括两侧肺尖和肋膈角，胸锁关节基本对称，肩胛骨阴影不与肺野重叠。

C.1.1.2 片号、日期及其他标志应分别置于两肩上方，排列整齐，清晰可见，不与肺野重叠。

C.1.1.3 照片无伪影、漏光、污染、划痕、水渍及体外物影像。

C.1.2 解剖标志显示

C.1.2.1 两侧肺纹理清晰、边缘锐利，并延伸到肺野外带。

C.1.2.2 心缘及横膈面成像锐利。

C.1.2.3 两侧侧胸壁从肺尖至肋膈角显示良好。

C.1.2.4 气管、隆突及两侧主支气管轮廓可见，并可显示胸椎轮廓。

C.1.2.5 心后区肺纹理可以显示。

C.1.2.6 右侧膈顶一般位于第十后肋水平。

C.1.3 光密度

C.1.3.1 上中肺野最高光密度应在1.45～1.75之间。

C.1.3.2 高千伏胸片膈下光密度小于0.28，DR胸片膈下光密度小于0.30。

C.1.3.3 直接曝光区光密度大于2.50。

C.2 胸片质量分级

C.2.1 一级片（优片）

完全符合胸片质量要求。

C.2.2 二级片（良片）

不完全符合胸片质量要求，但尚未降到三级片。

C.2.3 三级片（差片）

有下列情况之一者为三级片，不能用于尘肺病初诊：

a）不完全符合胸片质量基本要求，影响诊断的缺陷区域面积之和在半个肺区至1个肺区之间；

b）两侧肺纹理不够清晰锐利，或局部肺纹理模糊，影响诊断的缺陷区域面积之和在半个肺区至1个肺区之间；

c）两侧肺尖至肋膈角的侧胸壁显示不佳，气管轮廓模糊，心后区肺纹理难以辨认；

d）吸气不足，右侧膈顶位于第八后肋及以上水平；

e）照片偏黑，上中肺区最高光密度在1.85～1.90之间；或照片偏白，上中肺区最高光密度在 1.30～1.40 之间；或灰雾度偏高，膈下光密度在 0.40～0.50 之间；或直接曝光区光密度在 2.20～2.30 之间。

C.2.4 四级片（废片）

胸片质量达不到三级片者为四级片，不能用于尘肺病诊断。

附录 D

(规范性附录)

尘肺病 X 射线诊断标准片

D.1 标准片与标准条文的关系

标准片是尘肺病诊断标准的组成部分，主要是表达难以用文字表述的 X 射线影像学改变。故尘肺病各种 X 射线影像学改变的判定应以标准片为准，文字部分只起说明作用。

D.2 标准片的编制原则

小阴影形态和密集度表达准确，使用方便。

D.3 标准片的组成和内容

标准片由 7 张组合片和 19 张全肺大片组成。组合片分别表达不同形态、大小的小阴影密集度及不同部位的胸膜斑。小阴影密集度的组合片按各级密集度的中点编制，即 0/0、1/1、2/2、3/3。全肺大片主要示范各期尘肺病小阴影密集度和分布范围之间的关系及大阴影。除标准片说明中标明为数字摄影的胸片外，其余均为普通高千伏胸片。

D.4 标准片的应用

在阅读 X 射线胸片进行尘肺病诊断和分期时，尤其是在判定小阴影的形态、大小和密集度时，必须与相应的组合标准片对照。

各期尘肺病全肺大片标准片是诊断分期的参照。

附录 E

(规范性附录)

高千伏胸片 X 射线摄影的技术要求

E.1 摄影设备

E.1.1 X 射线机

最高管电压输出值不低于 125kV，功率不小于 20kW。

E.1.2 X 射线球管及窗口过滤

E.1.2.1 旋转阳极。

E.1.2.2 焦点不大于 1.2mm。

E.1.2.3　窗口总过滤 2.5～3.5mm 铝当量。

E.1.3　滤线栅

E.1.3.1　栅密度不小于 40 线/cm。

E.1.3.2　栅格比不小于 10∶1。

E.1.3.3　栅焦距 1.8m。

E.1.3.4　规格与胶片匹配。

E.1.4　增感屏及暗盒

E.1.4.1　一般使用中速增感屏。

E.1.4.2　增感屏无污点。

E.1.4.3　增感屏分辨率不低于 5～6 线对/mm。

E.1.4.4　增感屏和胶片接触紧密。

E.1.4.5　暗盒不漏光。

E.1.5　X 射线胶片

E.1.5.1　一般使用通用型（手显、机显）胶片，提倡使用适合胸部摄影的专用胶片。

E.1.5.2　蓝色片基。

E.1.5.3　本底灰雾 $D_{min}<0.20$。

E.1.5.4　规格：356mm×356mm（14in×14in）或 3b6mm×432mm（14in×17in）。

E.1.6　电源

E.1.6.1　电源应符合 X 射线机的额定要求。

E.1.6.2　X 射线机需独立供电，不与动力电器共用电源。

E.1.6.3　电源电压波动范围在±10%之间。

E.2　摄影技术

E.2.1　准备及体位要求

E.2.1.1　受检者应将胸壁紧贴摄影架，双脚自然分开，双臂内旋转，使肩胛骨尽量不与肺野重叠。

E.2.1.2　焦-片距为 1.80m。

E.2.1.3　调整球管位置，中心线在第六胸椎水平。

E.2.1.4　曝光应在充分吸气后屏气状态时进行。

E.2.1.5　以后前位胸片为常规检查，为诊断和鉴别诊断的需要可加做侧位、斜位、体层摄影或 CT 检查等。

E.2.2　摄影条件

E.2.2.1 根据X射线机的具体情况使用120～140kV进行胸部摄影。

E.2.2.2 根据胸厚确定曝光量，一般使用2～8mAs，曝光时间不超过0.1s。

E.2.2.3 摄影时应参考过去的胸片调整摄影条件。

E.3 暗室技术

E.3.1 暗室

暗室必须符合T作要求

E.3.2 人工手洗

E.3.2.1 原则上要求恒温定时，药液温度应控制在20～25℃之间，显影时间3～5min。

E.3.2.2 定影要充分，流水冲洗要彻底。

E.3.2.3 应使用合格的专用安全灯。

E.3.2.4 及时更换显影液和定影液。

E.4 自动洗片机

为保证胸片质量，有条件时应尽量采用自动洗片机，并严格按照自动洗片机要求的操作规程进行。

附录F
(规范性附录)
数字化摄影胸片的技术要求

F.1 设备要求

F.1.1 高频逆变高压发生器：最大输出功率≥20kW，逆变频率≥20kHz，输出电压40～150kV。

F.1.2 旋转阳极球管：标称焦点值：小焦点≤0.6；大焦点≤1.3。

F.1.3 带有滤线栅、自动曝光控制（automatic exposure control，AEC）和探测野的立位摄影架。

F.1.4 平板探测器：有效探测面积≥356mm×356mm（14in×14in），像素尺寸≤200μm；像素矩阵≥2048×2048。

F.1.5 滤线栅：管电压在90～125kV，选择栅比10∶1～15∶1，栅密度34～80线/cm。

F.2 摄影要求

F.2.1 摄影体位：胸部后前立位，受检者应将胸壁紧贴摄影架，双脚自然分开，双臂内旋转，使肩胛骨尽量不和肺野重叠。

F.2.2　源像距（source image distance，SID）为 180cm。

F.2.3　使用小焦点。

F.2.4　调整球管位置，中心线在第六胸椎水平。

F.2.5　采用自动曝光控制（特殊情况下可采用手动曝光）。

F.2.6　摄影电压：100～125kV，曝光时间：<100ms。

F.2.7　曝光应在充分吸气后屏气状态时进行。

F.2.8　防护屏蔽：标准防护。

F.3　图像处理

F.3.1　在摄影前，宜根据尘肺胸片质量要求设定图像处理参数。

F.3.2　图像处理应在生成 DICOM（digital imaging and communications in medicine. DICOM）格式的影像文件之前进行，不允许对 DICOM 格式的影像文件进行图像处理。

F.3.3　不应使用降噪、边缘增强等图像处理技术。

F.3.4　应保留图像处理原始数据。

F.4　DR 胸片医用胶片打印

F.4.1　打印应遵循质量控制（QC）程序，符合 DICOM 的灰阶图像显示标准。

F.4.2　打印的胸片图像应与肺脏等大，不应放大或缩小。

附录 G
（规范性附录）
尘肺病诊断读片要求

G.1　读片时一般取坐位，观片灯的位置应适当，一般置于读片者眼前 25cm（利于观察小阴影）至 50cm（利于观察全胸片）处。

G.2　读片时可以按照胸片拍摄的时间先后顺序观察比较影像学的动态变化。

G.3　读片时应参考标准片，一般应将需诊断的胸片放在灯箱中央，两旁放需参照的标准片。

G.4　观片灯至少为 3 联灯箱，最好为 5 联。观片灯最低亮度不低于 3000cd，亮度均匀度（亮度差）小于 15%。

G.5　读片室内应保持安静，无直接的其他光线照射到观片灯上，读片速度根据个人习惯而定，但应在每 1～1.5h 左右休息一次，以使读片者视力和脑力能保持良好的分辨能力。

附录三　尘肺病治疗中国专家共识（2018年版）国卫办医函（2016）577号

1　前言

1.1　概述

尘肺病是在职业活动中长期吸入不同致病性的生产性粉尘并在肺内潴留而引起的以肺组织弥漫性纤维化为主的一组职业性肺部疾病的统称，按我国《职业病分类和目录》，主要包括矽肺、煤工尘肺、石墨尘肺、炭黑尘肺、石棉肺、滑石尘肺、水泥尘肺、云母尘肺、陶工尘肺、铝尘肺、电焊工尘肺、铸工尘肺十二种。尘肺病病因明确，是完全可以预防和控制的疾病，但目前仍是我国危害最严重和最常见的职业病。自2010年以来每年报告尘肺新发病例数均突破2万例[1]。截至2017年，我国累计报告职业病病例95万余例，其中尘肺85万余例，占比89.8%，主要是矽肺和煤工尘肺[2]。根据全球疾病负担（2015年）公布的资料显示，我国2015年死亡的尘肺病例估计为9538例（95%可信区间为8430～11013例），矽肺病例为6456（5656～7533）例[3]。

根据相关的调查研究，我国每例尘肺患者年均医疗费用1.905万元，其他和间接费用4.579万元，以尘肺病例诊断后平均32年生存期计算，不考虑通货膨胀因素，平均每例患者患病后将造成的经济负担为207.5万元[4～7]。由于尘肺病发生多需要10～20年甚至更长的接尘工龄，且脱离粉尘接触后仍可以发病，因此预计在未来的20年甚至更长时间内仍将有大量尘肺新病例陆续发生。尘肺病现患病例及继续不断发生的新病例将形成越来越大的尘肺患者群体，已成为我国严重的公共卫生问题。

防治尘肺病在采取预防为主的同时，对患者的治疗也是我们面临的重要课题。因此，我们需要对尘肺病治疗有个基本的共识，确定一个科学合理的目标和原则，提出有效且可行的治疗方法，为临床治疗提供指导意见，使尘肺患者得到科学的医疗服务。

1.2　尘肺病的临床表现

尘肺病的病程和临床表现取决于患者在生产环境中所接触矿物粉尘的性质、浓度、接尘工龄、防护措施、个体特征，以及患者有无合并症等，不同种类的尘肺是有差异的。二氧化硅粉尘（矽尘）致肺纤维化的能力最强，其所致矽肺也是尘肺病中病情最严重的。矽肺一般在接尘后20～45年间均可能发病，故也称为慢性矽肺（chronic silicosis），本文所指的矽肺主要是这类患者。接触粉尘浓度高的发病较快，可在 5～15 年发病，其病程进展也较快。其次是石棉纤维粉尘，它不仅有很强的致肺纤维化的作用，而且可引起肺癌和间皮瘤。在我国，煤工尘肺患病人数最多，因其多暴露于含有二氧化硅和煤尘的混合性粉尘，故其病情也是比较严重的。一般来说，早期尘肺病多无明显症状和体征，或有轻微症状，往往被患者忽视，肺功能也多无明显变化。随着病情的进展，尘肺病的症状逐渐出现并加重，主要是以呼吸系统为主的咳嗽、咳痰、胸痛、呼吸困难四大症状，以及喘息、咯血和全身症状。尘肺病通常病程较长，患者即使脱离粉尘接触环境，病情仍会进展和加重，是需要终生进行康复治疗的慢性病，适用于慢性病防治的基本策略。在临床监护好的情况下，许多尘肺患者的寿命可以基本达到社会一般人群的平均水平。

1.3　诊断和鉴别诊断

我国尘肺病的诊断依据《职业性尘肺病的诊断》（GBZ 70）标准[8]。尘肺病的诊断原则是根据可靠的生产性矿物性粉尘接触史，以技术质量合格的X射线高千伏或数字X射线摄影（DR）后前位胸片表现为主要依据，结合工作场所职业卫生学、尘肺流行病学调查资料和职业健康监护资料，参考临床表现和实验室检查，排除其他类似肺部疾病后，对照尘肺病诊断标准片，方可诊断。诊断医师应严格按照诊断标准，根据X线胸片小阴影的总体密集度，小阴影分布的肺区范围，有无小阴影聚集、大阴影、胸膜斑等，将尘肺病诊断分为壹期、贰期和叁期。

尘肺病的X射线胸片改变具有一定的特征性，但不具有特异性，许多其他肺部弥漫性疾病的X线胸片表现可与尘肺相似，需要进行鉴别诊断。常见的鉴别诊断疾病有肺结核、肺癌、特发性肺纤维化（IPF）、结节病、过敏性肺炎、肺含铁血黄素沉着症、肺泡微结石症、组织胞浆菌病等。鉴别诊断的要点包括：(1) 职业史，尘肺病必须有明确的矿物性粉尘接尘史，没有粉尘接触史，则不会患尘肺病；(2) 尘肺病典型的X线胸片特征改变是胸片出现圆形或不规则小阴影，随着病变的进展，小阴影可逐渐由少到多，密集度逐渐增高，继而可出现小阴影聚集或形成大阴影，小阴影聚集或大阴影一般发生在肺野的上部，典型者双侧可呈对称性改变；(3) 尘肺病早期多无明确的临床表现，而其他需要鉴别的疾病多有特征性的临床表现和病程；(4) 诊断性治疗的结果不同，如肺结核经过一段时间治疗后，X射线胸片病变会好转吸收等[9]。

1.4　尘肺病的并发症与合并症

尘肺患者由于长期接触矿物性粉尘，呼吸系统的清除和防御机制受到严重损害，加之尘肺病慢性、进行性的长期病程，患者的抵抗力明显降低，常常发生各种并发症/合并症，如呼吸系统感染、气胸、肺结核、慢性阻塞性肺疾病（chronic obstructive pulmonary disease，COPD）和慢性肺源性心脏病（肺心病）等。

并发症/合并症对尘肺病的治疗、病情进展和预后康复均产生重要影响，也是患者超前死亡的直接原因。我国尘肺病流行病学调查显示，尘肺病患者死因构成为：呼吸系统并发症/合并症（51.8%），其中主要是肺结核和气胸；心血管疾病（19.9%），其中主要是慢性肺心病。因此，及时正确诊断和治疗各种并发症/合并症，是抢救患者生命、改善病情、延长寿命、提高患者生命质量的重要保障。

2　治疗目标和原则

尘肺的病理改变是肺组织弥漫性纤维化，是严重致肺组织结构破坏并损害肺功能的疾病。到目前为止，国内外均没有针对尘肺病肺纤维化有效的治疗药物和措施，且理论上肺组织已经形成的纤维化是不可逆转和恢复的，因此尘肺病目前仍是一个没有医疗终结的疾病。大量临床实践证明，一些基本的临床干预措施，如预防呼吸道感染并积极治疗，改变不良的生活习惯等均能明确地延缓肺纤维化的快速发展；尘肺并发症/合并症是尘肺病情恶化和死亡的主要原因，及时诊断和治疗各种尘肺并发症/合并症，能显著地改变疾病的转归和预后。故对尘肺病的治疗首先要有正确的认识，即通过全面的健康管理，改善不良的生活习惯和生活环境，积极预防和治疗并发症/合并症，积极进行康复治疗和训练，尘肺患者基本可以保持正常的生活质量和相对健全的社会活动能力。

因此，尘肺病的治疗原则应该是：加强全面的健康管理，积极开展临床综合治疗，包括对症治疗、并发症/合并症治疗和康复治疗，达到减轻患者痛苦，延缓病情进展，提高生活质量和社会参与程度，增加生存收益，延长患者寿命的目的。

3　治疗措施

根据上述尘肺病的治疗目标和原则，尘肺病的治疗措施首先是加强全面的健康管理，并积极开展综合治疗（对症治疗、并发症/合并症治疗、康复治疗），以有效地达到治疗目的。

3.1　健康管理

3.1.1　职业病登记报告

按照国家法律法规的相关规定，将确诊尘肺病的患者登记在册并向卫生行政部门和有关部门进行职业病报告，以便纳入尘肺病健康管理体系，掌握患者的相关信息，随时了解病情，安排职业健康监护和必要的追踪。

3.1.2 脱离粉尘作业

尘肺病一经诊断，患者即应脱离原粉尘作业岗位，并不得再重新从事其他接触粉尘的作业。

3.1.3 参加健康监护

尘肺病是慢性进展性疾病，根据国家《职业健康监护技术规范》的规定，用人单位应当安排尘肺病患者参加定期健康检查。

3.1.4 自我管理

尘肺患者应加强自我健康管理能力，主要是戒烟，避免生活性粉尘接触，加强营养和养成健康良好的生活习惯。烟草对健康的损害是公认的，尘肺患者吸烟会进一步破坏支气管黏膜，减弱肺泡巨噬细胞功能，易致肺和支气管发生感染，从而加速肺纤维化，故尘肺病患者必须戒烟，包括避免二手烟吸入。煤仍是日常生活的主要能源，在其使用和燃烧过程中所产生的煤尘和粉煤灰均会促进肺纤维化的进展，有条件者应进行生活能源改造，使用清洁能源。病情严重的尘肺病患者，或因合并肺结核或反复发生肺部感染者，常伴有营养不良。有证据表明，营养不良患者通过营养补充可以明显延长 6min 步行试验距离，增强呼吸肌力，改善健康状况。加强运动锻炼，包括耐力训练、呼吸肌训练等，能促进肌肉细胞代谢，有利于提高免疫力，增强机体抵抗力。

3.2 综合治疗

3.2.1 对症治疗

尘肺病临床表现以咳嗽、咳痰、胸闷、气喘为主，应予以药物治疗，呼吸困难和缺氧时需考虑控制性氧疗。

3.2.1.1 药物治疗

药物治疗主要包括平喘、化痰和止咳的相关药物。

(1) 平喘治疗[10]

① β2 受体激动剂，主要通过刺激 β2 肾上腺素受体，增加环腺苷酸(cAMP)，使气道平滑肌放松。不良反应较少，主要有肌肉震颤、窦性心动过速等。

短效 β2 受体激动剂（SABA）。沙丁胺醇气雾剂每次吸入 100～200μg（喷吸 1～2 次），3～4 次/d，吸入后 5min 起效，10～15min 出现最大疗效，作用维持时间 4～5h。特布他林雾化溶液，每次雾化吸入 5mg，不超过

4 次/d。

长效β2受体激动剂（LABA）。此类药物一次剂量的支气管扩张作用可持续12h，2次/d。沙美特罗气雾剂或与氟替卡松联合吸入给药，每次吸入50μg，30min起效。福莫特罗干粉吸入或与布地奈德联合吸入给药，吸入后2min起效。

② 茶碱类药物，具有相对弱的支气管扩张作用，同时有抗炎及免疫调节作用。因茶碱有效血药浓度与其发生毒副作用的浓度十分接近，因此有条件时，建议检测茶碱类药物血药浓度，指导临床调整剂量。

氨茶碱。此类药物口服后易引起胃肠道反应，宜饭后服用或选择肠溶片剂。口服每次100～200mg，3～4次/d，现临床多用控释或缓释制剂。静脉用药应控制速度，以免产生严重不良反应。静脉滴注，一般0.25g加入5%葡萄糖注射液250～500mL稀释后缓慢滴注，1～2次/d。

二羟丙茶碱。此类药物扩张支气管作用比氨茶碱弱，口服每次0.2g，2～3次/d；静脉滴注每次0.25～0.5g，加入5%葡萄糖溶液250～500mL中滴注。

多索茶碱。此类药物支气管扩张作用是氨茶碱的10～15倍，且有镇咳作用，但无茶碱的中枢和胃肠道不良反应，亦无药物依赖性。口服每次200～400mg，2次/d；也可300mg加入5%葡萄糖溶液或生理盐水100mL中静脉滴注，1次/d。

③ 抗胆碱能药物，通过阻滞乙酰胆碱与位于呼吸道平滑肌、气道黏膜下腺体的胆碱能M3受体结合，发挥松弛支气管平滑肌、抑制腺体分泌的作用。少数患者出现口干、咽部刺激感、恶心和咳嗽。青光眼和前列腺肥大患者慎用。

短效抗胆碱能药物（SAMA）——异丙托溴铵。气雾或雾化吸入，5min起效，30～60min达最大作用，维持4～6h，气雾吸入每次40～80μg，4次/d。雾化溶液吸入，每次0.5～1mg，3～4次/d。

长效抗胆碱能药物（LAMA）——噻托溴铵。干粉或软雾吸入，1次/d给药，作用持续15h以上，干粉每次吸入18μg，软雾每次吸入5μg。

（2）祛痰治疗

粉尘对气道的刺激可致慢性非特异性炎症，如并发呼吸道感染则痰量明显增多，大量痰液阻塞气道引起气急甚至窒息，同时又容易滋生病原菌引起继发感染，故祛痰治疗是重要的对症治疗措施之一。祛痰药物种类很多，其中黏液溶解剂因祛痰效果好，不良反应少，在临床上使用广泛。

① 蛋白分解酶制剂。此类药物裂解糖蛋白中蛋白质部分，使痰液黏度降低。舍雷肽酶，口服一次 5～10mg，3 次/d。副作用主要为皮疹及消化道反应。

② 多糖纤维分解剂。此类药物使酸性糖蛋白纤维断裂，从而降低痰液黏稠度，同时有一定镇咳作用。溴己新，口服每次 8～16mg，3 次/d，不良反应有轻度的胃肠道刺激作用，偶见血清转氨酶升高。氨溴索，溴己新衍生物，作用较溴己新更强。口服每次 30～60mg，3 次/d。静脉注射，每次 15mg，2～3 次/d。

③ 二硫键裂解剂。此类药物分裂糖蛋白分子间的二硫键，使痰液黏稠度减低。N-乙酰半胱氨酸，有片剂、颗粒剂、泡腾片等剂型，每次 600mg，1～2 次/d。对胃肠道有刺激性，可引起恶心、呕吐。羧甲司坦，不良反应少，每次口服 500mg，3 次/d。

④ 新型黏痰溶解剂。此类药物为挥发性植物油，强力稀化黏素，具有溶解黏液、促进浆液分泌和支气管扩张作用，并可提高纤毛清除功能，每次口服 300mg，3 次/d。

⑤ 中药。具有化痰作用的中药也可作为选择。

(3) 镇咳治疗[11]

镇咳药有中枢性和外周性两大类，前者通过直接抑制延髓咳嗽中枢而发挥作用，适用于干咳患者；后者通过抑制咳嗽反射感受器以及效应器而发挥作用。

① 可待因。该药为中枢性镇咳药，镇咳作用强，故不利于排痰，且有成瘾性和依赖性，可用于干咳和刺激性咳嗽，尤其伴有胸痛的患者。口服或皮下注射，每次 15～30mg，3 次/d。

② 右美沙芬。该药为中枢性镇咳药，是目前临床上应用最广的镇咳药，作用与可待因相似，但无成瘾性和镇痛作用。适用于痰量少或无痰的咳嗽，痰多者不宜使用。口服每次 15～30mg，3 次/d。

③ 那可丁。该药属于外周性镇咳药，为阿片所含的异喹啉类生物碱，作用与可待因相当，但无依赖性，适用于不同原因引起的咳嗽。口服每次 15～30mg，3 次/d。

④ 中药。具有镇咳作用的中药也可作为选择。

3.2.1.2 合理氧疗

氧疗是通过增加吸入氧浓度（FiO_2），提高肺泡氧分压（PAO_2），加大肺泡膜两侧氧分压差，促进氧气（O_2）弥散，从而提高动脉血氧分压（PaO_2）和血氧饱和度（SaO_2），改善全身器官的氧气供给。研究表明，长期氧疗（每天吸氧超过 15h）可提高静息状态下严重低氧血症的慢性呼吸衰竭患者的生存率，而对轻到中度低氧血症或只在夜间氧饱和度降低的患者没有提高生存率的作用[12]。因此，在临床实践中需要根据患者情况，选择个体化治疗策略。

（1）氧疗指征

① 尘肺病患者静息呼吸室内空气时，PaO_2＜7.3kPa，或 SaO_2＜88%，伴或不伴高碳酸血症；

② PaO_2 在 7.3kPa 和 8.0kPa 之间，伴有充血性心力衰竭或继发性红细胞增多症（红细胞比容＞55%）。

（2）氧疗方法

① 鼻导管（或鼻塞）给氧。鼻导管和鼻塞用具简单，价廉方便，是临床最常用的针对轻中度低氧血症患者的给氧方法。吸入氧浓度与吸氧流量、患者通气量和吸呼气时间比有关，推算增加 1L 氧流量可提高 4%吸氧浓度。鼻导管或鼻塞吸氧缺点是吸氧浓度不稳定，吸氧流量较高时，干燥氧气致鼻黏膜和痰液干燥。

② 面罩给氧。面罩给氧浓度稳定，可提供中等氧浓度，一般适用于需要较高氧浓度的患者。简单面罩给氧适用于无 CO_2 潴留的明显低氧血症的患者；储气囊面罩适用于严重低氧血症伴通气过度呼吸性碱中毒的患者；可调式面罩（Venturi 面罩）吸氧浓度不受通气量影响，可以准确控制，适用于低氧血症伴高碳酸血症的患者。面罩给氧缺点是使用时不方便咳痰、进食和说话。

3.2.2 并发症和合并症的治疗

3.2.2.1 尘肺合并呼吸系统感染

尘肺患者由于长期接触生产性粉尘致肺间质纤维化，纤维组织收缩、牵拉使细支气管扭曲、变形、狭窄、引流受阻，导致呼吸系统的正常生理清除功能下降；尘肺病慢性长期的病程加上患者免疫功能紊乱导致机体抵抗力低下，在外环境不利的情况下常发生气道炎症反应；临床上长期、反复滥用抗生素和激素，加之治疗过程中常用侵袭性诊疗，常致复杂多菌群感染。相对于普通人群的呼吸系统感染而言，尘肺病并发呼吸道感染的治疗难度加大。尘肺易合并病毒、细菌、真菌感染，也可以合并肺炎支原体、肺炎衣原体感染。

（1）尘肺合并呼吸系统病毒感染

尘肺患者容易发生上呼吸道感染，并继发支气管炎。表现为原有的尘肺病症状加重，出现刺激性干咳等。常见病原体为腺病毒、冠状病毒、流感病毒A和B等。胸部影像除原有尘肺病改变外可无其他异常。病毒感染严重的可向下蔓延转为肺炎。病毒性肺炎确诊需病原学检测结果阳性。

尘肺合并呼吸系统病毒感染一般起病较急，病程较短，有一定的自限性。适当卧床休息、保暖，多饮水加上祛痰、解痉、镇咳、抗过敏等对症治疗可以痊愈。尘肺患者在此基础上易并发细菌性感染，一旦诊断明确，可适当选用大环内酯类或氟喹诺酮类抗生素口服。临床诊断尘肺合并流感病毒所致肺炎，须及时给予神经氨酸酶抑制剂（奥司他韦、扎那米韦）口服，无须等待病毒核酸检测结果。

（2）尘肺合并细菌性肺炎

尘肺合并细菌性肺炎，包括尘肺合并社区获得性肺炎（CAP）、尘肺合并医院获得性肺炎（HAP）及尘肺合并呼吸机相关性肺炎（VAP），临床表现为在尘肺病原有症状基础上咳嗽加重，咯痰量增多，痰可白色黏稠，也可呈黄色脓性，呼吸困难加重；患者可有发烧、无力、食欲不振等全身症状。实验室检查多有外周血白细胞升高，中性粒细胞比例增高或核左移，痰细菌学异常表现。影像学检查在原尘肺基础上出现斑片浸润影、叶或段实变影、弥漫性小片状模糊影、磨玻璃影或间质性改变，少数可伴发胸腔积液。随病情的发展，病灶密度可以增高或融合。

我国CAP常见的病原菌是肺炎链球菌，其次是流感嗜血杆菌、金黄色葡萄球菌、肺炎克雷伯杆菌等。HAP与VAP常见病原菌为鲍曼不动杆菌、铜绿假单胞菌、金黄色葡萄球菌、肺炎克雷伯菌及大肠埃希菌等。

相对于单纯肺炎的治疗，尘肺病合并肺炎的治疗要更困难，恢复时期更长，应遵循以下治疗原则[13]：根据病情的严重程度和治疗方法的需要选择门诊或住院治疗；在诊断明确并安排标本采样送病原学检查后，及时启动经验性抗感染治疗；根据病原学结果并参考体外药敏结果进行针对性治疗；动态评估经验性抗感染效果，初始治疗失败时查找原因，并及时调整方案；重视辅助性治疗措施、肺功能评定、物理治疗、雾化、辅助咳嗽排痰、营养支持、对症康复、健康教育等治疗。

尘肺合并CAP，门诊患者建议口服青霉素类、青霉素类/酶抑制剂复合物，二、三代头孢菌素，呼吸喹诺酮类，大环内酯类抗生素；对于需要住院的患者，推荐单用β-内酰胺类或联合多西环素、米诺环素、大环内酯类或单用呼吸喹诺酮类药物。需要入住重症监护治疗病房（ICU）的病例，推荐青霉素类/酶抑制剂复合物、三代头孢菌素、厄他培南联合大环内酯类静脉治疗[13]。

尘肺病合并 HAP，非危重患者初始经验性抗感染建议单药治疗，可选择抗铜绿假单胞菌青霉素类（哌拉西林、美洛西林、阿洛西林等）或β-内酰胺酶抑制剂合剂（阿莫西林/克拉维酸、哌拉西林/他唑巴坦、头孢哌酮/舒巴坦等）或第三、四代头孢菌素或氧头孢烯类或喹诺酮类。如患者多重耐药（MDR）菌感染风险高或者尘肺合并 VAP，建议单药治疗，如抗铜绿假单胞菌β-内酰胺酶抑制剂合剂（哌拉西林/他唑巴坦、头孢哌酮/舒巴坦），或抗铜绿假单胞菌头孢菌素类（头孢他啶、头孢吡肟、头孢噻利等），或抗铜绿假单胞菌碳青霉烯类（亚胺培南、美罗培南、比阿培南），或以上单药联合抗铜绿假单胞菌喹诺酮类（环丙沙星、左氧氟沙星），或氨基糖苷类（阿米卡星、异帕米星等），有耐甲氧西林金黄色葡萄球菌（MRSA）感染风险时可联合糖肽类（万古霉素、去甲万古霉素、替考拉宁等）或利奈唑胺。尘肺合并 HAP 危重患者，或尘肺合并 VAP 同时有 MDR 菌感染高风险的患者，应该采取联合抗感染治疗，抗铜绿假单胞菌β-内酰胺酶抑制剂合剂或抗铜绿假单胞菌碳青霉烯类，联合抗铜绿假单胞菌喹诺酮类或氨基糖苷类，有广泛耐药（XDR）阴性菌感染风险时可联合多黏菌素或替加环素，有 MRSA 感染风险时可联合万古霉素或去甲万古霉素或替考拉宁。尘肺合并 HAP/VAP 抗感染疗程一般为 7～14d，病情危重的应适当延长疗程[14]。

（3）尘肺合并肺真菌病

由于抗生素、激素和免疫抑制剂等的广泛使用及侵袭性诊疗技术的开展等，尘肺合并肺真菌病日渐增多。尘肺合并肺真菌病是指尘肺合并肺或支气管的真菌性炎症或相关病变。

尘肺合并肺真菌感染的危险因素有：外周血中性粒细胞缺乏且持续 10d 以上；发热或体温过低，同时伴有中性粒细胞减少 10d 以上，或持续应用类固醇激素 3 周以上，或长时间机械通气，或体内留置导管，或侵袭性检查，或长期使用广谱抗生素等。

尘肺合并肺真菌感染是在尘肺病基础上出现真菌感染的临床表现和影像学改变。临床特征有持续发热，经积极抗生素治疗无效；具有肺部感染的症状及体征；影像学检查可见新的非特异性肺部浸润影。尘肺病合并侵袭性肺曲霉病（IPA）感染早期，胸部 X 线和 CT 检查可见尘肺基础上出现胸膜下密度增高的结节影，病灶周围可出现晕轮征，发病 10～15d 后，肺实变区液化、坏死，胸部X线和CT检查可见空腔影或新月征；尘肺合并肺孢子菌肺炎，胸部CT检查可见尘肺病基础上出现磨玻璃样肺间质浸润，伴有低氧血症。

尘肺合并肺真菌病的诊断根据高危因素、临床表现、微生物学证据、病理学证据，分为确诊、临床诊断及拟诊三个级别[15]。肺组织活检病理学检查或无菌标本真菌培养阳性是确诊的必要条件；虽无病理学依据但有微生物学证据，结合尘肺患者真菌感染高危因素和临床特征，可临床诊断；只具备高危因素和临床特征，缺乏微生物学和病理学证据为拟诊。

尘肺合并肺真菌病的治疗原则是：积极去除危险因素，加强支持治疗，包括全身和局部的综合治疗；及时抗真菌治疗，合理选用抗真菌药物。治疗常需静脉给药，疗程一般6～12周以上至症状消失，或血培养连续2次阴性，或者肺部病灶大部分吸收、空洞闭合。严重感染者应采用有协同作用的抗真菌药物联合治疗。

尘肺合并肺念珠菌病病情稳定者，首选氟康唑静脉滴注，也可选择卡泊芬净或米卡芬净静脉注射；病情不稳定或中性粒细胞缺乏者给予两性霉素B。

尘肺合并变应性支气管肺曲霉病（ABPA）是烟曲霉在尘肺病患者肺内引起的一种非感染性炎症性疾病。表现为反复发作哮喘症状，胸部影像学显示一过性肺部浸润、黏液嵌塞、中心性支气管扩张、外周血嗜酸性粒细胞增多、血清总免疫球蛋白E（IgE）升高等。糖皮质激素为主要治疗药物。联合伊曲康唑口服溶液，疗程16周以上，可明显减少激素用量，加速症状改善。

尘肺合并肺曲霉球菌通常发生在已经存在的肺空洞病变内如结核空洞，一般无症状，因其他肺部疾病或体检时发现。出现频繁或大量咯血时建议手术切除，若不能耐受手术，可采用支气管动脉栓塞术。口服伊曲康唑可能有益。

尘肺合并IPA，急性型者可见咳嗽、咯黄脓痰、发热、气急等，免疫抑制程度严重者，早期可发生呼吸衰竭、咯血。对于病情严重的IPA，一旦怀疑即应开始积极抗真菌治疗，首选伏立康唑，也可选卡泊芬净、两性霉素B、伊曲康唑治疗。

3.2.2.2　尘肺并发气胸

尘肺肺组织纤维化部位通气功能下降，周边部位代偿性气肿，泡性气肿互相融合形成肺大泡，细支气管狭窄、扭曲，产生活瓣机制也是形成肺大泡的原因。肺脏脏层胸膜下的肺大泡破裂是发生气胸的主要原因，胸膜的纤维化及纤维化组织的牵拉和收缩，也可发生气胸。气胸发生往往有明显诱因，任何使肺内压急剧升高的原因都可导致发生气胸，如呼吸系统感染引起咳嗽、咳痰、气喘加重，过度用力憋气，如提取重物或用力大便等，引起通气阻力增加，肺内压升高导致肺大泡破裂发生气胸。意外的呛咳，如异物对咽部及上呼吸道的刺激等。

（1）气胸分类

根据发生气胸的原因不同，分为自发性气胸和创伤性气胸两种。自发性气胸又分为原发性气胸和继发性气胸。原发性气胸，指肺部影像学检查没有发现明显病变的患者所发生的气胸，又称特发性气胸，多发生在青壮年。由于肺组织原发疾病致肺气肿、肺大泡破裂使空气进入胸腔引起的气胸为继发性气胸，故尘肺患者并发的气胸是自发性气胸中的继发性气胸。

（2）临床表现

气胸的症状与发病快慢、肺脏被压缩的程度、气胸类型和肺部原发疾病情况有关。大多数气胸起病急骤，表现为突发针刺样胸痛，持续时间很短，伴有胸闷和呼吸困难，可有刺激性咳嗽。如缓慢发病，少量气体进入胸腔，患者可没有症状而在体检时发现气胸。尘肺患者由于胸膜粘连和胸膜纤维化，气胸可反复发生，亦可同时发生双侧气胸或包裹性气胸。张力性气胸患者常表现精神紧张、烦躁、气促、发绀、出汗，严重时出现脉搏细速、血压下降、皮肤湿冷等休克表现。

胸腔少量积气时体征不明显，或听诊时患侧呼吸音减弱。气胸量超过30%，气胸侧胸廓饱满，呼吸运动及触觉语颤均减弱或消失，叩诊呈鼓音，呼吸音明显减弱或消失。

（3）诊断

胸部X线检查是诊断气胸既可靠又经济的手段。典型的气胸胸片表现为肺脏外缘呈外凸弧形的细线状阴影，由于尘肺患者常有严重肺气肿和肺大泡，尘肺并发气胸时要与肺大泡、肺气肿鉴别诊断。CT检查有助于确诊。

临床有气胸不能明确诊断时，胸膜腔内压测定，对气胸及其分类的诊断有很大价值。用人工气胸箱测定胸膜腔内压，负压消失，通常胸膜腔内压高于大气压。抽气后压力下降，留针观察1～2min，如压力不再上升，可能为闭合性气胸。如果胸膜腔内压接近大气压，即在“0”上下，抽气后压力不变，可能是开放性气胸。如果胸膜腔内压为正压，抽气后降为负压，留针观察则变为正压并逐渐上升，提示张力性气胸。

（4）治疗[16]

并发气胸应立即就诊，就诊不及时可造成严重后果，应十分重视。

发生气胸即应绝对卧床休息，减少活动有利于气体吸收。肺脏压缩面积

20%以下的闭合性气胸，不伴有呼吸困难的患者，单纯卧床休息，每天胸膜腔气体吸收率为1.25%，一般1～2周内可自行痊愈。有胸闷、气急感觉者可增加氧疗（氧流量3L/min，面罩呼吸），氧疗可将吸收率提高到4.2%。

肺压缩超过30%，明显呼吸困难的患者可行胸腔穿刺术。闭合性气胸穿刺后抽气即可达到缓解症状的目的，一次抽气一般不超过1000mL。对于张力性气胸，胸腔穿刺抽气只能暂时缓解症状。对于大量气胸、单纯抽气后呼吸困难无法缓解、开放性及张力性气胸应考虑行胸腔闭式引流术或外科干预。

对于同侧复发性气胸、张力性气胸引流失败的，长期气胸肺不张者，可考虑外科治疗。

3.2.2.3 尘肺合并肺结核

我国结核病每年报告发病90万例左右，是全球30个结核病高负担国家之一，发病数居第3位，占高负担国家的11.6%[17]。肺结核是尘肺病最常见的合并症，是尘肺病快速进展和死亡的重要原因，其中矽肺合并肺结核最常见，其次是煤工尘肺合并肺结核。矽肺患者已被WHO列为肺结核高危人群。据统计，叁期矽肺合并肺结核的比例高达40%，结核死亡占矽肺死因的34.25%[18]。及时发现尘肺合并肺结核，早诊断早治疗能取得非常好的疗效，不仅能显著降低病死率，也能延缓尘肺病肺纤维化进展。

（1）临床表现

尘肺合并肺结核时可出现常见的肺结核症状，如低热、乏力、盗汗、咳嗽等，晚期尘肺合并肺结核的比例明显增加，特别是叁期矽肺。由于合并肺结核可能促进肺纤维化的进展，临床快速出现呼吸困难、呼吸衰竭，病情进展很快。

影像学表现：尘肺合并肺结核病变可呈分离型或结合型两种。分离型是尘肺病变和结核病变分别单独存在，结核病变多位于上叶尖后段或下叶背段，呈锁骨下斑片状边缘模糊致密影。结合型为尘肺病变和结核病变混合存在，此时合并结核的尘肺圆形小阴影较大，多在5mm左右，边缘不清，短期内会发生变化，与肺内其他部位的尘肺圆形小阴影发展不同步。矽肺团块基础上发生干酪性肺炎，原团块的对称性受到干扰，病变向外周发展，向心性收缩消失，团块边界不清晰，密度不均匀，其中可有不规则透亮区，与肺门支气管有索条状影相连。矽肺结核空洞多数大而不规则，内壁凹凸不平，治疗效果差。矽肺小阴影或团块影短期内增大明显，密度不均，大小不等，或病灶短期内多变，要考虑结核感染的可能。气管及支气管结核主要表现为气管或支气管壁不规则增厚，管腔狭窄或阻塞，远端肺组织可出现继发性不张或实变、支气管扩张及其他部位支气管播散病灶。

（2）诊断

尘肺患者临床症状突然加重，胸部X射线尘肺改变明显进展，应考虑到合并肺结核的可能性。肺结核的诊断以病原学（包括细菌学、分子生物学）检查为主，结合病史、临床表现、胸部影像、相关辅助检查及鉴别诊断等进行综合分析，做出诊断。病原学和病理学结果是确诊的依据[19]。

肺结核确诊应符合下列情况之一：①两次痰涂片检查抗酸杆菌阳性；②一次痰涂片阳性加一次痰培养结核分枝杆菌阳性；③肺部影像学有结核样改变，同时一次痰涂片阳性或痰培养阳性或分子生物学结核核酸检测阳性；④肺组织病理学检查符合肺结核诊断。

分子生物学方法检测结核分枝杆菌核酸有若干种方法。其中，利福平耐药实时荧光定量核酸扩增技术（Xpert MTB/RIF）检测法，诊断结核分枝杆菌的灵敏度和特异度均在98%以上，诊断耐利福平结核分枝杆菌的灵敏度和特异度均高达96%以上。Xpert MTB/RIF是目前WHO唯一推荐的快速检测结核感染的检查方法。

尘肺病变中结核病灶被纤维组织包围，使结核分枝杆菌不易经支气管进入痰液，病灶周围纤维组织收缩，引起支气管扭曲、变形和闭塞，也不易从痰中排出，因此矽肺结核患者痰结核分枝杆菌阳性率不高。有肺结核影像学改变特征，而无病原学和病理学确诊依据，如同时伴有肺结核临床表现或结核免疫学指标阳性（结核菌素皮试中度阳性或强阳性；或γ干扰素释放试验阳性；或结核分枝杆菌抗体阳性），排除其他肺部疾病，可临床诊断肺结核。

具备支气管内膜结核影像学改变特征，支气管镜检查镜下可见黏膜肥厚、狭窄、充血水肿、糜烂溃疡、疤痕狭窄，内膜活检或刷检可见干酪样肉芽肿，类上皮细胞、淋巴细胞浸润，可临床诊断为气管、支气管结核；具备肺结核影像学改变特征及肺外组织病理检查证实结核病变，可诊断为肺结核；具备结核性胸膜炎影像改变特征，胸水为渗出液、腺苷脱氨酶升高，同时结核免疫学指标阳性，可诊断为结核性胸膜炎。

（3）治疗

尘肺合并肺结核抗结核治疗的原则和药物与单纯肺结核基本一样，但尘肺合并肺结核的抗结核治疗效果远较单纯肺结核疗效差，其原因与尘肺纤维化致使肺小血管狭窄甚至闭塞，药物不易渗入结核病灶有关；免疫功能低下，巨噬细胞受损，免疫与化疗的协同作用削弱也是一个重要原因。因此，应该更加重视“早期、规范、全程、适量、联用”的化疗原则。

推荐的初治方案：异烟肼 H、利福平 R、乙胺丁醇 E、吡嗪酰胺 Z（加或不加链霉素 S）联用，强化治疗 3 个月，异烟肼 H、利福平 R、乙胺丁醇 E 巩固治疗 9～15 个月，总疗程 12～18 个月。复治方案：尽量选用敏感药物，强化期不少于 5 种药物，巩固期 3～4 种药物，强化期以 3～6 个月为宜，总疗程为 18～24 个月（叁期患者建议 24 个月）。

（4）预后和预防

尘肺合并肺结核在严格监护下治疗，是可以控制并治愈的。但其耐药发生率高，疗效差，故尘肺合并肺结核的病死率高，主要死因是感染的结核恶化、咯血窒息、气胸、呼吸衰竭。

2015 年 WHO 在《隐匿性结核感染管理指南》（Guidelines on the mangement of latent tuberculosis infection）中，将矽肺患者列为高危人群，并建议进行预防性治疗[20]。推荐预防方案：异烟肼单药 5mg/(kg・d)，最大剂量 300mg/d，6～9 个月；异烟肼 5mg/(kg・d)，最大剂量 300mg/d，联用利福平 10mg/(kg・d)，最大剂量 600mg/d，3～4 个月。

3.2.2.4 尘肺合并 COPD

尘肺病是由于吸入生产性粉尘导致的肺纤维化性疾病，肺功能损伤以限制性通气功能障碍和弥散功能障碍为主，但是阻塞性通气功能障碍也是很常见的，这是由于在长期粉尘暴露过程中造成气道慢性炎症，导致不可逆气流受限。因此 COPD 是尘肺病常见的合并症。

（1）临床表现

尘肺合并 COPD 患者以慢性和进行性加重的呼吸困难、咳嗽和咳痰为主要表现。早期表现为劳力后气喘或呼吸费力，之后逐渐加重，日常活动甚至休息时也感到气短。尘肺合并 COPD 患者出现弥散功能障碍时，呼吸困难更加严重。慢性咳嗽通常为首发症状，少数病例无咳嗽症状。痰液一般为少量的黏液性痰，合并感染时痰量增多，可伴脓性痰。病情较重的患者常伴有食欲减退、体重下降、外周肌肉萎缩和功能障碍，以及精神抑郁和焦虑。

尘肺合并 COPD 患者通常胸廓前后径增大不明显，桶状胸少见，重症患者可见呼吸浅快，辅助呼吸肌参与呼吸运动，出现胸腹矛盾运动，强迫前倾坐位呼吸，低氧血症患者出现皮肤发绀。肺气肿严重的患者叩诊过清音，双肺呼吸音减低，呼气延长，心音遥远，伴感染时可闻及双肺散在湿啰音。

（2）检查

肺功能检查：肺功能检查是 COPD 及尘肺患者是否合并 COPD 的主要检查方法。患者吸入支气管舒张剂后，第 1 秒用力呼气量占用力肺活量的百分率（FEV1/FVC）＜70％，可以确定为持续存在气流受限。FEV1 占其预计值的百分率≥80％为轻度气流受限，50％～79％为中度气流受限，30％～49％为重度气流受限，＜30％为极重度气流受限。尘肺合并 COPD 患者大多数同时存在弥散功能轻中度下降。

胸部影像学检查：在 COPD 早期，患者影像学改变以尘肺病改变为主，肺气肿严重时，表现为肺野透亮度增高，肺门血管纹理呈残根状，有时可见肺大泡。胸部 CT 检查有利于鉴别诊断，排除其他肺部疾病。高分辨率 CT（HRCT）对辨别小叶中央型或全小叶型肺气肿及确定肺大泡的数量有很高的敏感性和特异性。

（3）诊断及病情评估

COPD 诊断根据临床表现、危险因素接触史及肺功能检查等资料，综合分析确定。尘肺患者有呼吸困难、慢性咳嗽或咳痰，应考虑合并 COPD，进行肺功能检查。吸入支气管舒张剂后 FEV1/FVC＜70％，除外其他疾病后可确诊为 COPD。

COPD 病情评估，首先根据肺功能检查明确气流受限严重程度分级，然后根据临床症状、中重度急性加重病史情况进行综合评估，分为 A、B、C、D 四个组，目的是确定疾病严重程度，指导治疗[21]。

COPD 病程分为急性加重期和稳定期。

（4）治疗

尘肺合并 COPD 稳定期管理，治疗目标是减轻症状，降低未来急性加重风险。

A 组患者给予缓解症状的支气管扩张剂治疗，短效或长效均可，如治疗有效则继续使用，否则更换另一种支气管扩张剂；B 组患者应考虑长效支气管扩张剂，根据个体需要选择合适的支气管扩张剂种类，单药治疗仍持续呼吸困难的患者应同时使用两种支气管扩张剂；C 组患者初始治疗应使用 LAMA，如症状持续加重，增加 LABA，或使用 LABA/吸入激素（ICS）的复合制剂；D 组患者推荐初始用 LABA/LAMA 联合治疗，如症状继续加重，建议 LABA/LAMA/ICS 或改为 LABA/ICS。除了药物治疗，尘肺合并 COPD 稳定期治疗还应戒烟及避免粉尘接触，加强肺康复和健康教育以及合理氧疗[21]。

尘肺合并 COPD 急性加重期的治疗目标是最小化本次急性加重的影响，预防再次急性加重的发生。治疗包括使用支气管扩张剂，在此基础上加用糖皮质激素，可雾化或口服或静脉用药；可根据临床表现是否合并感染和实验室检查如血常规、C 反应蛋白（CRP）和降钙素原检查确定是否使用抗菌药物；必要时氧疗及无创机械通气[22]。

3.2.2.5 尘肺并发呼吸衰竭

尘肺病晚期肺通气和换气功能严重障碍，以至于不能进行有效的气体交换而致呼吸衰竭，即在呼吸空气（海平面大气压、静息状态下）时，产生严重缺氧（或）伴高碳酸血症，从而发生一系列生理功能和代谢紊乱的临床综合征。

（1）临床表现

患者呼吸困难，呼吸浅快，口唇、指甲发绀，吸气性呼吸困难时出现“三凹征”，伴有呼吸肌疲劳时可表现胸腹部矛盾呼吸。慢性呼吸衰竭继续加重时还可出现精神错乱、躁狂、昏迷、抽搐等精神神经症状。轻度高碳酸血症出现中枢兴奋如失眠、烦躁，严重者出现中枢抑制症状，如神志淡漠、呼吸变慢、肌肉震颤、抽搐、昏睡甚至昏迷等。

缺氧和高碳酸血症可使心率加快、血压升高，以及皮肤红润、温暖多汗等血液循环系统症状。呼吸衰竭常同时伴有右心衰竭，严重情况下，心肌损害出现周围循环衰竭、血压下降、心律失常、心脏停搏。严重呼吸衰竭可明显影响肝肾功能，发生胃肠道应激性溃疡、上消化道出血，同时也使机体酸碱平衡失调和水电解质紊乱。

（2）诊断

根据患者尘肺病病史及缺氧和高碳酸血症的临床表现，动脉血气分析 $PaO_2<8.0kPa$，$PaCO_2$ 正常或偏低，则诊断为Ⅰ型呼吸衰竭；缺氧伴高碳酸血症，$PaCO_2>6.7kPa$，即可诊断为Ⅱ型呼吸衰竭。诊断呼吸衰竭需要排除解剖性右至左的静脉血分流性缺氧和因代谢性碱中毒致低通气引起的高碳酸血症。

（3）治疗

尘肺并发呼吸衰竭可历时数周甚至数年，处于慢性呼吸衰竭状态，机体有足够的时间通过代偿机制维持体内酸碱平衡，因此一般情况下并不需要机械通气等特殊治疗，但如发生慢性呼吸衰竭急性加重，应紧急积极治疗[11]。

呼吸系统感染是呼吸衰竭最常见的诱因，治疗呼吸衰竭首先要控制呼吸系统感染，在经验性用药的基础上，根据痰细菌培养和药敏结果选择有效抗生素。由于尘肺并发呼吸衰竭是换气障碍的肺部病变所致，加上呼吸肌疲劳，使用呼吸兴奋剂改善通气弊大于益，因此应以无创机械辅助通气作为改善通气量的首选方法。在保证气道通畅的前提下进行鼻导管或面罩吸氧，吸入氧

浓度以 SaO_2 达到 90%为标准。高碳酸血症时，应增加通气量排出 CO_2，积极纠正酸碱失衡和电解质紊乱，改善机体代谢状况，对呼吸衰竭治疗效果有非常重要的意义。

3.2.2.6 尘肺并发慢性肺心病

尘肺并发慢性肺心病是由于尘肺病肺间质纤维化引起的肺循环阻力增加致肺动脉高压，伴或不伴右心衰竭的一类疾病。

(1) 临床表现

心功能代偿期。患者通常有慢性咳嗽、咳痰、气喘的表现，症状逐步加重，出现乏力、呼吸困难。体检可有肺气肿、桶状胸体征，胸部叩诊呈过清音，肝浊音界下降，心浊音界缩小，听诊呼吸音低，可有干湿啰音，心音轻等。肺动脉瓣区第二心音亢进，剑突下可见心脏搏动，颈静脉可充盈或轻度怒张。

心功能失代偿期。肺心病致右心功能衰竭是由于右心搏血量严重降低而致的肺和体循环瘀血，主要表现为缺氧和水肿，急性呼吸系统感染为最常见诱因。发绀为缺氧早期表现，胸闷、心悸，可伴有精神神经障碍症状，即肺性脑病。患者心悸、气短加重，颈静脉怒张，肝脏肿大，肝颈静脉回流征阳性，可有胸水、腹水及双下肢浮肿，重症患者可同时出现酸碱平衡失调、水电解质代谢紊乱、肝肾功能损害、上消化道出血、休克等多种表现。

(2) 诊断

在尘肺病（慢性病史）基础上，影像学检查、心电图、心向量图或超声心动图检查提示肺动脉高压、右心室肥厚扩大，伴或不伴右心功能不全，可诊断尘肺合并慢性肺心病（参见 1980 年肺心病诊断标准）[16]。

(3) 治疗

心功能代偿期的治疗是稳定肺心病和预防发生心力衰竭的关键。减少感冒、预防各种呼吸系统感染，提高抵抗力是缓解期治疗的主要内容。镇咳、祛痰、平喘和抗感染等对症治疗，以及通过康复治疗逐渐使肺、心功能得到部分恢复。

心功能失代偿期治疗包括：①控制呼吸系统感染，未能明确致病菌时应及时经验性用药；根据痰培养和致病菌药敏试验选用合适抗生素，抗生素选择可参考细菌性肺炎部分。②改善呼吸功能，解痉、平喘、镇咳、祛痰等对症处理，同时合理氧疗，结合无创机械通气，纠正缺氧和二氧化碳潴留。③控制心力衰竭，控制感染和对症治疗后，心力衰竭状况能得到改善，患者尿量增多，水肿消退，肿大的肝缩小，压痛消失；但对治疗后无效的较重患者可适当选用利尿、强心或血管扩张药。④控制心律失常，经控制感染、纠正缺氧、纠正酸碱失衡和电解质紊乱后，心律失常如果持续存在，可根据心律失常的类型选用药物；同时应注意避免使用β受体阻滞剂，以免引起支气管痉挛。⑤肾上腺皮质激素，有效控制感染的情况下，短期应用肾上腺皮质激素，对早期呼吸衰竭和心衰有一定作用。⑥积极治疗酸碱平衡失调和电解质紊乱、消化道出血、休克、弥漫性血管内凝血等并发症。

3.2.3　康复治疗

尘肺病康复治疗是根据不同病情在患者个体化治疗中加入综合性肺康复方案，通过采取呼吸肌训练、心理干预、健康教育、合理营养等多学科综合干预措施，以期储备和改善呼吸功能，延缓病情进展，减少临床症状，减轻患者痛苦，增强患者抗病信心，最大限度地提高患者生活质量，实现带病延年的生存目标。尘肺病康复治疗是与尘肺临床医学治疗并重的一种系统治疗。

3.2.3.1　健康教育

采取多种健康教育形式，进行尘肺病防治知识的指导，让患者了解尘肺病病因、病程、发展、预后和转归，认识尘肺病治疗目的、原则和主要治疗方法，熟悉氧疗和药物使用方法及注意事项，提高治疗依从性。同时，认识康复治疗的重要性、长期性，以及可获得的相关益处。

3.2.3.2　呼吸康复

呼吸康复是尘肺康复治疗中最基本的组成要素，是主要康复内容，需早期介入并长期（甚至终身）持续治疗，才可显示其有效性或获益。呼吸康复主要目的是增强呼吸肌功能，储备和发挥呼吸代偿潜能，增加肺活量，改善缺氧，缓解症状。

采用肺功能检查、6min步行试验、心肺运动功能检测进行心肺功能评价，以及日常生活活动能力评价、生活质量评价、康复心理评定。

呼吸康复方法包括呼吸控制训练、呼吸肌训练、胸廓放松训练、咳嗽训练、体位排痰法、力量耐力训练和有氧运动（全身性呼吸体操）。通过长期锻炼，可增加肺通气量，增强呼吸肌做功能力，改善呼吸类型，提高呼吸效率，增加患者四肢肌肉力量，改善患者对体力活动的恐惧和焦虑心理，增强锻炼信心。

3.2.3.3　心理康复

尘肺病病程长，患者普遍存在焦虑、恐惧、孤独、寂寞、自卑、自责情绪，易产生抑郁、悲观等不良心理。部分患者不良精神状况反复发作，迁延不愈，气促、呼吸困难，活动耐力下降，预后差，严重影响生活质量。

有条件的可由心理治疗师专人辅导，临床医生亦应该具备开展心理康复的基本知识。定期开展形式多样的活动，通过讲座、宣传手册、示范指导、患者之间交流鼓励、学习新知识和新的训练技能等方法减轻或消除不良情绪，增强战胜疾病的信心。

3.2.3.4 营养康复

病情较重或合并肺结核或反复肺部感染的尘肺患者常伴营养不良，而营养不良损害机体的防御功能和免疫功能，极易反复感染导致病情加重。全身营养支持不仅可以增强免疫能力，还可以延缓肌肉萎缩，包括呼吸肌萎缩，从而改善肺功能。营养状态评估指标包括体重指数、三头肌皮褶厚度、血浆蛋白、氮平衡、血常规、尿常规、肝肾功能、淋巴细胞计数。科学膳食，增加优质高蛋白饮食如蛋类、奶类、瘦肉等的摄入，食物多样化，保证其他营养元素的摄取，蛋白质、脂肪、碳水化合物三者的合理供能比例应为2∶3∶5。

3.2.3.5 肺保护策略

尘肺患者应避免继续粉尘暴露，必须戒烟包括避免二手烟吸入，同时预防感冒、呼吸道及肺部感染，冬春季及时注射流感疫苗及肺炎疫苗。对症治疗，并积极治疗并发症/合并症，这对于减缓尘肺病进展均具有积极意义。

3.3 抗纤维化治疗

目前的基本共识是对尘肺病已经形成的肺纤维化是没有办法消融的。但尘肺病是个慢性疾病，其发病机制仍不完全清楚，可以肯定的是尘肺发病是一个非常复杂的病理过程，随着医学科学的进步和研究的深入，积极探索和开展以延缓或阻断尘肺肺纤维化进展的药物治疗有其现实和理论意义。

3.3.1 汉防己甲素（粉防己碱）

该药是从防己科千金藤属植物粉防己块根中提取的双苄基异喹啉类生物碱，属于双苄基异喹啉类化合物，具有多种生物学效应，在治疗纤维化、门静脉和肺动脉高压，免疫机能调节及肿瘤防治等方面具有一定作用。

汉防己甲素是一种非选择性的钙通道阻滞剂，阻滞 Ca^{2+} 通道及降低钙调蛋白活性。胞质内游离 Ca^{2+} 可通过与其受体蛋白-钙调蛋白结合形成第二信使复合体，降低细胞内 cAMP 的水平，增加细胞内胶原基因的表达，并可抑制胶原酶的活性。汉防己甲素能直接或间接地抑制胶原基因的转录，从而抑制细胞增殖，降低胶原合成，抑制矽肺病变中胶原蛋白的合成以及成纤维细胞的增殖。汉防己甲素亦可使细胞分泌前胶原的功能减弱，胶原的合成受阻，并使肺胶原纤维松散、降解等，故长期以来一直用于尘肺病的治疗。

用药方法：口服，每次60～100mg，1日3次，服用6d，停药1d，疗程3月。或每次40～60mg，1日3次，疗程3月。根据病情需要，可以多疗程服药，建议一疗程治疗后休息1月。

不良反应及注意事项：偶有轻度嗜睡、乏力、腹胀，停药后可消退。汉防己甲素经小肠吸收最多，多分布肺、肝、脾，大部分经消化道排出体外。严重肠道疾病及肝功能不全者慎用，对本药过敏者禁用。

3.3.2　吡非尼酮、盐酸替洛肟

吡非尼酮在IPF治疗中显示可延缓用力呼气肺活量下降速率，可能在一定程度上降低病死率，推荐轻到中度肺功能障碍的IPF患者应用。盐酸替洛肟（分子式$C_{25}H_{34}N_2O_3 \cdot 2HCl$）是自原料芴生成2，7-双磺酸芴钾盐提取而得，口服可诱生干扰素，实验研究认为对矽肺具有抑制磷脂增长，抑制巨噬细胞吞噬二氧化硅颗粒时产生的化学发光量，从而有抑制肺纤维化作用。此两种药物都已获批准进行治疗矽肺Ⅱ期临床试验，目前正在启动或开展中，待临床试验结果报告后，尘肺病治疗共识及时跟进。

3.4　全肺灌洗

1966年RAMIREZ首先将全肺灌洗术用于治疗重症进行性肺泡蛋白沉积症后，1982年MASON对1例尘肺患者进行肺灌洗治疗后，症状立即得到改善，但肺功能未见明显好转。1986年国内开展了全肺灌洗治疗矽肺的实验研究和临床治疗。

全肺灌洗可冲洗出滞留于呼吸道的痰液和分泌物，短期内有明显改善临床症状的效果，同时仍沉积于呼吸道和肺泡中的少量粉尘及由于粉尘刺激所生成的与纤维化有关的细胞因子也可随之排出[23]。但没有证据表明肺灌洗对改善肺功能，特别是对肺纤维化有明确的治疗效果。尽管随着麻醉技术的成熟，全肺灌洗的安全性也随之提高，但全肺灌洗仍是创伤性和风险性较高的治疗方法，且对肺组织生理平衡机制是否会有长期的不利影响仍缺乏循证医学的证据。因此，仅对有大量痰液淤积不易咳出并堵塞呼吸道的病例，在严格掌握全肺灌洗的适应证和禁忌证，并权衡利弊的情况下可以考虑外，全肺灌洗不应作为尘肺病的常规治疗方法。

3.5　外科干预

肺移植已经被证实可提高COPD患者健康状况和功能，但并不能延长患者生存期[24]。肺移植可以改善IPF患者的生活质量，提高生存率，但文献报道5年生存率仅50％～56％[25]。尘肺病是一种慢性病，在没有严重并发症的情况下，对生存寿命影响不大。鉴于肺移植后生存收益的有限性及其他影响因素，故对尘肺病患者重点是做好健康管理和综合治疗，除个别特殊病例在认真评价，严格掌握适应证，特别要重视手术对患者生存获益的评价情况下可以考虑外，不建议推荐肺移植作为治疗尘肺病的选择。

4　病情评估

4.1　病情评估的目的和原则

准确评估患者病情，才能制定出详细科学的治疗计划，病情变化时及时调整修改治疗方案，有利于保证医疗质量，保障患者生命安全。病情评估以影响尘肺病病程、进展、靶器官功能损伤以及预后指标为主，通过询问病史、体格检查和相关辅助检查等手段，明确患者病情严重程度，以采取不同治疗策略。

4.2　病情评估参数

我国职业病分类目录中规定了十二种不同矿物性粉尘所致的尘肺病，由于不同粉尘其致纤维化的能力不同，其病情、进展、预后也有很大不同，进展较快、对劳动者健康危害大的是矽肺、石棉肺以及煤工尘肺。尘肺病期别是肺纤维化进展程度的反映，而纤维化是尘肺病的病理基础。尘肺病早期症状轻、肺功能影响小，随着疾病进展，肺通气功能和弥散功能开始损伤，严重时呼吸衰竭。尘肺病患者容易发生气胸、肺结核等并发症/合并症，直接影响尘肺病进展和预后。因此，尘肺患者病情评估以尘肺种类、期别、症状、肺功能、血气分析、并发症 6 项指标为主。每个尘肺患者在健康管理中均应定期或不定期进行病情评估，病情明显变化和住院治疗期间，更应及时评定病情，根据评定结果随时调整治疗方案，进入分级治疗。

5　分级治疗

根据病情进行分级治疗，是合理利用医疗资源，为患者提供正确医疗服务的需要。具体病情评估是分级治疗的疾病依据。

5.1　自我管理

无症状或症状轻微、肺功能正常的患者进行自我管理即可。自我管理患者应遵循健康管理的有关内容，避免继续粉尘暴露，戒烟，按照要求定期进行职业健康检查，参加相关康复训练，注意预防呼吸道感染和各种并发症的发生。

5.2　门诊治疗

病情稳定但需药物持续治疗的患者，或病情加重但门诊用药可以缓解的患者进行门诊治疗即可。患者除了自我管理外，还应按时服药、及时复查，并积极参与康复治疗。

5.3　住院治疗

原有的呼吸系统症状明显加重，门诊治疗不能缓解；近期或突然出现的严重咳嗽、咳痰、呼吸困难、咯血、胸痛、下肢浮肿等，多可能是发生肺部严重感染、气胸或心衰，需要住院检查明确诊断和进一步治疗的；重度肺功能损伤的，需要住院做特殊检查的；出现上述情况之一的患者应住院治疗。

5.4 危重急救

出现以下威胁生命情况之一的患者应即刻住院急救或入住ICU：严重呼吸困难且对初始治疗反应差；出现意识模糊、昏睡、昏迷等意识状态改变；氧疗和无创机械通气后低氧血症持续或进行性恶化；需要有创机械通气；血流动力学不稳定。

5.5 姑息治疗和临终关怀

尘肺病是一个慢性进展性疾病。患者肺功能逐渐下降，且受各种并发症/合并症的影响，病情会逐渐加重，死亡风险日益增加。对于病情严重的终末期尘肺患者，当积极治疗患者已不再获益时，姑息治疗和临终关怀是治疗的重要组成。采取姑息治疗，医生应与患者及家人进行充分的交流沟通，告知可能发生的各种危急情况及相应的治疗措施和经济负担。姑息治疗主要是缓解症状，减轻痛苦，改善生活质量。

预期生存时间仅几天至几周的危重患者应予以临终关怀，强化医疗护理，减轻症状，减少痛苦，尽最大努力维护患者的生命尊严。

参考文献

[1] 李德鸿. 不要把尘肺病防治引入歧途 [J]. 环境与职业医学，2018，35 (4)：283-285.

[2] 中华人民共和国国家卫生健康委员会. 2017年我国卫生健康事业发展统计公报 [EB/OB]. [2018-06-12]. http：//www. nhfpc. gov. cn/guihuaxxs/s10743/201806/44e3cdfe11fa4c7f928c879d435b6a18. shtml.

[3] Institute for Health Metrics and eva luation. GBD Compare [EB/OL]. [2018-02-13]. http：//www. healthdata. org/results/data-visualizations.

[4] 叶孟良，王永义，王润华. 重庆市尘肺病疾病负担研究 [J]. 现代预防医学，2011，38 (50)：840-842.

[5] 张磊，朱磊，李志恒等. 煤工尘肺住院患者疾病负担及其影响因素分析 [J]. 北京大学学报 (医学版)，2014，46 (2)：226-231.

[6] 房巧玲，刘扬，林大伟等. 136名尘肺病人经济损失及影响因素分析 [J]. 中国工业

医学杂志，2004，17（6）：397-398.

[7] 沈福海．大同煤矿集团煤工尘肺流行规律和未来发病预测及其防制经济效益研究［D］．沈阳:中国医科大学，2013：62-90.

[8] 职业性尘肺病的诊断：GBZ 70—2015［S］．北京:中国标准出版社，2016.

[9] 李德鸿．尘肺病［M］．北京:化学工业出版社，2010：44-52.

[10] 中华医学会呼吸病学分会《雾化吸入疗法在呼吸疾病中的应用专家共识》制定专家组．雾化吸入疗法在呼吸疾病中的应用专家共识［J］．中华医学杂志，2016，96（34）：2696-2708.

[11] 钟南山,刘又宁．呼吸病学［M］．第 2 版．北京:人民卫生出版社，2012.

[12] CROCKETT A J，CRANSTON J M，MOSS J R，et al. Domiciliary oxygen for chronic obstructive pulmonary disease［J］. Cochrane Database Syst Rev，2000，(4)：CD001744.

[13] 中华医学会呼吸病学分会．中国成人社区获得性肺炎诊断和治疗指南（2016 年版）［J］．中华结核和呼吸杂志，2016，39（4）：253-279.

[14] 中华医学会呼吸病学分会感染学组．中国成人医院获得性肺炎及呼吸机相关性肺炎诊断和治疗指南（2018 年版）［J］．中华结核和呼吸杂志，2018，41（4）：255-280.

[15] 中华医学会呼吸病学分会感染学组,中华结核和呼吸杂志编辑委员会．肺真菌病诊断和治疗专家共识［J］．中华结核和呼吸杂志，2007，30（11）：821-834.

[16] 陈灏珠,林果为,王吉耀．实用内科学［M］．第 14 版．北京:人民卫生出版社，2013.

[17] World Health Organization. Global tuberculosis report 2017［EB/OL］．［2018-07-01］. http：//www. who. int/tb/publications/global _ report/en/.

[18] 王穋兰,刚葆琪．现代劳动卫生学［M］．北京:人民卫生出版社，1994：68.

[19] 肺结核诊断：WS 288—2017［S］．北京:中国标准出版社，2017.

[20] World Health Organization. Guidelines on the management of latent tuberculosis infection［R］. Geneva：WHO，2015.

[21] Global Initiative for Chronic Obstructive Lung Disease. Global strategy for the diagnosis，management，and prevention of chronic obstructive pulmonary disease 2017 reportV［EB/OL］．（2017-12-05）［2018-07-01］. http：//www. goldcopd. org.

[22] 慢性阻塞性肺疾病急性加重（AECOPD)诊治专家组．慢性阻塞性肺疾病急性加重（AECOPD)诊治中国专家共识（2017 年更新版）［J］．国际呼吸杂志，2017，37（14）：1041-1057.

[23] 张志浩,刘贺,马国宣等．大容量全肺灌洗治疗尘肺病及其他肺疾患 5000 例次临床分析［J］．中国疗养医学，2009，18（10）：956-960.

[24] BLACK MC，TRIVEDI J，SCHUMER EM，et al. Double lung transplants have significantly improved survival compared with single lung transplants in high lung allocation score patients [J]. Ann Thorac Surg，2014，98（5）：1737-1741.

[25] KEATING D，LEVVEY B，KOTSIMBOS T，et al. Lung transplantation in pulmonary fibrosis：challenging early outcomes counterbalanced by surprisingly good outcomes beyond 15 years [J]. Transplant Proc，2009，41（1）：289-291.

附录四　职业性尘肺病合并社区获得性肺炎临床路径（2016年版）国卫办医函（2016）577号

一、职业性尘肺病合并社区获得性肺炎临床路径标准住院流程

（一）适用对象

1. 第一诊断为职业性尘肺病（ICD-10：J64xx01）。

依据《职业病分类和目录》尘肺病包括以下13种：矽肺、煤工尘肺、石墨尘肺、炭黑尘肺、石棉肺、滑石尘肺、水泥尘肺、云母尘肺、陶工尘肺、铝尘肺、电焊工尘肺、铸工尘肺及依据《职业性尘肺病的诊断（GBZ 70—2015）》和《尘肺病理诊断标准（GBZ 25—2014）》可以诊断的其他尘肺病。并有职业病诊断机构明确诊断的病人。

2. 第二诊断为社区获得性肺炎（ICD-10：J15.901）。依据《肺炎诊断（WS 382—2012）》作出的诊断。

3. 需排除其他原因所致的肺部类似疾病，如特发性肺间质纤维化、肺结核、慢性阻塞性肺病（COPD）、支气管扩张、结节病、肺部肿瘤、非感染性肺间质性疾病、肺水肿、肺不张、肺栓塞、肺嗜酸性粒细胞浸润症、肺血管炎等，方可确认为进入本路径的对象。

（二）诊断依据

1. 职业性尘肺病的诊断依据。

（1）可靠的生产性矿物性粉尘接触史，包括工作单位、工种、不同时间段接触生产性粉尘的起止时间、接触粉尘的名称和性质等。

（2）技术质量合格的X射线高千伏或数字化摄影（DR）后前位胸片的表现为主要依据。原则上两张以上间隔时间超过半年的动态胸片方可作出确诊。

（3）结合工作场所职业卫生学、尘肺流行病学调查资料和健康监护资料，支持尘肺病的诊断。

（4）参考临床表现：患者可有（或无）不同程度的咳嗽、咳痰、气短和

活动后憋气等主诉。患者可伴有（或无）阳性的肺部体征，如紫绀、杵状指、肺部干湿性啰音等体征。

(5) 参考实验室检查：可有（或无）不同程度的低氧血症，呼吸衰竭、肺功能损伤等。

(6) 需排除其他原因所致的肺部类似疾病，如特发性肺间质纤维化、肺结核、慢性阻塞性肺病（COPD）、支气管扩张、结节病、肺部肿瘤等，方可确诊。

2. 社区获得性肺炎的诊断依据：

下列（1）～（5）项中任一项加上（6）项，可建立临床诊断。

(1) 排除肺结核、肺部肿瘤、非感染性肺间质性疾病、肺水肿、肺不张、肺栓塞、肺嗜酸性粒细胞浸润症、肺血管炎等疾病；

(2) 新近出现的咳嗽、咳痰，或原有呼吸道症状加重，出现脓性痰，伴或不伴胸痛；

(3) 发热；

(4) 肺实变体征和（或）湿性啰音；

(5) 外周血 WBC$>10\times10^9$/L 或$<4\times10^9$/L，伴或不伴核左移；

(6) 胸部 X 射线检查显示新出现片状、斑片状浸润性阴影或间质性改变，伴或不伴胸腔积液。

3. 职业性尘肺病诊断程度的划分：

(1) 尘肺壹期：有下列表现之一者：

① 有总体密集度 I 级的小阴影，分布范围至少达到 2 个肺区；

② 接触石棉粉尘，有总体密集度 1 级的小阴影，分布范围达到 1 个肺区，同时出现胸膜斑；

③ 接触石棉粉尘，小阴影总体密集度为 0，但至少有两个肺区小阴影密集度为 0/1，同时出现胸膜斑。

(2) 尘肺贰期：有下列表现之一者：

① 有总体密集度 2 级的小阴影，分布范围超过 4 个肺区；

② 有总体密集度 3 级的小阴影，分布范围达到 4 个肺区；

③ 接触石棉粉尘，有总体密集度 1 级的小阴影，分布范围超过 4 个肺区，同时出现胸膜斑并已累及部分心缘或膈面；

④ 接触石棉粉尘，有总体密集度 2 级的小阴影，分布范围达到 4 个肺区，同时出现胸膜斑并已累及部分心缘或膈面。

(3) 尘肺叁期：有下列表现之一者：

① 有大阴影出现，长径不小于 20 mm，短径不小于 10 mm；

② 有总体密集度 3 级的小阴影，分布范围超过 4 个肺区并有小阴影聚集；

③ 有总体密集度 3 级的小阴影，分布范围超过 4 个肺区并有大阴影；

④ 接触石棉粉尘，有总体密集度 3 级的小阴影，分布范围超过 4 个肺区，同时单个或两侧多个胸膜斑长度之和超过单侧胸壁长度的二分之一或累及心缘使其部分显示蓬乱。

（三）社区获得性肺炎常见的致病微生物

肺炎链球菌、流感嗜血杆菌、呼吸道病毒、非典型病原体（肺炎支原体、肺炎衣原体、嗜肺军团菌）、卡他莫拉菌及其他革兰氏阴性杆菌等。

（四）治疗方案与药物选择

根据《职业性尘肺病的诊断（GBZ 70—2015）》和《中国成人社区获得性肺炎诊断和治疗指南》（中华医学会呼吸病学分会，2016 年），参照“社区获得性肺炎临床路径（2016）”，结合患者病情合理使用药物。

1. 评估患者和特定病原体感染的危险因素，入院后尽快（4～8h 内）给予抗菌药物。以综合治疗为主。

2. 尘肺合并轻、中度肺炎患者：

① 口服或静脉注射 β-内酰胺类/β-内酰胺酶抑制剂（如阿莫西林/克拉维酸、氨苄西林/舒巴坦）、第二代头孢菌素（如头孢呋辛等）、头孢噻肟或头孢曲松单用或联用大环内酯类。

② 口服或静脉注射呼吸喹诺酮类。

3. 尘肺合并重症肺炎患者：

(1) 当无铜绿假单胞菌感染危险因素时：

① 静脉注射 β-内酰胺类/β-内酰胺酶抑制剂（如阿莫西林/克拉维酸、氨苄西林/舒巴坦）或头孢曲松、头孢噻肟或厄他培南联合静脉注射大环内酯类。

② 静脉注射呼吸喹诺酮类联合氨基糖苷类。

(2) 当有铜绿假单胞菌感染危险因素时：

① 具有抗假单胞菌活性的 β-内酰胺类抗生素（如头孢他啶、头孢吡肟、哌拉西林/他唑巴坦、头孢哌酮/舒巴坦、亚胺培南、美罗培南等）联合静脉注射大环内酯类，必要时还可同时联用氨基糖苷类。

② 具有抗假单胞菌活性的 β-内酰胺类抗生素联合静脉注射喹诺酮类。

③ 静脉注射环丙沙星或左旋氧氟沙星联合氨基糖苷类。

4. 初始治疗 2～3 天后进行临床评估，根据患者病情变化调整抗菌药物。

5. 对症支持治疗：退热、止咳、化痰、吸氧。预防其他并发症。

6. 必要时进行长期低流量吸氧治疗，尽可能减轻临床症状，延缓病情进展，延长患者寿命，提高生活质量。

7. 必要时行无创正压通气，或气管插管机械通气。

（五）标准住院日为 14～28 天

（六）进入路径标准

1. 第一诊断符合 ICD-10：J64xx01 尘肺病编码，包括《职业病分类和目录》内所涉及的 13 种尘肺病。

2. 第二诊断为社区获得性肺炎（ICD-10：J15.901）。

3. 当患者同时具有其他疾病诊断，但在住院期间不需要特殊处理也不影响第一二诊断的临床路径流程实施时，可以进入路径。

（七）入院后第 1～3 天

1. 必需的检查项目：

(1) 血常规、尿常规、大便常规；

(2) 肝肾功能、电解质、血气分析、凝血功能、D-二聚体（D-dimer)、血沉、C 反应蛋白（CRP)，肿瘤标志物、心肌酶谱、心钠素（BNP)、感染性疾病筛查(乙肝、丙肝、梅毒、艾滋病等)；

(3) 呼吸道分泌物或血病原学检查及药敏试验（在医院实验室条件允许且患者可配合的情况下）；

(4) 胸部正侧位片、心电图、腹部 B 超、肺功能（病情允许时）。

2. 根据患者病情进行：胸部 CT、心脏超声心动图、下肢静脉超声、T 细胞亚群、自身免疫相关指标、支气管镜、肺穿刺等检查。

（八）治疗原则

1. 一般治疗：戒烟、吸氧、休息等。

2. 对症治疗：止咳、化痰、平喘、改善免疫等。

3. 病因治疗：抗矽、选用敏感抗菌素。

4. 必要时进行呼吸支持治疗。

5. 处理各种并发症。

6. 康复治疗。

（九）出院标准

1. 症状明显缓解，体温正常超过 72 h。

2. 影像学提示肺部炎症病灶明显吸收。

（十）变异及原因分析

1. 治疗无效或者病情进展，需复查病原学检查并调整抗菌药物，导致住院时间延长。

2. 伴有影响本病治疗效果的其他合并症，需要进行相关诊断和治疗，导致住院时间延长。

3. 病情严重，需要呼吸支持或并发慢性肺源性心脏病、心功能不全等归入其他路径。

（十一）标准住院日

尘肺合并社区获得性肺炎病情往往复杂多变，住院时间可至14～28天。

二、职业性尘肺病合并社区获得性肺炎临床路径表单

适用对象：第一诊断为职业性尘肺病（ICD-10：J64xx01），包括《职业病分类和目录》内所涉及的13种尘肺病。同时第二诊断为社区获得性肺炎（ICD-10：J15.901）。

患者姓名：______ 性别：____ 年龄：____ 门诊号：______ 住院号：________

住院日期：____ 年 __ 月 __ 日 出院日期：____ 年 __ 月 __ 日 标准住院日：14～28天

时间	住院第1～3天	住院期间
主要诊疗工作	询问病史及体格检查 进行病情初步评估，病情严重程度分级 上级医师查房 明确诊断，决定诊治方案 评估特定病原体的危险因素，进行初始经验性抗感染治疗 开化验单 完成病历书写	上级医师查房 评估辅助检查的结果 病情评估，维持原有治疗或调整抗菌药物 根据患者病情调整治疗方案，处理可能发生的并发症 观察药物不良反应 住院医师书写病程记录
重点医嘱	长期医嘱： 尘肺病合并肺炎护理常规 一/二/三级护理常规（根据病情） 控制性氧疗，呼吸支持治疗（必要时） 心电、血氧饱和度监测（必要时） 吸痰（必要时） 抗菌药物 止咳、祛痰剂、支气管舒张剂 免疫支持（必要时） 糖皮质激素、胃黏膜保护剂（必要时） 临时医嘱： 血常规、尿常规、大便常规 肝肾功能、电解质、血气分析、血沉、D-二聚体、C反应蛋白、凝血功能、肿瘤	长期医嘱： 尘肺病合并肺炎护理常规 一/二/三级护理常规（根据病情） 控制性氧疗，呼吸支持治疗（必要时） 心电、血氧饱和度监测（必要时） 吸痰（必要时） 抗菌药物 止咳、祛痰剂、支气管舒张剂 免疫支持（必要时） 糖皮质激素、胃黏膜保护剂（必要时）

续表

时间	住院第1～3天	住院期间
重点医嘱	标志物、心肌酶谱、心钠素(BNP)、感染性疾病筛查 痰病原学检查、胸片、心电图、B超、肺功能 胸部CT、超声心动图、下肢静脉超声、T细胞亚群、自身免疫相关检查(必要时) 对症处理	根据病情调整药物 临时医嘱： 对症治疗 复查血常规、血气分析(必要时) 异常指标复查 复查病原学检查(必要时) 有创性检查(必要时)
主要护理工作	介绍病房环境、设施和设备 入院护理评估，护理计划 观察患者情况 指导氧疗、吸入治疗 静脉取血，用药指导 进行职业健康宣教、戒烟建议和健康宣教 协助患者完成实验室检查及辅助检查	观察患者一般情况及病情变化 观察疗效及药物反应 指导患者有效的咳嗽排痰方法，指导陪护人员协助患者拍背排痰方法 疾病相关健康教育
病情变异记录	□无　□有，原因： 1. 2.	□无　□有，原因： 1. 2.
护士签名		
医师签名		
时间	出院前1～3天	住院第14～28天(出院日)
主要诊疗工作	上级医师查房 评估治疗效果 确定出院日期及出院后治疗方案 完成上级医师查房记录	完成出院小结 向患者交代出院后注意事项 预约复诊日期
重点医嘱	长期医嘱： 基本同前 根据病情调整 临时医嘱： 根据需要，复查有关检查	出院医嘱： 出院带药 门诊随诊
主要护理工作	观察患者一般情况 观察疗效、各种药物作用和副作用 指导呼吸康复训练(根据需要) 恢复期心理与生活护理 出院准备指导	出院注意事项(脱离粉尘作业、避免有毒有害物质接触、戒烟、避免烟尘吸入、坚持康复锻炼、注意保暖、加强营养) 帮助患者办理出院手续 出院指导

续表

时间	住院第1～3天	住院期间
病情变异记录	□无 □有，原因： 1. 2.	□无 □有，原因： 1. 2.
护士签名		
医师签名		

附录五 中华人民共和国职业病防治法（2017年版）

目 录

第一章 总 则

第一条 为了预防、控制和消除职业病危害，防治职业病，保护劳动者健康及其相关权益，促进经济社会发展，根据宪法，制定本法。

第二条 本法适用于中华人民共和国领域内的职业病防治活动。

本法所称职业病，是指企业、事业单位和个体经济组织等用人单位的劳动者在职业活动中，因接触粉尘、放射性物质和其他有毒、有害因素而引起的疾病。

职业病的分类和目录由国务院卫生行政部门会同国务院安全生产监督管理部门、劳动保障行政部门制定、调整并公布。

第三条 职业病防治工作坚持预防为主、防治结合的方针，建立用人单位负责、行政机关监管、行业自律、职工参与和社会监督的机制，实行分类管理、综合治理。

第四条 劳动者依法享有职业卫生保护的权利。

用人单位应当为劳动者创造符合国家职业卫生标准和卫生要求的工作环境和条件，并采取措施保障劳动者获得职业卫生保护。

工会组织依法对职业病防治工作进行监督，维护劳动者的合法权益。用人单位制定或者修改有关职业病防治的规章制度，应当听取工会组织的意见。

第五条　用人单位应当建立、健全职业病防治责任制，加强对职业病防治的管理，提高职业病防治水平，对本单位产生的职业病危害承担责任。

第六条　用人单位的主要负责人对本单位的职业病防治工作全面负责。

第七条　用人单位必须依法参加工伤保险。

国务院和县级以上地方人民政府劳动保障行政部门应当加强对工伤保险的监督管理，确保劳动者依法享受工伤保险待遇。

第八条　国家鼓励和支持研制、开发、推广、应用有利于职业病防治和保护劳动者健康的新技术、新工艺、新设备、新材料，加强对职业病的机理和发生规律的基础研究，提高职业病防治科学技术水平；积极采用有效的职业病防治技术、工艺、设备、材料；限制使用或者淘汰职业病危害严重的技术、工艺、设备、材料。

国家鼓励和支持职业病医疗康复机构的建设。

第九条　国家实行职业卫生监督制度。

国务院安全生产监督管理部门、卫生行政部门、劳动保障行政部门依照本法和国务院确定的职责，负责全国职业病防治的监督管理工作。国务院有关部门在各自的职责范围内负责职业病防治的有关监督管理工作。

县级以上地方人民政府安全生产监督管理部门、卫生行政部门、劳动保障行政部门依据各自职责，负责本行政区域内职业病防治的监督管理工作。县级以上地方人民政府有关部门在各自的职责范围内负责职业病防治的有关监督管理工作。

县级以上人民政府安全生产监督管理部门、卫生行政部门、劳动保障行政部门（以下统称职业卫生监督管理部门）应当加强沟通，密切配合，按照各自职责分工，依法行使职权，承担责任。

第十条　国务院和县级以上地方人民政府应当制定职业病防治规划，将其纳入国民经济和社会发展计划，并组织实施。

县级以上地方人民政府统一负责、领导、组织、协调本行政区域的职业病防治工作，建立健全职业病防治工作体制、机制，统一领导、指挥职业卫生突发事件应对工作；加强职业病防治能力建设和服务体系建设，完善、落实职业病防治工作责任制。

乡、民族乡、镇的人民政府应当认真执行本法，支持职业卫生监督管理部门依法履行职责。

第十一条　县级以上人民政府职业卫生监督管理部门应当加强对职业病防治的宣传教育，普及职业病防治的知识，增强用人单位的职业病防治观念，提高劳动者的职业健康意识、自我保护意识和行使职业卫生保护权利的能力。

第十二条　有关防治职业病的国家职业卫生标准，由国务院卫生行政部门组织制定并公布。

国务院卫生行政部门应当组织开展重点职业病监测和专项调查，对职业健康风险进行评估，为制定职业卫生标准和职业病防治政策提供科学依据。

县级以上地方人民政府卫生行政部门应当定期对本行政区域的职业病防治情况进行统计和调查分析。

第十三条　任何单位和个人有权对违反本法的行为进行检举和控告。有关部门收到相关的检举和控告后，应当及时处理。

对防治职业病成绩显著的单位和个人，给予奖励。

第二章　前期预防

第十四条　用人单位应当依照法律、法规要求，严格遵守国家职业卫生标准，落实职业病预防措施，从源头上控制和消除职业病危害。

第十五条　产生职业病危害的用人单位的设立除应当符合法律、行政法规规定的设立条件外，其工作场所还应当符合下列职业卫生要求：

（一）职业病危害因素的强度或者浓度符合国家职业卫生标准；

（二）有与职业病危害防护相适应的设施；

（三）生产布局合理，符合有害与无害作业分开的原则；

（四）有配套的更衣间、洗浴间、孕妇休息间等卫生设施；

（五）设备、工具、用具等设施符合保护劳动者生理、心理健康的要求；

（六）法律、行政法规和国务院卫生行政部门、安全生产监督管理部门关于保护劳动者健康的其他要求。

第十六条　国家建立职业病危害项目申报制度。

用人单位工作场所存在职业病目录所列职业病的危害因素的，应当及时、如实向所在地安全生产监督管理部门申报危害项目，接受监督。

职业病危害因素分类目录由国务院卫生行政部门会同国务院安全生产监督管理部门制定、调整并公布。职业病危害项目申报的具体办法由国务院安全生产监督管理部门制定。

第十七条　新建、扩建、改建建设项目和技术改造、技术引进项目（以下统称建设项目）可能产生职业病危害的，建设单位在可行性论证阶段应当进行职业病危害预评价。

医疗机构建设项目可能产生放射性职业病危害的，建设单位应当向卫生行政部门提交放射性职业病危害预评价报告。卫生行政部门应当自收到预评价报告之日起三十日内，作出审核决定并书面通知建设单位。未提交预评价报告或者预评价报告未经卫生行政部门审核同意的，不得开工建设。

职业病危害预评价报告应当对建设项目可能产生的职业病危害因素及其对工作场所和劳动者健康的影响作出评价，确定危害类别和职业病防护措施。

建设项目职业病危害分类管理办法由国务院安全生产监督管理部门制定。

第十八条　建设项目的职业病防护设施所需费用应当纳入建设项目工程预算，并与主体工程同时设计，同时施工，同时投入生产和使用。

建设项目的职业病防护设施设计应当符合国家职业卫生标准和卫生要求；其中，医疗机构放射性职业病危害严重的建设项目的防护设施设计，应当经卫生行政部门审查同意后，方可施工。

建设项目在竣工验收前，建设单位应当进行职业病危害控制效果评价。

医疗机构可能产生放射性职业病危害的建设项目竣工验收时，其放射性职业病防护设施经卫生行政部门验收合格后，方可投入使用；其他建设项目的职业病防护设施应当由建设单位负责依法组织验收，验收合格后，方可投入生产和使用。安全生产监督管理部门应当加强对建设单位组织的验收活动和验收结果的监督核查。

第十九条　国家对从事放射性、高毒、高危粉尘等作业实行特殊管理。具体管理办法由国务院制定。

第三章　劳动过程中的防护与管理

第二十条　用人单位应当采取下列职业病防治管理措施：

（一）设置或者指定职业卫生管理机构或者组织，配备专职或者兼职的职业卫生管理人员，负责本单位的职业病防治工作；

（二）制定职业病防治计划和实施方案；

（三）建立、健全职业卫生管理制度和操作规程；

（四）建立、健全职业卫生档案和劳动者健康监护档案；

（五）建立、健全工作场所职业病危害因素监测及评价制度；

（六）建立、健全职业病危害事故应急救援预案。

第二十一条　用人单位应当保障职业病防治所需的资金投入，不得挤占、挪用，并对因资金投入不足导致的后果承担责任。

第二十二条　用人单位必须采用有效的职业病防护设施，并为劳动者提供个人使用的职业病防护用品。

用人单位为劳动者个人提供的职业病防护用品必须符合防治职业病的要求；不符合要求的，不得使用。

第二十三条　用人单位应当优先采用有利于防治职业病和保护劳动者健康的新技术、新工艺、新设备、新材料，逐步替代职业病危害严重的技术、工艺、设备、材料。

第二十四条　产生职业病危害的用人单位，应当在醒目位置设置公告栏，公布有关职业病防治的规章制度、操作规程、职业病危害事故应急救援措施和工作场所职业病危害因素检测结果。

对产生严重职业病危害的作业岗位，应当在其醒目位置，设置警示标识和中文警示说明。警示说明应当载明产生职业病危害的种类、后果、预防以及应急救治措施等内容。

第二十五条　对可能发生急性职业损伤的有毒、有害工作场所，用人单位应当设置报警装置，配置现场急救用品、冲洗设备、应急撤离通道和必要的泄险区。

对放射工作场所和放射性同位素的运输、贮存，用人单位必须配置防护设备和报警装置，保证接触放射线的工作人员佩戴个人剂量计。

对职业病防护设备、应急救援设施和个人使用的职业病防护用品，用人单位应当进行经常性的维护、检修，定期检测其性能和效果，确保其处于正常状态，不得擅自拆除或者停止使用。

第二十六条　用人单位应当实施由专人负责的职业病危害因素日常监测，并确保监测系统处于正常运行状态。

用人单位应当按照国务院安全生产监督管理部门的规定，定期对工作场所进行职业病危害因素检测、评价。检测、评价结果存入用人单位职业卫生档案，定期向所在地安全生产监督管理部门报告并向劳动者公布。

职业病危害因素检测、评价由依法设立的取得国务院安全生产监督管理部门或者设区的市级以上地方人民政府安全生产监督管理部门按照职责分工给予资质认可的职业卫生技术服务机构进行。职业卫生技术服务机构所作检测、评价应当客观、真实。

发现工作场所职业病危害因素不符合国家职业卫生标准和卫生要求时，用人单位应当立即采取相应治理措施，仍然达不到国家职业卫生标准和卫生要求的，必须停止存在职业病危害因素的作业；职业病危害因素经治理后，符合国家职业卫生标准和卫生要求的，方可重新作业。

第二十七条　职业卫生技术服务机构依法从事职业病危害因素检测、评价工作，接受安全生产监督管理部门的监督检查。安全生产监督管理部门应当依法履行监督职责。

第二十八条　向用人单位提供可能产生职业病危害的设备的，应当提供中文说明书，并在设备的醒目位置设置警示标识和中文警示说明。警示说明应当载明设备性能、可能产生的职业病危害、安全操作和维护注意事项、职业病防护以及应急救治措施等内容。

第二十九条　向用人单位提供可能产生职业病危害的化学品、放射性同位素和含有放射性物质的材料的，应当提供中文说明书。说明书应当载明产品特性、主要成分、存在的有害因素、可能产生的危害后果、安全使用注意事项、职业病防护以及应急救治措施等内容。产品包装应当有醒目的警示标识和中文警示说明。贮存上述材料的场所应当在规定的部位设置危险物品标识或者放射性警示标识。

国内首次使用或者首次进口与职业病危害有关的化学材料，使用单位或者进口单位按照国家规定经国务院有关部门批准后，应当向国务院卫生行政部门、安全生产监督管理部门报送该化学材料的毒性鉴定以及经有关部门登记注册或者批准进口的文件等资料。

进口放射性同位素、射线装置和含有放射性物质的物品的，按照国家有关规定办理。

第三十条　任何单位和个人不得生产、经营、进口和使用国家明令禁止使用的可能产生职业病危害的设备或者材料。

第三十一条　任何单位和个人不得将产生职业病危害的作业转移给不具备职业病防护条件的单位和个人。不具备职业病防护条件的单位和个人不得接受产生职业病危害的作业。

第三十二条　用人单位对采用的技术、工艺、设备、材料，应当知悉其产生的职业病危害，对有职业病危害的技术、工艺、设备、材料隐瞒其危害而采用的，对所造成的职业病危害后果承担责任。

第三十三条　用人单位与劳动者订立劳动合同（含聘用合同，下同）时，应当将工作过程中可能产生的职业病危害及其后果、职业病防护措施和待遇等如实告知劳动者，并在劳动合同中写明，不得隐瞒或者欺骗。

劳动者在已订立劳动合同期间因工作岗位或者工作内容变更，从事与所订立劳动合同中未告知的存在职业病危害的作业时，用人单位应当依照前款规定，向劳动者履行如实告知的义务，并协商变更原劳动合同相关条款。

用人单位违反前两款规定的，劳动者有权拒绝从事存在职业病危害的作业，用人单位不得因此解除与劳动者所订立的劳动合同。

第三十四条　用人单位的主要负责人和职业卫生管理人员应当接受职业卫生培训，遵守职业病防治法律、法规，依法组织本单位的职业病防治工作。

用人单位应当对劳动者进行上岗前的职业卫生培训和在岗期间的定期职业卫生培训，普及职业卫生知识，督促劳动者遵守职业病防治法律、法规、规章和操作规程，指导劳动者正确使用职业病防护设备和个人使用的职业病防护用品。

劳动者应当学习和掌握相关的职业卫生知识，增强职业病防范意识，遵守职业病防治法律、法规、规章和操作规程，正确使用、维护职业病防护设备和个人使用的职业病防护用品，发现职业病危害事故隐患应当及时报告。

劳动者不履行前款规定义务的，用人单位应当对其进行教育。

第三十五条　对从事接触职业病危害的作业的劳动者，用人单位应当按照国务院安全生产监督管理部门、卫生行政部门的规定组织上岗前、在岗期间和离岗时的职业健康检查，并将检查结果书面告知劳动者。职业健康检查费用由用人单位承担。

用人单位不得安排未经上岗前职业健康检查的劳动者从事接触职业病危害的作业；不得安排有职业禁忌的劳动者从事其所禁忌的作业；对在职业健康检查中发现有与所从事的职业相关的健康损害的劳动者，应当调离原工作岗位，并妥善安置；对未进行离岗前职业健康检查的劳动者不得解除或者终止与其订立的劳动合同。

职业健康检查应当由取得《医疗机构执业许可证》的医疗卫生机构承担。卫生行政部门应当加强对职业健康检查工作的规范管理，具体管理办法由国务院卫生行政部门制定。

第三十六条　用人单位应当为劳动者建立职业健康监护档案，并按照规定的期限妥善保存。

职业健康监护档案应当包括劳动者的职业史、职业病危害接触史、职业健康检查结果和职业病诊疗等有关个人健康资料。

劳动者离开用人单位时，有权索取本人职业健康监护档案复印件，用人单位应当如实、无偿提供，并在所提供的复印件上签章。

第三十七条　发生或者可能发生急性职业病危害事故时，用人单位应当立即采取应急救援和控制措施，并及时报告所在地安全生产监督管理部门和有关部门。安全生产监督管理部门接到报告后，应当及时会同有关部门组织调查处理；必要时，可以采取临时控制措施。卫生行政部门应当组织做好医疗救治工作。

对遭受或者可能遭受急性职业病危害的劳动者，用人单位应当及时组织救治、进行健康检查和医学观察，所需费用由用人单位承担。

第三十八条　用人单位不得安排未成年工从事接触职业病危害的作业；不得安排孕期、哺乳期的女职工从事对本人和胎儿、婴儿有危害的作业。

第三十九条　劳动者享有下列职业卫生保护权利：

（一）获得职业卫生教育、培训；

（二）获得职业健康检查、职业病诊疗、康复等职业病防治服务；

（三）了解工作场所产生或者可能产生的职业病危害因素、危害后果和应当采取的职业病防护措施；

（四）要求用人单位提供符合防治职业病要求的职业病防护设施和个人使用的职业病防护用品，改善工作条件；

（五）对违反职业病防治法律、法规以及危及生命健康的行为提出批评、检举和控告；

（六）拒绝违章指挥和强令进行没有职业病防护措施的作业；

（七）参与用人单位职业卫生工作的民主管理，对职业病防治工作提出意见和建议。

用人单位应当保障劳动者行使前款所列权利。因劳动者依法行使正当权利而降低其工资、福利等待遇或者解除、终止与其订立的劳动合同的，其行为无效。

第四十条 工会组织应当督促并协助用人单位开展职业卫生宣传教育和培训，有权对用人单位的职业病防治工作提出意见和建议，依法代表劳动者与用人单位签订劳动安全卫生专项集体合同，与用人单位就劳动者反映的有关职业病防治的问题进行协调并督促解决。

工会组织对用人单位违反职业病防治法律、法规，侵犯劳动者合法权益的行为，有权要求纠正；产生严重职业病危害时，有权要求采取防护措施，或者向政府有关部门建议采取强制性措施；发生职业病危害事故时，有权参与事故调查处理；发现危及劳动者生命健康的情形时，有权向用人单位建议组织劳动者撤离危险现场，用人单位应当立即作出处理。

第四十一条　用人单位按照职业病防治要求，用于预防和治理职业病危害、工作场所卫生检测、健康监护和职业卫生培训等费用，按照国家有关规定，在生产成本中据实列支。

第四十二条　职业卫生监督管理部门应当按照职责分工，加强对用人单位落实职业病防护管理措施情况的监督检查，依法行使职权，承担责任。

第四章　职业病诊断与职业病病人保障

第四十三条　医疗卫生机构承担职业病诊断，应当经省、自治区、直辖市人民政府卫生行政部门批准。省、自治区、直辖市人民政府卫生行政部门应当向社会公布本行政区域内承担职业病诊断的医疗卫生机构的名单。

承担职业病诊断的医疗卫生机构应当具备下列条件：

（一）持有《医疗机构执业许可证》；

（二）具有与开展职业病诊断相适应的医疗卫生技术人员；

（三）具有与开展职业病诊断相适应的仪器、设备；

（四）具有健全的职业病诊断质量管理制度。

承担职业病诊断的医疗卫生机构不得拒绝劳动者进行职业病诊断的要求。

第四十四条　劳动者可以在用人单位所在地、本人户籍所在地或者经常居住地依法承担职业病诊断的医疗卫生机构进行职业病诊断。

第四十五条　职业病诊断标准和职业病诊断、鉴定办法由国务院卫生行政部门制定。职业病伤残等级的鉴定办法由国务院劳动保障行政部门会同国务院卫生行政部门制定。

第四十六条　职业病诊断，应当综合分析下列因素：

（一）病人的职业史；

（二）职业病危害接触史和工作场所职业病危害因素情况；

（三）临床表现以及辅助检查结果等。

没有证据否定职业病危害因素与病人临床表现之间的必然联系的，应当诊断为职业病。

职业病诊断证明书应当由参与诊断的取得职业病诊断资格的执业医师签署，并经承担职业病诊断的医疗卫生机构审核盖章。

第四十七条　用人单位应当如实提供职业病诊断、鉴定所需的劳动者职业史和职业病危害接触史、工作场所职业病危害因素检测结果等资料；安全生产监督管理部门应当监督检查和督促用人单位提供上述资料；劳动者和有关机构也应当提供与职业病诊断、鉴定有关的资料。

职业病诊断、鉴定机构需要了解工作场所职业病危害因素情况时，可以对工作场所进行现场调查，也可以向安全生产监督管理部门提出，安全生产监督管理部门应当在十日内组织现场调查。用人单位不得拒绝、阻挠。

第四十八条　职业病诊断、鉴定过程中，用人单位不提供工作场所职业病危害因素检测结果等资料的，诊断、鉴定机构应当结合劳动者的临床表现、辅助检查结果和劳动者的职业史、职业病危害接触史，并参考劳动者的自述、安全生产监督管理部门提供的日常监督检查信息等，作出职业病诊断、鉴定结论。

劳动者对用人单位提供的工作场所职业病危害因素检测结果等资料有异议，或者因劳动者的用人单位解散、破产，无用人单位提供上述资料的，诊断、鉴定机构应当提请安全生产监督管理部门进行调查，安全生产监督管理部门应当自接到申请之日起三十日内对存在异议的资料或者工作场所职业病危害因素情况作出判定；有关部门应当配合。

第四十九条　职业病诊断、鉴定过程中，在确认劳动者职业史、职业病危害接触史时，当事人对劳动关系、工种、工作岗位或者在岗时间有争议的，可以向当地的劳动人事争议仲裁委员会申请仲裁；接到申请的劳动人事争议仲裁委员会应当受理，并在三十日内作出裁决。

当事人在仲裁过程中对自己提出的主张，有责任提供证据。劳动者无法提供由用人单位掌握管理的与仲裁主张有关的证据的，仲裁庭应当要求用人单位在指定期限内提供；用人单位在指定期限内不提供的，应当承担不利后果。

劳动者对仲裁裁决不服的，可以依法向人民法院提起诉讼。

用人单位对仲裁裁决不服的，可以在职业病诊断、鉴定程序结束之日起十五日内依法向人民法院提起诉讼；诉讼期间，劳动者的治疗费用按照职业病待遇规定的途径支付。

第五十条　用人单位和医疗卫生机构发现职业病病人或者疑似职业病病人时，应当及时向所在地卫生行政部门和安全生产监督管理部门报告。确诊为职业病的，用人单位还应当向所在地劳动保障行政部门报告。接到报告的部门应当依法作出处理。

第五十一条　县级以上地方人民政府卫生行政部门负责本行政区域内的职业病统计报告的管理工作，并按照规定上报。

第五十二条　当事人对职业病诊断有异议的，可以向作出诊断的医疗卫生机构所在地地方人民政府卫生行政部门申请鉴定。

职业病诊断争议由设区的市级以上地方人民政府卫生行政部门根据当事人的申请，组织职业病诊断鉴定委员会进行鉴定。

当事人对设区的市级职业病诊断鉴定委员会的鉴定结论不服的，可以向省、自治区、直辖市人民政府卫生行政部门申请再鉴定。

第五十三条　职业病诊断鉴定委员会由相关专业的专家组成。

省、自治区、直辖市人民政府卫生行政部门应当设立相关的专家库，需要对职业病争议作出诊断鉴定时，由当事人或者当事人委托有关卫生行政部门从专家库中以随机抽取的方式确定参加诊断鉴定委员会的专家。

职业病诊断鉴定委员会应当按照国务院卫生行政部门颁布的职业病诊断标准和职业病诊断、鉴定办法进行职业病诊断鉴定，向当事人出具职业病诊断鉴定书。职业病诊断、鉴定费用由用人单位承担。

第五十四条　职业病诊断鉴定委员会组成人员应当遵守职业道德，客观、公正地进行诊断鉴定，并承担相应的责任。职业病诊断鉴定委员会组成人员不得私下接触当事人，不得收受当事人的财物或者其他好处，与当事人有利害关系的，应当回避。

人民法院受理有关案件需要进行职业病鉴定时，应当从省、自治区、直辖市人民政府卫生行政部门依法设立的相关的专家库中选取参加鉴定的专家。

第五十五条　医疗卫生机构发现疑似职业病病人时，应当告知劳动者本人并及时通知用人单位。

用人单位应当及时安排对疑似职业病病人进行诊断；在疑似职业病病人诊断或者医学观察期间，不得解除或者终止与其订立的劳动合同。

疑似职业病病人在诊断、医学观察期间的费用，由用人单位承担。

第五十六条　用人单位应当保障职业病病人依法享受国家规定的职业病待遇。

用人单位应当按照国家有关规定，安排职业病病人进行治疗、康复和定期检查。

用人单位对不适宜继续从事原工作的职业病病人，应当调离原岗位，并妥善安置。

用人单位对从事接触职业病危害的作业的劳动者，应当给予适当岗位津贴。

第五十七条　职业病病人的诊疗、康复费用，伤残以及丧失劳动能力的职业病病人的社会保障，按照国家有关工伤保险的规定执行。

第五十八条　职业病病人除依法享有工伤保险外，依照有关民事法律，尚有获得赔偿的权利的，有权向用人单位提出赔偿要求。

第五十九条　劳动者被诊断患有职业病，但用人单位没有依法参加工伤保险的，其医疗和生活保障由该用人单位承担。

第六十条　职业病病人变动工作单位，其依法享有的待遇不变。

用人单位在发生分立、合并、解散、破产等情形时，应当对从事接触职业病危害的作业的劳动者进行健康检查，并按照国家有关规定妥善安置职业病病人。

第六十一条　用人单位已经不存在或者无法确认劳动关系的职业病病人，可以向地方人民政府民政部门申请医疗救助和生活等方面的救助。

地方各级人民政府应当根据本地区的实际情况，采取其他措施，使前款规定的职业病病人获得医疗救治。

第五章　监督检查

第六十二条　县级以上人民政府职业卫生监督管理部门依照职业病防治法律、法规、国家职业卫生标准和卫生要求，依据职责划分，对职业病防治工作进行监督检查。

第六十三条　安全生产监督管理部门履行监督检查职责时，有权采取下列措施：

（一）进入被检查单位和职业病危害现场，了解情况，调查取证；

（二）查阅或者复制与违反职业病防治法律、法规的行为有关的资料和采集样品；

（三）责令违反职业病防治法律、法规的单位和个人停止违法行为。

第六十四条　发生职业病危害事故或者有证据证明危害状态可能导致职业病危害事故发生时，安全生产监督管理部门可以采取下列临时控制措施：

（一）责令暂停导致职业病危害事故的作业；

（二）封存造成职业病危害事故或者可能导致职业病危害事故发生的材料和设备；

（三）组织控制职业病危害事故现场。

在职业病危害事故或者危害状态得到有效控制后，安全生产监督管理部门应当及时解除控制措施。

第六十五条　职业卫生监督执法人员依法执行职务时，应当出示监督执法证件。

职业卫生监督执法人员应当忠于职守，秉公执法，严格遵守执法规范；涉及用人单位的秘密的，应当为其保密。

第六十六条　职业卫生监督执法人员依法执行职务时，被检查单位应当接受检查并予以支持配合，不得拒绝和阻碍。

第六十七条　卫生行政部门、安全生产监督管理部门及其职业卫生监督执法人员履行职责时，不得有下列行为：

（一）对不符合法定条件的，发给建设项目有关证明文件、资质证明文件或者予以批准；

（二）对已经取得有关证明文件的，不履行监督检查职责；

（三）发现用人单位存在职业病危害的，可能造成职业病危害事故，不及时依法采取控制措施；

（四）其他违反本法的行为。

第六十八条　职业卫生监督执法人员应当依法经过资格认定。

职业卫生监督管理部门应当加强队伍建设，提高职业卫生监督执法人员的政治、业务素质，依照本法和其他有关法律、法规的规定，建立、健全内部监督制度，对其工作人员执行法律、法规和遵守纪律的情况，进行监督检查。

第六章　法律责任

第六十九条　建设单位违反本法规定，有下列行为之一的，由安全生产监督管理部门和卫生行政部门依据职责分工给予警告，责令限期改正；逾期不改正的，处十万元以上五十万元以下的罚款；情节严重的，责令停止产生职业病危害的作业，或者提请有关人民政府按照国务院规定的权限责令停建、关闭：

（一）未按照规定进行职业病危害预评价的；

（二）医疗机构可能产生放射性职业病危害的建设项目未按照规定提交放射性职业病危害预评价报告，或者放射性职业病危害预评价报告未经卫生行政部门审核同意，开工建设的；

（三）建设项目的职业病防护设施未按照规定与主体工程同时设计、同时施工、同时投入生产和使用的；

（四）建设项目的职业病防护设施设计不符合国家职业卫生标准和卫生要求，或者医疗机构放射性职业病危害严重的建设项目的防护设施设计未经卫生行政部门审查同意擅自施工的；

（五）未按照规定对职业病防护设施进行职业病危害控制效果评价的；

（六）建设项目竣工投入生产和使用前，职业病防护设施未按照规定验收合格的。

第七十条　违反本法规定，有下列行为之一的，由安全生产监督管理部门给予警告，责令限期改正；逾期不改正的，处十万元以下的罚款：

（一）工作场所职业病危害因素检测、评价结果没有存档、上报、公布的；

（二）未采取本法第二十条规定的职业病防治管理措施的；

（三）未按照规定公布有关职业病防治的规章制度、操作规程、职业病危害事故应急救援措施的；

（四）未按照规定组织劳动者进行职业卫生培训，或者未对劳动者个人职业病防护采取指导、督促措施的；

（五）国内首次使用或者首次进口与职业病危害有关的化学材料，未按照规定报送毒性鉴定资料以及经有关部门登记注册或者批准进口的文件的。

第七十一条　用人单位违反本法规定，有下列行为之一的，由安全生产监督管理部门责令限期改正，给予警告，可以并处五万元以上十万元以下的罚款：

（一）未按照规定及时、如实向安全生产监督管理部门申报产生职业病危害的项目的；

（二）未实施由专人负责的职业病危害因素日常监测，或者监测系统不能正常监测的；

（三）订立或者变更劳动合同时，未告知劳动者职业病危害真实情况的；

（四）未按照规定组织职业健康检查、建立职业健康监护档案或者未将检查结果书面告知劳动者的；

（五）未依照本法规定在劳动者离开用人单位时提供职业健康监护档案复印件的。

第七十二条　用人单位违反本法规定，有下列行为之一的，由安全生产监督管理部门给予警告，责令限期改正，逾期不改正的，处五万元以上二十万元以下的罚款；情节严重的，责令停止产生职业病危害的作业，或者提请有关人民政府按照国务院规定的权限责令关闭：

（一）工作场所职业病危害因素的强度或者浓度超过国家职业卫生标准的；

（二）未提供职业病防护设施和个人使用的职业病防护用品，或者提供的职业病防护设施和个人使用的职业病防护用品不符合国家职业卫生标准和卫生要求的；

（三）对职业病防护设备、应急救援设施和个人使用的职业病防护用品未按照规定进行维护、检修、检测，或者不能保持正常运行、使用状态的；

（四）未按照规定对工作场所职业病危害因素进行检测、评价的；

（五）工作场所职业病危害因素经治理仍然达不到国家职业卫生标准和卫

生要求时，未停止存在职业病危害因素的作业的；

（六）未按照规定安排职业病病人、疑似职业病病人进行诊治的；

（七）发生或者可能发生急性职业病危害事故时，未立即采取应急救援和控制措施或者未按照规定及时报告的；

（八）未按照规定在产生严重职业病危害的作业岗位醒目位置设置警示标识和中文警示说明的；

（九）拒绝职业卫生监督管理部门监督检查的；

（十）隐瞒、伪造、篡改、毁损职业健康监护档案、工作场所职业病危害因素检测评价结果等相关资料，或者拒不提供职业病诊断、鉴定所需资料的；

（十一）未按照规定承担职业病诊断、鉴定费用和职业病病人的医疗、生活保障费用的。

第七十三条　向用人单位提供可能产生职业病危害的设备、材料，未按照规定提供中文说明书或者设置警示标识和中文警示说明的，由安全生产监督管理部门责令限期改正，给予警告，并处五万元以上二十万元以下的罚款。

第七十四条　用人单位和医疗卫生机构未按照规定报告职业病、疑似职业病的，由有关主管部门依据职责分工责令限期改正，给予警告，可以并处一万元以下的罚款；弄虚作假的，并处二万元以上五万元以下的罚款；对直接负责的主管人员和其他直接责任人员，可以依法给予降级或者撤职的处分。

第七十五条　违反本法规定，有下列情形之一的，由安全生产监督管理部门责令限期治理，并处五万元以上三十万元以下的罚款；情节严重的，责令停止产生职业病危害的作业，或者提请有关人民政府按照国务院规定的权限责令关闭：

（一）隐瞒技术、工艺、设备、材料所产生的职业病危害而采用的；

（二）隐瞒本单位职业卫生真实情况的；

（三）可能发生急性职业损伤的有毒、有害工作场所、放射工作场所或者放射性同位素的运输、贮存不符合本法第二十五条规定的；

（四）使用国家明令禁止使用的可能产生职业病危害的设备或者材料的；

（五）将产生职业病危害的作业转移给没有职业病防护条件的单位和个人，或者没有职业病防护条件的单位和个人接受产生职业病危害的作业的；

（六）擅自拆除、停止使用职业病防护设备或者应急救援设施的；

（七）安排未经职业健康检查的劳动者、有职业禁忌的劳动者、未成年工或者孕期、哺乳期女职工从事接触职业病危害的作业或者禁忌作业的；

（八）违章指挥和强令劳动者进行没有职业病防护措施的作业的。

第七十六条 生产、经营或者进口国家明令禁止使用的可能产生职业病危害的设备或者材料的，依照有关法律、行政法规的规定给予处罚。

第七十七条 用人单位违反本法规定，已经对劳动者生命健康造成严重损害的，由安全生产监督管理部门责令停止产生职业病危害的作业，或者提请有关人民政府按照国务院规定的权限责令关闭，并处十万元以上五十万元以下的罚款。

第七十八条 用人单位违反本法规定，造成重大职业病危害事故或者其他严重后果，构成犯罪的，对直接负责的主管人员和其他直接责任人员，依法追究刑事责任。

第七十九条 未取得职业卫生技术服务资质认可擅自从事职业卫生技术服务的，或者医疗卫生机构未经批准擅自从事职业病诊断的，由安全生产监督管理部门和卫生行政部门依据职责分工责令立即停止违法行为，没收违法所得；违法所得五千元以上的，并处违法所得二倍以上十倍以下的罚款；没有违法所得或者违法所得不足五千元的，并处五千元以上五万元以下的罚款；情节严重的，对直接负责的主管人员和其他直接责任人员，依法给予降级、撤职或者开除的处分。

第八十条 从事职业卫生技术服务的机构和承担职业病诊断的医疗卫生机构违反本法规定，有下列行为之一的，由安全生产监督管理部门和卫生行政部门依据职责分工责令立即停止违法行为，给予警告，没收违法所得；违法所得五千元以上的，并处违法所得二倍以上五倍以下的罚款；没有违法所得或者违法所得不足五千元的，并处五千元以上二万元以下的罚款；情节严重的，由原认可或者批准机关取消其相应的资格；对直接负责的主管人员和其他直接责任人员，依法给予降级、撤职或者开除的处分；构成犯罪的，依法追究刑事责任：

（一）超出资质认可或者批准范围从事职业卫生技术服务或者职业健康检查、职业病诊断的；

（二）不按照本法规定履行法定职责的；

（三）出具虚假证明文件的。

第八十一条 职业病诊断鉴定委员会组成人员收受职业病诊断争议当事人的财物或者其他好处的，给予警告，没收收受的财物，可以并处三千元以上五万元以下的罚款，取消其担任职业病诊断鉴定委员会组成人员的资格，并从省、自治区、直辖市人民政府卫生行政部门设立的专家库中予以除名。

第八十二条 卫生行政部门、安全生产监督管理部门不按照规定报告职业病和职业病危害事故的，由上一级行政部门责令改正，通报批评，给予警告；虚报、瞒报的，对单位负责人、直接负责的主管人员和其他直接责任人员依法给予降级、撤职或者开除的处分。

第八十三条　县级以上地方人民政府在职业病防治工作中未依照本法履行职责，本行政区域出现重大职业病危害事故、造成严重社会影响的，依法对直接负责的主管人员和其他直接责任人员给予记大过直至开除的处分。

县级以上人民政府职业卫生监督管理部门不履行本法规定的职责，滥用职权、玩忽职守、徇私舞弊，依法对直接负责的主管人员和其他直接责任人员给予记大过或者降级的处分；造成职业病危害事故或者其他严重后果的，依法给予撤职或者开除的处分。

第八十四条　违反本法规定，构成犯罪的，依法追究刑事责任。

第七章　附　则

第八十五条　本法下列用语的含义：

职业病危害，是指对从事职业活动的劳动者可能导致职业病的各种危害。职业病危害因素包括：职业活动中存在的各种有害的化学、物理、生物因素以及在作业过程中产生的其他职业有害因素。

职业禁忌，是指劳动者从事特定职业或者接触特定职业病危害因素时，比一般职业人群更易于遭受职业病危害和罹患职业病或者可能导致原有自身疾病病情加重，或者在从事作业过程中诱发可能导致对他人生命健康构成危险的疾病的个人特殊生理或者病理状态。

第八十六条　本法第二条规定的用人单位以外的单位，产生职业病危害的，其职业病防治活动可以参照本法执行。

劳务派遣用工单位应当履行本法规定的用人单位的义务。

中国人民解放军参照执行本法的办法，由国务院、中央军事委员会制定。

第八十七条　对医疗机构放射性职业病危害控制的监督管理，由卫生行政部门依照本法的规定实施。

第八十八条　本法自2002年5月1日起施行。

附录六　职业病诊断与鉴定管理办法（2013年版）卫生部令第91号

第一章　总　则

第一条　为了规范职业病诊断与鉴定工作，加强职业病诊断与鉴定管理，根据《中华人民共和国职业病防治法》（以下简称《职业病防治法》），制定本办法。

第二条 职业病诊断与鉴定工作应当按照《职业病防治法》、本办法的有关规定及国家职业病诊断标准进行，遵循科学、公正、及时、便民的原则。

第三条 职业病诊断机构的设置必须适应职业病防治工作实际需要，充分利用现有医疗卫生资源，实现区域覆盖。

第四条 各地要加强职业病诊断机构能力建设，提供必要的保障条件，配备相关的人员、设备和工作经费，以满足职业病诊断工作的需要。

第二章 诊断机构

第五条 省、自治区、直辖市人民政府卫生行政部门（以下简称省级卫生行政部门）应当结合本行政区域职业病防治工作制定职业病诊断机构设置规划，报省级人民政府批准后实施。

第六条 职业病诊断机构应当具备下列条件：

（一）持有《医疗机构执业许可证》；

（二）具有相应的诊疗科目及与开展职业病诊断相适应的职业病诊断医师等相关医疗卫生技术人员；

（三）具有与开展职业病诊断相适应的场所和仪器、设备；

（四）具有健全的职业病诊断质量管理制度。

第七条 医疗卫生机构申请开展职业病诊断，应当向省级卫生行政部门提交以下资料：

（一）职业病诊断机构申请表；

（二）《医疗机构执业许可证》及副本的复印件；

（三）与申请开展的职业病诊断项目相关的诊疗科目及相关资料；

（四）与申请项目相适应的职业病诊断医师等相关医疗卫生技术人员情况；

（五）与申请项目相适应的场所和仪器、设备清单；

（六）职业病诊断质量管理制度有关资料；

（七）省级卫生行政部门规定提交的其他资料。

第八条 省级卫生行政部门收到申请材料后，应当在五个工作日内作出是否受理的决定，不受理的应当说明理由并书面通知申请单位。

决定受理的，省级卫生行政部门应当及时组织专家组进行技术评审。专家组应当自卫生行政部门受理申请之日起六十日内完成和提交技术评审报告，并对提交的技术评审报告负责。

第九条　省级卫生行政部门应当自收到技术评审报告之日起二十个工作日内，作出是否批准的决定。

对批准的申请单位颁发职业病诊断机构批准证书；不批准的应当说明理由并书面通知申请单位。

职业病诊断机构批准证书有效期为五年。

第十条　职业病诊断机构需要延续依法取得的职业病诊断机构批准证书有效期的，应当在批准证书有效期届满三十日前，向原批准机关申请延续。经原批准机关审核合格的，延续批准证书。

第十一条　符合本办法第六条规定的公立医疗卫生机构可以申请开展职业病诊断工作。

设区的市没有医疗卫生机构申请开展职业病诊断的，省级卫生行政部门应当根据职业病诊断工作的需要，指定公立医疗卫生机构承担职业病诊断工作，并使其在规定时间内达到本办法第六条规定的条件。

第十二条　职业病诊断机构的职责是：

（一）在批准的职业病诊断项目范围内开展职业病诊断；

（二）报告职业病；

（三）报告职业病诊断工作情况；

（四）承担《职业病防治法》中规定的其他职责。

第十三条　职业病诊断机构依法独立行使诊断权，并对其作出的职业病诊断结论负责。

第十四条　职业病诊断机构应当建立和健全职业病诊断管理制度，加强职业病诊断医师等有关医疗卫生人员技术培训和政策、法律培训，并采取措施改善职业病诊断工作条件，提高职业病诊断服务质量和水平。

第十五条　职业病诊断机构应当公开职业病诊断程序，方便劳动者进行职业病诊断。

职业病诊断机构及其相关工作人员应当尊重、关心、爱护劳动者，保护劳动者的隐私。

第十六条　从事职业病诊断的医师应当具备下列条件，并取得省级卫生行政部门颁发的职业病诊断资格证书：

（一）具有医师执业证书；

（二）具有中级以上卫生专业技术职务任职资格；

（三）熟悉职业病防治法律法规和职业病诊断标准；

（四）从事职业病诊断、鉴定相关工作三年以上；

（五）按规定参加职业病诊断医师相应专业的培训，并考核合格。

第十七条　职业病诊断医师应当依法在其资质范围内从事职业病诊断工作，不得从事超出其资质范围的职业病诊断工作。

第十八条　省级卫生行政部门应当向社会公布本行政区域内职业病诊断机构名单、地址、诊断项目等相关信息。

第三章　诊　断

第十九条　劳动者可以选择用人单位所在地、本人户籍所在地或者经常居住地的职业病诊断机构进行职业病诊断。

第二十条　职业病诊断机构应当按照《职业病防治法》、本办法的有关规定和国家职业病诊断标准，依据劳动者的职业史、职业病危害接触史和工作场所职业病危害因素情况、临床表现以及辅助检查结果等，进行综合分析，作出诊断结论。

第二十一条　职业病诊断需要以下资料：

（一）劳动者职业史和职业病危害接触史（包括在岗时间、工种、岗位、接触的职业病危害因素名称等）；

（二）劳动者职业健康检查结果；

（三）工作场所职业病危害因素检测结果；

（四）职业性放射性疾病诊断还需要个人剂量监测档案等资料；

（五）与诊断有关的其他资料。

第二十二条　劳动者依法要求进行职业病诊断的，职业病诊断机构应当接诊，并告知劳动者职业病诊断的程序和所需材料。劳动者应当填写《职业病诊断就诊登记表》，并提交其掌握的本办法第二十一条规定的职业病诊断资料。

第二十三条　在确认劳动者职业史、职业病危害接触史时，当事人对劳动关系、工种、工作岗位或者在岗时间有争议的，职业病诊断机构应当告知当事人依法向用人单位所在地的劳动人事争议仲裁委员会申请仲裁。

第二十四条　职业病诊断机构进行职业病诊断时，应当书面通知劳动者所在的用人单位提供其掌握的本办法第二十一条规定的职业病诊断资料，用人单位应当在接到通知后的十日内如实提供。

第二十五条　用人单位未在规定时间内提供职业病诊断所需要资料的，职业病诊断机构可以依法提请安全生产监督管理部门督促用人单位提供。

第二十六条　劳动者对用人单位提供的工作场所职业病危害因素检测结果等资料有异议，或者因劳动者的用人单位解散、破产，无用人单位提供上述资料的，职业病诊断机构应当依法提请用人单位所在地安全生产监督管理部门进行调查。

职业病诊断机构在安全生产监督管理部门作出调查结论或者判定前应当中止职业病诊断。

第二十七条　职业病诊断机构需要了解工作场所职业病危害因素情况时，可以对工作场所进行现场调查，也可以依法提请安全生产监督管理部门组织现场调查。

第二十八条　经安全生产监督管理部门督促，用人单位仍不提供工作场所职业病危害因素检测结果、职业健康监护档案等资料或者提供资料不全的，职业病诊断机构应当结合劳动者的临床表现、辅助检查结果和劳动者的职业史、职业病危害接触史，并参考劳动者自述、安全生产监督管理部门提供的日常监督检查信息等，作出职业病诊断结论。仍不能作出职业病诊断的，应当提出相关医学意见或者建议。

第二十九条　职业病诊断机构在进行职业病诊断时，应当组织三名以上单数职业病诊断医师进行集体诊断。

职业病诊断医师应当独立分析、判断、提出诊断意见，任何单位和个人无权干预。

第三十条　职业病诊断机构在进行职业病诊断时，诊断医师对诊断结论有意见分歧的，应当根据半数以上诊断医师的一致意见形成诊断结论，对不同意见应当如实记录。参加诊断的职业病诊断医师不得弃权。

第三十一条　职业病诊断机构可以根据诊断需要，聘请其他单位职业病诊断医师参加诊断。必要时，可以邀请相关专业专家提供咨询意见。

第三十二条　职业病诊断机构作出职业病诊断结论后，应当出具职业病诊断证明书。

职业病诊断证明书应当包括以下内容：

（一）劳动者、用人单位基本信息；

（二）诊断结论。确诊为职业病的，应当载明职业病的名称、程度（期别）、处理意见；

（三）诊断时间。

职业病诊断证明书应当由参加诊断的医师共同签署，并经职业病诊断机构审核盖章。

职业病诊断证明书一式三份，劳动者、用人单位各一份，诊断机构存档一份。

职业病诊断证明书的格式由卫生部统一规定。

第三十三条　职业病诊断机构应当建立职业病诊断档案并永久保存，档案应当包括：

（一）职业病诊断证明书；

（二）职业病诊断过程记录，包括参加诊断的人员、时间、地点、讨论内容及诊断结论；

（三）用人单位、劳动者和相关部门、机构提交的有关资料；

（四）临床检查与实验室检验等资料；

（五）与诊断有关的其他资料。

第三十四条　职业病诊断机构发现职业病病人或者疑似职业病病人时，应当及时向所在地卫生行政部门和安全生产监督管理部门报告。

确诊为职业病的，职业病诊断机构可以根据需要，向相关监管部门、用人单位提出专业建议。

第三十五条　未取得职业病诊断资质的医疗卫生机构，在诊疗活动中怀疑劳动者健康损害可能与其所从事的职业有关时，应当及时告知劳动者到职业病诊断机构进行职业病诊断。

第四章　鉴　定

第三十六条　当事人对职业病诊断机构作出的职业病诊断结论有异议的，可以在接到职业病诊断证明书之日起三十日内，向职业病诊断机构所在地设区的市级卫生行政部门申请鉴定。

设区的市级职业病诊断鉴定委员会负责职业病诊断争议的首次鉴定。

当事人对设区的市级职业病鉴定结论不服的，可以在接到鉴定书之日起十五日内，向原鉴定组织所在地省级卫生行政部门申请再鉴定。

职业病鉴定实行两级鉴定制，省级职业病鉴定结论为最终鉴定。

第三十七条　卫生行政部门可以指定办事机构，具体承担职业病鉴定的组织和日常性工作。职业病鉴定办事机构的职责是：

（一）接受当事人申请；

（二）组织当事人或者接受当事人委托抽取职业病鉴定专家；

（三）组织职业病鉴定会议，负责会议记录、职业病鉴定相关文书的收发及其他事务性工作；

（四）建立并管理职业病鉴定档案；

（五）承担卫生行政部门委托的有关职业病鉴定的其他工作。

职业病诊断机构不能作为职业病鉴定办事机构。

第三十八条　设区的市级以上地方卫生行政部门应当向社会公布本行政区域内依法承担职业病鉴定工作的办事机构的名称、工作时间、地点和鉴定工作程序。

第三十九条　省级卫生行政部门应当设立职业病鉴定专家库（以下简称专家库），并根据实际工作需要及时调整其成员。专家库可以按照专业类别进行分组。

第四十条　专家库应当以取得各类职业病诊断资格的医师为主要成员，吸收临床相关学科、职业卫生、放射卫生等相关专业的专家组成。专家应当具备下列条件：

（一）具有良好的业务素质和职业道德；

（二）具有相关专业的高级专业技术职务任职资格；

（三）熟悉职业病防治法律法规和职业病诊断标准；

（四）身体健康，能够胜任职业病鉴定工作。

第四十一条　参加职业病鉴定的专家，应当由申请鉴定的当事人或者当事人委托的职业病鉴定办事机构从专家库中按照专业类别以随机抽取的方式确定。抽取的专家组成职业病鉴定专家组（以下简称专家组）。

经当事人同意，职业病鉴定办事机构可以根据鉴定需要聘请本省、自治区、直辖市以外的相关专业专家作为专家组成员，并有表决权。

第四十二条　专家组人数为五人以上单数，其中相关专业职业病诊断医师应当为本次专家人数的半数以上。疑难病例应当增加专家组人数，充分听取意见。专家组设组长一名，由专家组成员推举产生。

职业病鉴定会议由专家组组长主持。

第四十三条　参与职业病鉴定的专家有下列情形之一的，应当回避：

（一）是职业病鉴定当事人或者当事人近亲属的；

（二）已参加当事人职业病诊断或者首次鉴定的；

（三）与职业病鉴定当事人有利害关系的；

（四）与职业病鉴定当事人有其他关系，可能影响鉴定公正的。

第四十四条　当事人申请职业病鉴定时，应当提供以下资料：

（一）职业病鉴定申请书；

（二）职业病诊断证明书，申请省级鉴定的还应当提交市级职业病鉴定书；

（三）卫生行政部门要求提供的其他有关资料。

第四十五条　职业病鉴定办事机构应当自收到申请资料之日起五个工作

日内完成资料审核，对资料齐全的发给受理通知书；资料不全的，应当书面通知当事人补充。资料补充齐全的，应当受理申请并组织鉴定。

职业病鉴定办事机构收到当事人鉴定申请之后，根据需要可以向原职业病诊断机构或者首次职业病鉴定的办事机构调阅有关的诊断、鉴定资料。原职业病诊断机构或者首次　职业病鉴定办事机构应当在接到通知之日起十五日内提交。

职业病鉴定办事机构应当在受理鉴定申请之日起六十日内组织鉴定、形成鉴定结论，并在鉴定结论形成后十五日内出具职业病鉴定书。

第四十六条　根据职业病鉴定工作需要，职业病鉴定办事机构可以向有关单位调取与职业病诊断、鉴定有关的资料，有关单位应当如实、及时提供。

专家组应当听取当事人的陈述和申辩，必要时可以组织进行医学检查。

需要了解被鉴定人的工作场所职业病危害因素情况时，职业病鉴定办事机构根据专家组的意见可以对工作场所进行现场调查，或者依法提请安全生产监督管理部门组织现场调查。依法提请安全生产监督管理部门组织现场调查的，在现场调查结论或者判定作出前，职业病鉴定应当中止。

职业病鉴定应当遵循客观、公正的原则，专家组进行职业病鉴定时，可以邀请有关单位人员旁听职业病鉴定会。所有参与职业病鉴定的人员应当依法保护被鉴定人的个人隐私。

第四十七条　专家组应当认真审阅鉴定资料，依照有关规定和职业病诊断标准，经充分合议后，根据专业知识独立进行鉴定。在事实清楚的基础上，进行综合分析，作出鉴定结论，并制作鉴定书。

鉴定结论应当经专家组三分之二以上成员通过。

第四十八条　职业病鉴定书应当包括以下内容：

（一）劳动者、用人单位的基本信息及鉴定事由；

（二）鉴定结论及其依据，如果为职业病，应当注明职业病名称、程度（期别）；

（三）鉴定时间。

鉴定书加盖职业病诊断鉴定委员会印章。

首次鉴定的职业病鉴定书一式四份，劳动者、用人单位、原诊断机构各一份，职业病鉴定办事机构存档一份；再次鉴定的职业病鉴定书一式五份，劳动者、用人单位、原诊断机构、首次职业病鉴定办事机构各一份，再次职业病鉴定办事机构存档一份。

职业病鉴定书的格式由卫生部统一规定。

第四十九条　职业病鉴定书应当于鉴定结论作出之日起二十日内由职业病鉴定办事机构送达当事人。

第五十条　鉴定结论与诊断结论或者首次鉴定结论不一致的，职业病鉴定办事机构应当及时向相关卫生行政部门和安全生产监督管理部门报告。

第五十一条　职业病鉴定办事机构应当如实记录职业病鉴定过程，内容应当包括：

（一）专家组的组成；

（二）鉴定时间；

（三）鉴定所用资料；

（四）鉴定专家的发言及其鉴定意见；

（五）表决情况；

（六）经鉴定专家签字的鉴定结论；

（七）与鉴定有关的其他资料。

有当事人陈述和申辩的，应当如实记录。

鉴定结束后，鉴定记录应当随同职业病鉴定书一并由职业病鉴定办事机构存档，永久保存。

第五章　监督管理

第五十二条　县级以上地方卫生行政部门应当制定职业病诊断机构年度监督检查计划，定期对职业病诊断机构进行监督检查，检查内容包括：

（一）法律法规、标准的执行情况；

（二）规章制度建立情况；

（三）人员、岗位职责落实和培训等情况；

（四）职业病报告情况等。

省级卫生行政部门每年应当至少组织一次监督检查；设区的市级卫生行政部门每年应当至少组织一次监督检查并不定期抽查；县级卫生行政部门负责日常监督检查。

第五十三条　设区的市级以上地方卫生行政部门应当加强对职业病鉴定办事机构的监督管理，对职业病鉴定工作程序、制度落实情况及职业病报告等相关工作情况进行监督检查。

第五十四条　省级卫生行政部门负责对职业病诊断机构进行定期考核。

第六章　法律责任

第五十五条　医疗卫生机构未经批准擅自从事职业病诊断的，由县级以上地方卫生行政部门按照《职业病防治法》第八十条的规定进行处罚。

第五十六条　职业病诊断机构有下列行为之一的，由县级以上地方卫生行政部门按照《职业病防治法》第八十一条的规定进行处罚：

（一）超出批准范围从事职业病诊断的；

（二）不按照《职业病防治法》规定履行法定职责的；

（三）出具虚假证明文件的。

第五十七条　职业病诊断机构未按照规定报告职业病、疑似职业病的，由县级以上地方卫生行政部门按照《职业病防治法》第七十五条的规定进行处罚。

第五十八条　职业病诊断机构违反本办法规定，有下列情形之一的，由县级以上地方卫生行政部门责令限期改正；逾期不改正的，给予警告，并可以根据情节轻重处以二万元以下的罚款：

（一）未建立职业病诊断管理制度；

（二）不按照规定向劳动者公开职业病诊断程序；

（三）泄露劳动者涉及个人隐私的有关信息、资料；

（四）其他违反本办法的行为。

第五十九条　职业病诊断鉴定委员会组成人员收受职业病诊断争议当事人的财物或者其他好处的，由省级卫生行政部门按照《职业病防治法》第八十二条的规定进行处罚。

第六十条　县级以上地方卫生行政部门及其工作人员未依法履行职责，按照《职业病防治法》第八十五条第二款的规定进行处理。

第七章　附　则

第六十一条　职业病诊断、鉴定的费用由用人单位承担。

第六十二条　本办法由卫生部解释。

第六十三条　本办法自2013年4月10日起施行。2002年3月28日卫生部公布的《职业病诊断与鉴定管理办法》同时废止。